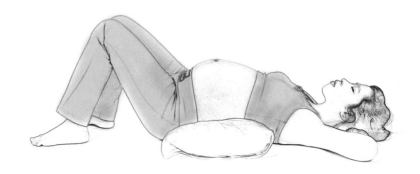

付小青 ◎ 主编

会说话的怀孕书

一日一读

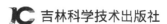
吉林科学技术出版社

图书在版编目（CIP）数据

会说话的怀孕书一日一读 / 付小青主编． -- 长春 ： 吉林
科学技术出版社，2014.5
　ISBN 978-7-5384-4904-4

Ⅰ．①会… Ⅱ．①付… Ⅲ．①妊娠期－妇幼保健－基本知识
Ⅳ．① R715.3

中国版本图书馆 CIP 数据核字 (2014) 第 089560 号

会说话的怀孕书一日一读

Hui shuohua de huaiyun shu yiri yidu

主　　编	付小青
出版人	李　梁
策划责任编辑	孟　波　端金香
执行责任编辑	王　皓
内容编辑	李　巧　温娇娇　庞　静
摄　　影	三毛摄影
封面设计	长春市创意广告图文制作有限责任公司
制　　版	长春市创意广告图文制作有限责任公司
开　　本	889mm×1194mm　1/20
字　　数	300千字
印　　张	15
印　　数	1—8 000册
版　　次	2016年1月第1版
印　　次	2016年1月第1次印刷

出　　版	吉林科学技术出版社
发　　行	吉林科学技术出版社
地　　址	长春市人民大街4646号
邮　　编	130021
发行部电话/传真	0431-85635177　85651759　85651628
	85635176　85600611　85652585
储运部电话	0431-84612872
编辑部电话	0431-85635186
网　　址	http://www.jlstp.com
印　　刷	长春百花彩印有限公司

书　　号	ISBN 978-7-5384-4904-4
定　　价	39.90元

前 言

怀孕，对于女性来说，是一生中最期待、最渴望的幸福时光。

无论身体还是心情，都会经历各种前所未有的变化，怀孕不仅仅是孕育一个小生命，也是一次个人的成长。你甚至都没有来得及搞清楚胎囊、胎芽和胎心意味着什么，就升级为"准妈妈"了。

在这 10 个月的漫长孕育过程中，你也许会对自己未来的孕期生活充满疑惑和忧虑：怀孕了要注意什么？怎么吃才能给胎宝宝提供最充足的营养？胎儿发育得好不好，需要做哪些检查？孕吐时怎么吃？怎样避免受到辐射？怎样给胎儿进行胎教？别担心，本书会成为你贴心的孕期顾问，让你的疑惑在本书中都能找到最专业、最权威的解答。

准妈妈只要每天抽出几分钟时间，学习一些孕期知识，清楚每一阶段的变化和每一处微小细节，就可以与腹中的宝宝合为一体，安心地享受自己的孕期时光，顺利地度过整个孕产期。

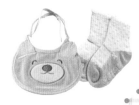

目 录

孕1月　恭喜，你怀孕了！

第一周

第 1 天　末次月经，开启10个月孕程 …………… 016

第 2 天　做个孕前体检吧 …………………………… 017

第 3 天　推算你的排卵期 …………………………… 018

第 4 天　制作一张基础体温表 …………………… 019

第 5 天　和烟、酒、咖啡、茶说拜拜 …………… 020

第 6 天　宝宝会是什么血型呢 …………………… 021

第 7 天　培养最优质的精子 ……………………… 022

第二周

第 8 天　必知的营养参考指标 …………………… 023

第 9 天　孕妈妈需均衡饮食 ……………………… 024

第 10 天　孕妈妈的营养食谱 ……………………… 025

第 11 天　孕妈妈体质改善计划 ………………… 026

第 12 天　避开四大黑色受孕时间 ……………… 027

第 13 天　受孕好时机千万别错过 ……………… 028

第 14 天　装修一定要避开孕期 ………………… 029

第三周

第 15 天　精子先生与卵子小姐，幸福相遇 …… 030

第 16 天　远离电磁辐射 …………………………… 031

第 17 天　准妈妈应知道的数据 ………………… 032

第 18 天　受精卵安全"着陆" …………………… 033

第 19 天　你需要留意的怀孕迹象 ……………… 034

第 20 天　怎样知道我怀孕了 …………………… 035

第 21 天　收纳准妈妈的医药箱 ………………… 036

第四周

第 22 天　要继续补充叶酸 ……………………… 037

第 23 天　运动胎教 ………………………………… 038

第 24 天　怀孕后做了这些事怎么办 ………… 039

第 25 天　不用问医生，也能推算预产期 …… 040

第 26 天　胎教第一课：预习胎教形式 ……… 041

第 27、28 天　今天胎宝宝满一个月啦 ……… 042

目 录

孕 2 月　　为"害喜"月护航

第五周

第 29 天　胎宝宝像一粒苹果籽 …………………… 044
第 30 天　补充孕早期的关键营养素 ……………… 045
第 31 天　流产是怎么发生的 ……………………… 046
第 32 天　生活好习惯减少流产危险 ……………… 047
第 33 天　准妈妈快乐洗澡 ………………………… 048
第 34 天　准妈妈需要暂别哪些化妆品 …………… 049
第 35 天　腹痛别掉以轻心（1） ………………… 050

第六周

第 36 天　像蚕豆形状的胎宝宝 …………………… 051
第 37 天　早孕的反应症状 ………………………… 052
第 38 天　让你感觉舒服的食物 …………………… 053
第 39 天　胎宝宝最爱的食物 ……………………… 054
第 40 天　准爸爸下厨，烹制爱心饮食 …………… 055
第 41 天　我最近怎么情绪波动那么大 …………… 056
第 42 天　这时候千万别感冒了 …………………… 057

第七周

第 43 天　桑葚一样大小的胎宝宝 ………………… 058
第 44 天　有哪些影响高危妊娠的疾病 …………… 059
第 45 天　超声波检查 ……………………………… 060
第 46 天　还能继续甜蜜的性生活吗 ……………… 061
第 47 天　腹痛别掉以轻心（2） ………………… 062
第 48 天　运动胎教 ………………………………… 063
第 49 天　这些肉和水产品要忌口了 ……………… 064

第八周

第 50 天　胎宝宝挺起了小鼻子 …………………… 065
第 51 天　准生证，你办了吗 ……………………… 066
第 52 天　要不要买防辐射服呢 …………………… 067
第 53 天　异常妊娠早发现 ………………………… 068
第 54 天　孕期也要锻炼 …………………………… 069
第 55、56 天　音乐胎教《小星星》 …………… 070

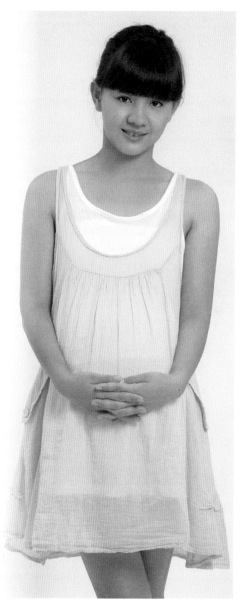

目 录

孕**3**月　胎宝宝的心脏在跳动

第九周

第 57 天　胎宝宝的小尾巴消失了 …………………… 072
第 58 天　早餐很重要 ………………………………… 073
第 59 天　准妈妈自制开胃菜 ………………………… 074
第 60 天　这样饮水才健康 …………………………… 075
第 61 天　如何选择准妈妈奶粉 ……………………… 076
第 62 天　这些食物可以多吃 ………………………… 077
第 63 天　孕3月饮食禁忌 …………………………… 078

第十周

第 64 天　胎宝宝的头变小了 ………………………… 079
第 65 天　运动胎教 …………………………………… 080
第 66 天　怀孕后也可以做的家务 …………………… 081
第 67 天　准妈妈穿衣有讲究 ………………………… 082
第 68 天　家电辐射排行榜 …………………………… 083
第 69 天　近视准妈妈的护眼秘籍 …………………… 084
第 70 天　工作中做些小动作缓解不适 ……………… 085

第十一周

第 71 天　胎宝宝开始运动了 ………………………… 086
第 72 天　准妈妈的烦恼——便秘 …………………… 087
第 73 天　建档要趁早 ………………………………… 088
第 74 天　产前检查都检查些什么 …………………… 089
第 75 天　产检前的准备工作 ………………………… 090
第 76 天　第一次正式产检 …………………………… 091
第 77 天　解读产检报告 ……………………………… 092

第十二周

第 78 天　胎宝宝初具人形 …………………………… 093
第 79 天　关于NT检查 ……………………………… 094
第 80 天　如何提高自身免疫力 ……………………… 095
第 81 天　准妈妈，你补钙了吗 ……………………… 096
第 82 天　准妈妈的美丽计划 ………………………… 097
第 83、84 天　插花欣赏《兰花草》 ………………… 098

孕4月 现在舒服多了

第十三周

第 85 天　胎宝宝握起了小拳头 …………………………… 100
第 86 天　巧吃鸡蛋，宝宝更聪明 …………………………… 101
第 87 天　准妈妈胸部保养 …………………………………… 102
第 88 天　缓解孕期不适的按摩 ……………………………… 103
第 89 天　孕期抑郁症小测验 ………………………………… 104
第 90 天　缓解抑郁情绪小妙招 ……………………………… 105
第 91 天　DHA——脑黄金 …………………………………… 106

第十四周

第 92 天　胎宝宝的身上长出了胎毛 ………………………… 107
第 93 天　孕期4~7 个月运动轻轻地来 ……………………… 108
第 94 天　运动胎教 …………………………………………… 109
第 95 天　巧烹饪，让食物的营养不流失 …………………… 110
第 96 天　唐氏综合征筛查常规检查 ………………………… 111
第 97 天　让皮肤健康的脸部瑜伽 …………………………… 112
第 98 天　避开胎教的误区 …………………………………… 113

第十五周

第 99 天　胎宝宝打嗝了 ……………………………………… 114
第 100 天　孕中期甜蜜的"性"福生活 ……………………… 115
第 101 天　准妈妈吃酸有讲究 ……………………………… 116
第 102 天　孕期要买什么样的文胸、内裤 ………………… 117
第 103 天　胎宝宝最怕的几种炎症 ………………………… 118
第 104 天　孕早期尿频，好尴尬 …………………………… 119
第 105 天　美味鱼宴 ………………………………………… 120

第十六周

第 106 天　胎宝宝在羊水中练习呼吸 ……………………… 121
第 107 天　放松身体的孕中期体操 ………………………… 122
第 108 天　什么样的睡姿最合适 …………………………… 123
第 109 天　准妈妈要注意口腔卫生 ………………………… 124
第 110 天　名画欣赏《抗拒爱神的少女》 ………………… 125
第 111、112 天　胎教故事《贝瓦的玩具熊》 …………… 126

目 录

孕5月　胎动带来的惊喜

第十七周

第 113 天　胎宝宝只有一个梨子那么大…………… 128
第 114 天　从指甲看准妈妈的健康………………… 129
第 115 天　拍拍肚皮，晒晒太阳…………………… 130
第 116 天　孕5月运动操——普拉提运动………… 131
第 117 天　好睡眠才会有好气色…………………… 132
第 118 天　孕中期的饮食指导……………………… 133
第 119 天　插花欣赏《马蹄莲》…………………… 134

第十八周

第 120 天　胎宝宝津津有味地品尝羊水…………… 135
第 121 天　孕期痔疮"可以没有"………………… 136
第 122 天　胎宝宝的记忆训练从现在开始………… 137
第 123 天　准爸爸孕中期应做什么………………… 138
第 124 天　17~20周　第三次产检………………… 139
第 125 天　胎教故事《如果我有一支魔法笔》…… 140
第 126 天　美味的补碘佳肴………………………… 141

第十九周

第 127 天　胎宝宝的感觉器官开始发育…………… 142
第 128 天　记忆力下降别担心……………………… 143
第 129 天　胎动的感觉真奇妙……………………… 144
第 130 天　胎动规律早知道………………………… 145
第 131 天　学会数胎动，监测胎宝宝健康………… 146
第 132 天　从抑郁中走出来………………………… 147
第 133 天　口腔健康，你做好了吗………………… 148

第二十周

第 134 天　准妈妈的免疫抗体传送给胎宝宝……… 149
第 135 天　鼻出血，别紧张………………………… 150
第 136 天　吃一顿美味大餐………………………… 15
第 137 天　准妈妈唱儿歌《爷爷的跟屁虫》……… 152
第 138 天　手工胎教——百合花…………………… 53
第 139、140 天　胎教故事《小鸡笑了》………… 154

孕6月　真实感受到胎宝宝的存在

第二十一周

第141天　胎宝宝能听到妈妈的声音了 ·················· 156

第142天　怎样吃既营养又不过胖 ·················· 157

第143天　开启胎宝宝的音乐之旅 ·················· 158

第144天　音乐胎教的花样玩法 ·················· 159

第145天　对付妊娠纹的作战计划开始了 ·················· 160

第146天　四类滋补佳品，进补要适当 ·················· 161

第147天　用药做到谨小慎微 ·················· 162

第二十二周

第148天　胎宝宝像一个皱巴巴的老头 ·················· 163

第149天　孕6月重要营养——维生素 ·················· 164

第150天　孕6月吃什么、怎么吃 ·················· 165

第151天　这些水果就别贪嘴了 ·················· 166

第152天　吃对食物，妊娠斑一扫光 ·················· 167

第153天　音乐欣赏《睡美人》 ·················· 168

第154天　孕期头发也要保养 ·················· 169

第二十三周

第155天　胎宝宝形成视网膜了 ·················· 170

第156天　补铁要跟上 ·················· 171

第157天　孕期用药应当心 ·················· 172

第158天　开启胎宝宝的音乐之旅 ·················· 173

第159天　逛街牢记安全准则 ·················· 174

第160天　孕期胀气别担心 ·················· 175

第161天　怀孕时常会抽筋怎么办 ·················· 176

第二十四周

第162天　胎宝宝经常和妈妈交流 ·················· 177

第163天　远离妊娠糖尿病 ·················· 178

第164天　准妈妈补充铁元素预防贫血 ·················· 179

第165天　和准爸爸一起享受美食 ·················· 180

第166天　胎教故事《小雨滴滴答》 ·················· 181

第167、168天　孕期失眠怎么办+孕期多吃鱼 ·················· 182

目 录

孕7月 带球跑的快乐日子

第二十五周

第169天 大脑进入发育高峰期 …………… 184

第170天 健脑食品知多少 ………………… 185

第171天 准妈妈的"大肚照" …………… 186

第172天 "糖妈妈"饮食四大原则 ……… 187

第173天 保护准妈妈的脚 ………………… 188

第174天 腹式呼吸助准妈妈好心情 …… 189

第175天 健康的准妈妈也会贫血吗 …… 190

第二十六周

第176天 胎宝宝睁开眼睛了 …………… 191

第177天 贫血，适量补铁吧 …………… 192

第178天 随时称称你的体重 …………… 193

第179天 天啊，就要变成萝卜腿了 …… 194

第180天 饮食消水肿，安全又有效 …… 195

第181天 高度警惕妊娠高血压综合征 … 196

第182天 碳水化合物，胎宝宝的能量站 … 197

第二十七周

第183天 胎宝宝长出了头发 …………… 198

第184天 小方法缓解静脉曲张 ………… 199

第185天 看腹形，知健康 ……………… 200

第186天 你患有孕期瘙痒症吗 ………… 201

第187天 矿物质的补充很重要 ………… 202

第188天 准妈妈的运动法则 …………… 203

第189天 准妈妈发生异常情况怎么办 … 204

第二十八周

第190天 胎宝宝变"懒"了 …………… 205

第191天 妊娠水肿怎么办 ……………… 206

第192天 孕期变丑怎么办 ……………… 207

第193天 折纸《兔帽》 ………………… 208

第194天 胎教故事《小老鼠的红伞》 … 209

第195、196天 插花欣赏《休闲时光》 …… 210

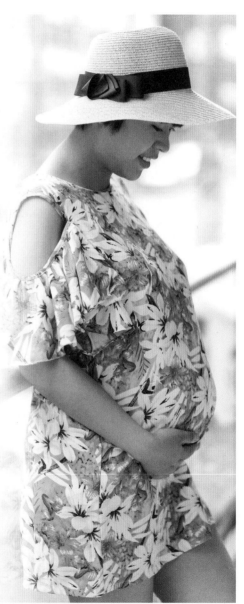

孕8月　孕期不适又来袭

第二十九周

第197天　我知道是妈妈在放音乐 …………………… 212

第198天　营养师的贴心建议 …………………… 213

第199天　孕期尿频滴滴答 …………………… 214

第200天　粗粮在准妈妈食谱中的重要性 …………… 215

第201天　好喝的果蔬汁 …………………… 216

第202天　准妈妈正确认识羊水 …………………… 217

第203天　那些事不要做了 …………………… 218

第三十周

第204天　胎宝宝胖了一点 …………………… 219

第205天　孕晚期须注意心理保健 …………………… 220

第206天　长得像谁 …………………… 221

第207天　孕晚期重点营养素 …………………… 222

第208天　胎教故事《追上那根棉花糖》 …………… 223

第209天　孕晚期，这些症状要注意 ………………… 224

第210天　深呼吸，缓解胸闷 …………………… 225

第三十一周

第211天　胎宝宝的"特异功能" …………………… 226

第212天　动手布置未来的儿童房 …………………… 227

第213天　准妈妈手指"孕"动 …………………… 228

第214天　悉心养护，预防早产 …………………… 229

第215天　准妈妈的解"秘"美食 …………………… 230

第216天　准妈妈行动不便怎么办 …………………… 231

第217天　准妈妈的腹部为什么会发硬 ……………… 232

第三十二周

第218天　胎宝宝继续长大 …………………… 233

第219天　插花欣赏《红色火焰》《秋意浓浓》 ……… 234

第220天　手工折纸《桃子》 …………………… 235

第221天　什么是前置胎盘 …………………… 236

第222天　孕后期的正常生理现象（1） …………… 237

第223、224天　孕后期的正常生理现象（2） ……… 238

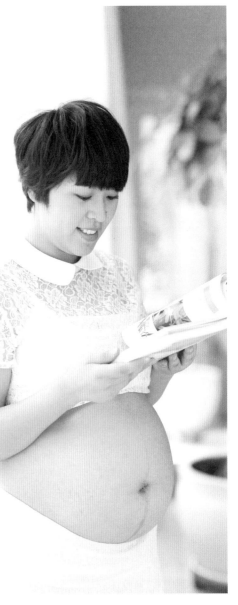

目 录

孕9月　进入分娩准备期

第三十三周

第 225 天　胎宝宝变得圆润了 …………………… 240
第 226 天　摸摸看胎宝宝的胎位正常吗 …………… 241
第 227 天　胎位不正——臀位 …………………… 242
第 228 天　胎位不正别着急 ……………………… 243
第 229 天　手工折纸《气球》 …………………… 244
第 230 天　应对孕晚期疼痛 ……………………… 245
第 231 天　宝宝的物品准备好了吗 ……………… 246

第三十四周

第 232 天　胎宝宝的肺部发育成熟了 …………… 247
第 233 天　助产瑜伽 ……………………………… 248
第 234 天　判断羊水多与少 ……………………… 249
第 235 天　困扰准妈妈的睡眠问题 ……………… 250
第 236 天　分娩到底有多痛 ……………………… 251
第 237 天　孕后期的胃灼热 ……………………… 252
第 238 天　胎教故事《蚂蚁搬豆豆》 …………… 253

第三十五周

第 239 天　胎宝宝的肾脏发育完全 ……………… 254
第 240 天　解读羊水早破 ………………………… 255
第 241 天　脐带绕颈没那么可怕 ………………… 256
第 242 天　给准妈妈加分的零食 ………………… 257
第 243 天　深呼吸训练，平复心绪 ……………… 258
第 244 天　确定分娩的医院 ……………………… 259
第 245 天　孕晚期了，坐骨神经痛 ……………… 260

第三十六周

第 246 天　胎宝宝仍在生长 ……………………… 261
第 247 天　不必恐惧会阴侧切术 ………………… 262
第 248 天　提前掌握早产的征兆 ………………… 263
第 249 天　这些事情提前安排 …………………… 264
第 250 天　提前了解喂养姿势 …………………… 265
第 251、252 天　胎教故事《狼来了》 ………… 266

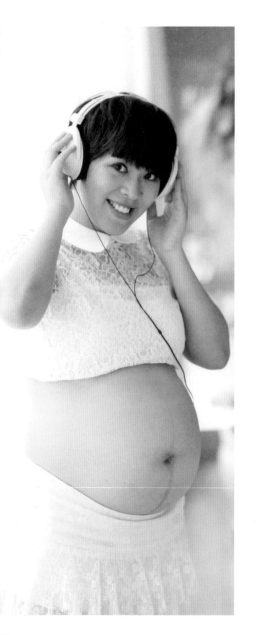

孕10月 分娩来临的信号

第三十七周

第 253 天	胎宝宝的头完全入盆	268
第 254 天	积蓄能量，开始大补啦	269
第 255 天	产前促进乳汁分泌食谱	270
第 256 天	整理好你的待产包	271
第 257 天	准妈妈临产前的锻炼	272
第 258 天	面对分娩，放松再放松	273
第 259 天	教你听懂医生的话——分娩用语集锦	274

第三十八周

第 260 天	胎宝宝的皮肤变光滑了	275
第 261 天	自然分娩好处多多	276
第 262 天	准爸爸来做临产时的最佳配角	277
第 263 天	分娩前不要忽视的临产信号	278
第 264 天	可能无法避免的剖宫产	279
第 265 天	准妈妈是否选择无痛分娩	280
第 266 天	分娩信号（1）阵痛	281

第三十九周

第 267 天	分娩信号（2）见红	282
第 268 天	分娩信号（3）破水	283
第 269 天	胎宝宝安静下来	284
第 270 天	你是高龄产妇吗	285
第 271 天	为分娩后准备的物品（1）	286
第 272 天	为分娩后准备的物品（2）	287
第 273 天	有助分娩的产前运动	288

第四十周

第 274 天	我都等不及要出来了	289
第 275 天	分娩产程（1）	290
第 276 天	分娩产程（2）	291
第 277 天	分娩产程（3）	292
第 278 天	分娩当天怎么吃	293
第 279 天	生产后前3天的那些事儿	294
第 280 天	产后1周生活指导	295

附录：孕10个月计划一览表 / 296

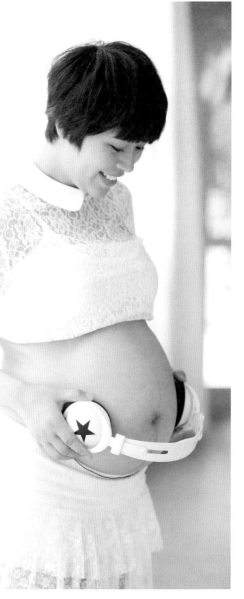

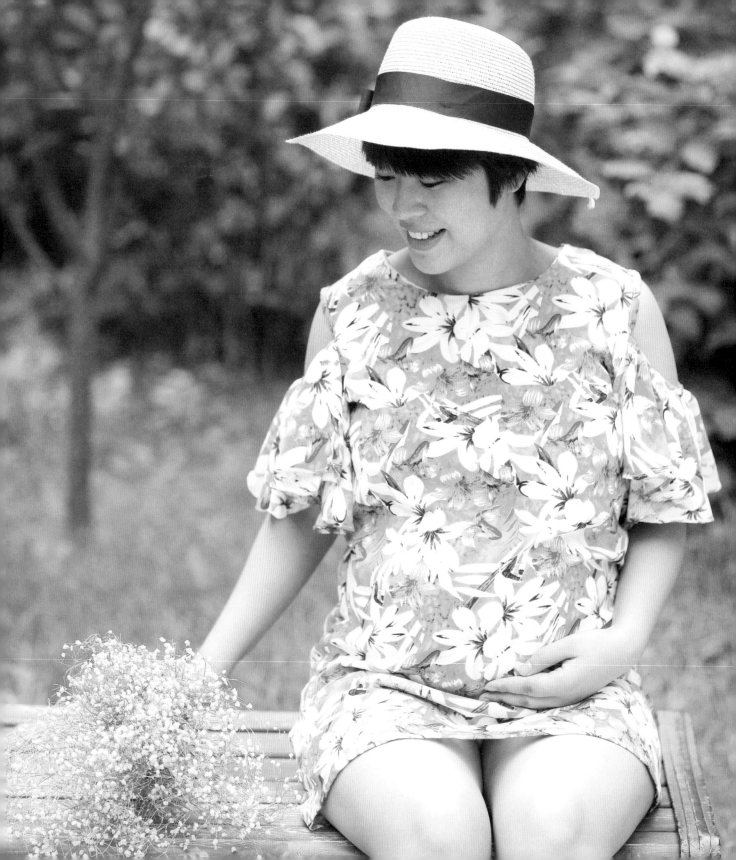

孕 1 月

恭喜，你怀孕了！

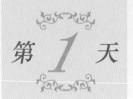

本月月经没有如期而至，经医生诊断，你已经怀孕了，恭喜你！从这时开始，你就进入了我们常说的"十月怀胎"阶段。但此时，你还不是真正意义上的孕妈妈，因为排卵前两周是身体为卵子和精子结合做准备的时间，是为孕育小生命打基础的阶段。

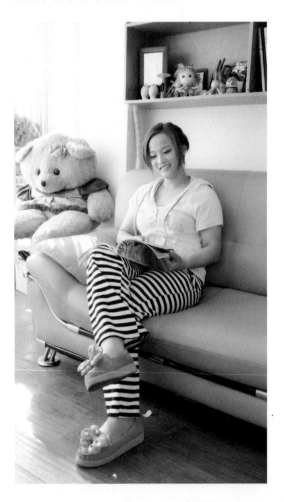

280 天的幸福孕期

从一个卵子遇到精子到分娩出胎宝宝，整个过程是 266 天左右，但我们通常以 280 天或 40 周来计算，这是从最后一次月经周期的第一天开始算起。每 4 周记作 1 个孕月，通常 37 周后可称为足月。

重视准爸爸的心理变化

即将晋升为准爸爸，心理上承受的压力并不小于孕妈妈。因此，在孕育宝宝之前，帮助准爸爸做一些心理调节，给他一个倾诉的机会，并和准爸爸一起学习孕期知识，让他面对未来的 280 天做到心里有数。可以向有孕育经验的朋友、同事、亲戚寻求有效的帮助。

做好财务预算

孕产期的医疗花费、可能产生的收入减少、宝宝出生后的各种开销，这一切都需要夫妻双方精打细算，做好财务预算。可以和丈夫列出一个详细的开销单，并参考其他妈妈的建议，做到有备无患。

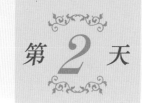

想要健康宝宝，首先就要了解夫妻两人的身体健康状况和生殖能力，为此孕前检查不能免去。可以做血液检查，查一查甲状腺功能、弓形虫以及其他免疫情况。

准爸爸的体检	精子检查、泌尿生殖系统检查、验血、肝功检查、TORCH 检查、艾滋病检查、梅毒检查、心脏功能检查、染色体检测、大便常规检查、ABO 溶血检查
准妈妈的体检	生殖系统、乳腺检查、脱畸全套检测、结核病检查、肝功能检查、血糖检查、尿常规检查、染色体异常、内分泌检查、口腔检查、ABO 溶血检查、血压检查、贫血检查
进行遗传咨询	如果待孕父母有以下这些情况时，要及时进行遗传咨询： 家庭人员有发育畸形 妻子有反复流产史 夫妻有性发育异常、不孕史 夫妻属于近亲结婚 双方家庭成员中出现过多种原因不明的疾病等
孕前必须防治的疾病	在计划怀孕之初，一定要去正规医院做一次全面身体检查，如果身患心脏病、高血压、糖尿病、慢性肾炎、膀胱炎、子宫肌瘤、癫痫病、性病、结核病、哮喘病、阴道炎等疾病，最好治愈后再怀孕。平常如果有不适症状也要及时就医，及时治疗，以免影响怀孕。如果你是 35 岁以上的女性，或患有心脏病、糖尿病等，应与医生讨论一下是否适合怀孕，以及怀孕后应注意些什么

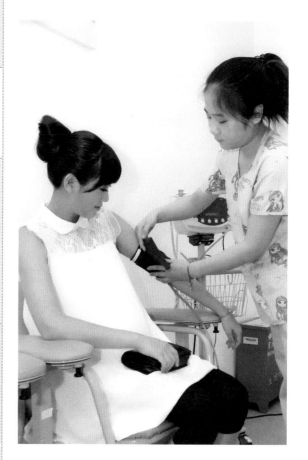

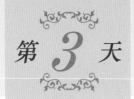

第 3 天　推算你的排卵期

受孕重要的条件之一是排卵。因此，想要早日怀孕，找准自己的排卵期尤为关键。排卵日当天及前 3 天，受孕的概率较高，受孕概率最高的一天是排卵日当天。

❀ 经期推算法

A_1= 最短的一次月经周期时间 − 18 天；

A_2= 最长的一次月经周期时间 − 11 天；

排卵期 =A_1 − A_2（下次月经来潮前的天数）。

❀ 基础体温测量法

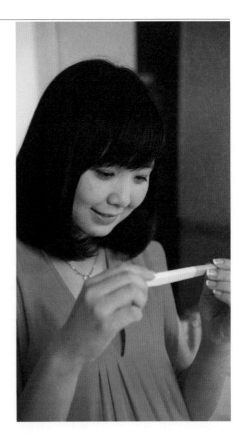

早上醒后，在身体不做任何动作的情况下，用温度计测出口腔温度并将测出的体温数标在基础体温图表上。用线段把一个月的体温数连接起来，形成曲线，由此曲线判断出是否正值排卵期。注意每日要在同一时间进行测量。女性的基础体温是对应着月经周期变化的。孕激素分泌活跃时，基础体温上升；孕激素不分泌时，则出现低体温。正常的情况下，从月经开始第一天，到排卵的那一天，由于孕激素水平较低，一直会处于低体温，一般为 36 ~ 36.5℃；排卵后，卵泡分泌孕激素，基础体温上升到高温段，一般在 36.8℃左右。从低温段到高温段的几日，可视为排卵期，如果在这期间性交，比较容易受孕。

❀ 如何提高基础体温的测量精确度

1	准备一支女性专用的基础体温计，熟练掌握读表的方法
2	每天晚上临睡前将体温计水银柱甩至 36℃以下，将体温计放在伸手可取到的地方
3	第二天清晨睡醒后，不翻身、不讲话、不起床、不活动，取体温计放在舌下测量 5 分钟，将数值记录在特制的体温表格中
4	每天测量的时间要固定。将每天测得的温度数记录画成曲线，连测 3 个月，以判断准确的排卵期

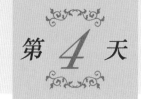
　　基础体温测量是非常有效的测排卵日的方法，但需要坚持3个月的测量才能比较准确地计算出排卵日。因此，准备怀孕的夫妻要早点着手，制作一张基础体温表，每天坚持在固定的时间测量。

基础体温表图例

月经周期为28天的情况下，从月经开始到排卵日，低温期持续14天（第14天为排卵日），排卵后高温持续14天，至下次月经来潮。

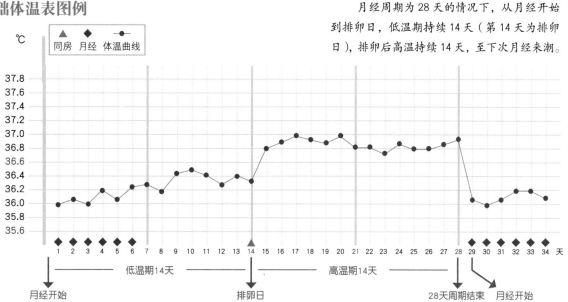

受孕后的基础体温表图例

排卵日（第十四天）后持续高温超过16天，提示有怀孕的可能

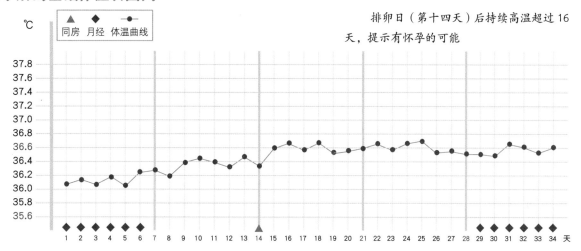

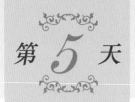
怀孕是很讲究的，烟、酒、咖啡是导致夫妻不孕或受孕艰难，甚至胎宝宝畸形的重要因素，因此要马上改正过来，最大限度地保证孕育一个健康、可爱、聪明的宝宝。

❀ 戒酒的充分理由

夫妇双方须至少戒酒1个月后方可受孕。男性饮酒后，精子受酒精影响质量会降低，而这样的精子与卵子结合成的受精卵所发育成的婴儿，其智力、体力都明显低于正常婴儿。女性饮酒，则可能会造成胎宝宝的生理缺陷，发生流产、早产、胎死，而幸存下来的胎宝宝也易智力低下、发育不良或五官畸形等。

❀ 和烟说拜拜

孕前，至少提前3个月戒烟。香烟中含有大量烟碱和尼古丁，进入人体后会造成全身血管病变，伤害身体的整个内分泌系统，影响卵巢功能，导致内分泌失调而引发不孕，在孕早期吸烟还容易导致流产。香烟里的有害物质可以通过吸烟者的血液循环进入生殖系统，导致精子和卵子发生变异，从而影响受精卵的质量。准妈妈无论是主动吸烟或被动吸烟，都会增加胎宝宝先天畸形的发生率，导致胎宝宝生长缓慢，出生后智力低下，抵抗力弱，造成流产、早产和死胎。

❀ 对咖啡、可乐、茶说拜拜

这类含咖啡因的饮品，是一种能给够影响女性生理变化的物质，有可能会影响受孕。另外，咖啡因对胎宝宝也有很大的危害，如影响胎宝宝的骨骼发育，诱发胎宝宝畸形，甚至会导致死胎；咖啡因还可随着乳汁分泌，从而影响母乳喂养宝宝的健康。

❀ 食物清除体内烟毒、酒毒

解烟毒的食物		解酒毒的食物	
胡萝卜	减少癌症的发病率	水	恢复水分平衡。应喝常温或温热的水
大白菜	具有清肺利咽、清热解毒的功效	番茄	分解酒精
葡萄	提高细胞新陈代谢率，促进排毒	贝类	强化肝脏的解毒作用
杏仁	可使吸烟者的肺癌发病率大大降低	姜黄	对酒精造成的肝脏损伤很有疗效
梨	饭后吃个梨，积存在人体内的致癌物质可以大量排出	芦荟	可以降低酒精分解后产生的有害物质乙醛在血液中的浓度

宝宝会是什么血型呢

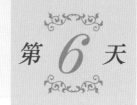

第 0 周 +6 天　离宝宝出生还有 274 天

人的血型分为 A 型、B 型、O 型 和 AB 型 4 种。A 型血的人红细胞上有 A 抗原，B 型者有 B 抗原，O 型者无抗原，AB 型者有 A 抗原和 B 抗原。如果母子血型不合，可使母体产生抗体，致使胎宝宝及新生儿发生溶血症。准妈妈检测血型，不仅可以推出宝宝可能是什么血型，还可以避免溶血症，这也是检测血型的目的。

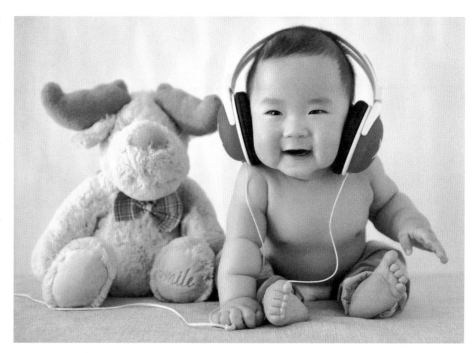

父母血型	子女可能的血型	子女不可能的血型
A*A	A, O	B, AB
A*O	A, O	B, AB
A*B	A, B, AB, O	
A*AB	A, B, AB	O
B*B	B, O	A, AB
B*O	B, O	A, AB
B*AB	A, B, AB	O
AB*O	A, B	AB, O
AB*AB	A, B, AB	O
O*O	O	A, B, AB

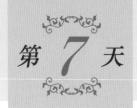
精子从产生到成熟大约需要 3 个月的时间，所以准爸爸至少要提前 3 个月保护精子的优质生长，为了宝宝的健康优秀，准爸爸，坚持一下吧！

❖ 补益精子，"小蝌蚪"活力十足

保证精子的质量，男性要尽量避免接触高温环境，如蒸汽浴室、汗蒸房，不将笔记本电脑放在膝盖上，不将手机放在裤子兜里。不穿紧身裤子，不长时间骑自行车。男性的体重也不宜过重，太胖会增加腹股沟的温度，不利于精子的存活。

体重指数 (BMI)= 体重（kg）/ 身高的平方（m²）	
正常范围	18.5 ≤ BMI < 24
体重过重	24 ≤ BMI < 27
轻度肥胖	27 ≤ BMI < 30
中度肥胖	30 ≤ BMI < 35
重度肥胖	BMI ≥ 35

❖ 注重合理饮食

锌元素可以增加精子的活力，对精子的成熟和活动具有促进作用。可以通过食物摄取锌元素，如瘦肉、动物肝、蛋、乳制品、花生、芝麻、紫菜、海带、虾、海鱼、红小豆、荔枝、栗子、瓜子、杏仁、芹菜、番茄等。

精神压力过大不利于精子的成长，当准爸爸感觉精神压力大的时候，可以做一些能够使自己放松的事情，如散步、听音乐、读书等。需要注意的是，受孕之前，夫妻性生活不可以过度，准爸爸需要节制性欲，也不要频繁手淫。

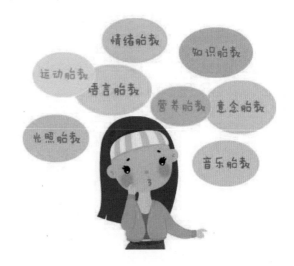

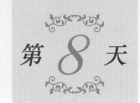

由于胎宝宝脑细胞发育过程在很多方面是不可逆的，在怀孕期间保证母体营养以使胎宝宝大脑正常发育显得尤为重要。准妈妈不但要满足自身的营养需求，还要负担起胎宝宝迅速生长的营养需要，因此准妈妈更需要提高营养意识。

❖ 准妈妈每日热量需求

时　间	内　容
孕前	每日需要摄取 9000 千焦
孕早期	每日需要摄取 9400 千焦
孕中、晚期	每日需要摄取 10450 千焦

备注：1 千卡 ≈ 4.184 千焦

❖ 准妈妈脂肪需求量和来源

作用	胎宝宝各组织器官的形成和完善都离不开脂肪
需求量	孕期女性每天应在膳食中补充 20～30 克脂肪
来源	肉类、乳制品、坚果类和食用油等

❖ 准妈妈蛋白质需求量和来源

作用	蛋白质是胎宝宝生长发育所必需的营养素
需求量	正常育龄女性每天需要摄取 55～70 克
来源	肉类、鱼类、蛋类、奶类、谷类食品

❖ 准妈妈孕期体重增加参考指标

序　号	内　容
1	准妈妈整个孕期体重增加 13 千克左右，经产妇略低
2	怀孕 13 周前无明显变化，以后平均每周增加 350 克，不应超过 500 克，但存在个体差异

❖ 准妈妈微量元素矿物质需求指标

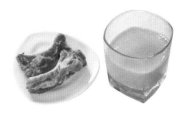

钙	胎宝宝生长离不开钙。准妈妈每日至少要摄取 1.5 克，同时注意补充维生素 D。牛奶、肉类、豆类、海产品富含钙
铁	准妈妈要定时检查血常规。一旦发现贫血，就要及时补铁。肉、鱼、禽类富含铁，也可服用一些补铁剂，用量须遵循医嘱

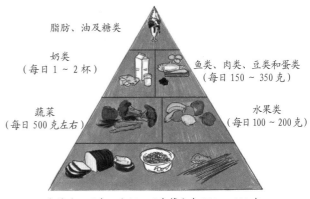

脂肪、油及糖类

奶类
（每日 1～2 杯）

鱼类、肉类、豆类和蛋类
（每日 150～350 克）

蔬菜
（每日 500 克左右）

水果类
（每日 100～200 克）

大量吃：面包、米饭、面条等主食 200～500 克
备注：1 两 =50 克

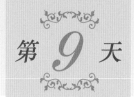

第 9 天　孕妈妈需均衡饮食

第 1 周 +2 天　离宝宝出生还有 271 天

俗话说"早餐要吃饱，午餐要吃好，晚餐要吃少"，准妈妈也要注意一日三餐的搭配，保证膳食平衡，摄入多种营养，满足身体的正常消耗，并为胎宝宝储备好营养。

建议准妈妈按照以下标准安排日常饮食：

油：25~30 克；盐：6 克；畜禽肉类：50~75 克；鱼虾类：50~100 克；蛋类：25~50 克；蔬菜类：300~500 克；奶类及奶制品：300 克；大豆及坚果：30~50 克；水果类：200~400 克；谷类、薯类及杂豆：250~400 克；水：1200 毫升。

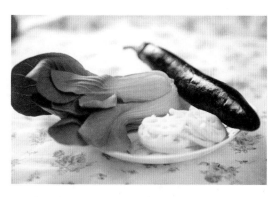

食　物	作　用
黑豆	可以补充雌激素，帮助子宫内膜和卵泡生长。将若干黑豆用清水浸泡 12 小时左右，然后用清水煮至熟透，可少放一点盐。从月经结束后第一天起，每天吃 47 颗，连吃 6 天。排卵期停止吃
枸杞红枣	可以促进卵泡的发育。直接用枸杞、红枣冲水，每天食用枸杞 10 粒、红枣 3～5 枚

一日三餐均衡搭配

早餐：摄取的能量应占全天摄入量的 30%。最理想的早餐时间为 7–8 时。早餐应该有谷类、豆制品类、奶类、蛋类、肉类、蔬菜、水果等。粗细搭配、荤素搭配、干稀搭配。

午餐：摄取的能量应占全天摄入量的 40%。最理想的午餐时间为 12 时。午餐可以选择蛋白质含量高的肉类、鱼类、禽蛋和大豆制品，3 种以上的蔬菜和水果，以保证充足的维生素、矿物质和膳食纤维，还可以选择两种主食进行搭配，如米饭＋豆沙包、米饭＋玉米棒等，一般 125 克主食就足够了。

晚餐：摄取的能量应占全天摄入能量的 30%。最理想的早餐时间为晚上 6～7 时。晚餐最好有两种以上的蔬菜，主食要适量减少，适当吃些粗粮，可以少量吃点鱼类。

补益卵子，营养膳食

合理的营养膳食对提高卵子的质量也有助益。在日常饮食中增加蛋白质、脂肪的摄入量，并多吃一些富含维生素的食物。

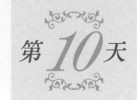
炒芹菜豆腐干

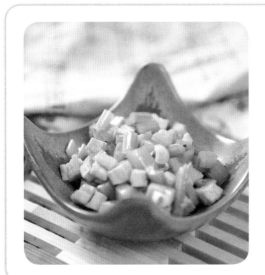

- 材料准备：芹菜200克，豆腐干100克。
- 调料：盐3克，鸡精2克，花椒3克，姜汁10克，姜丝5克，白砂糖2克，淀粉5克，花生油30克。

1. 豆腐干切条，芹菜洗净切段，入沸水锅中焯一下捞出。花椒泡热水制成花椒水。

2. 锅内加花生油烧热，放入姜丝炝锅，入豆腐干炒透。

3. 再下入芹菜段、盐、花椒水、姜汁、白砂糖，旺火炒至嫩熟。加鸡精，勾薄芡，淋明油，出锅装盘。

烹饪方法
炒

烹饪时间
10分钟

酥炸甜核桃

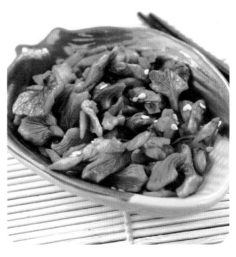

- 材料准备：核桃肉100克。
- 调料：盐1/4小匙，白糖、芝麻、柠檬汁各1小匙，植物油适量。

1. 核桃肉入开水中煮3分钟盛起，沥干；芝麻洗净，沥干，下锅炒香。

2. 坐锅点火，锅内加水，加入白糖、盐及柠檬汁，放入核桃煮3分钟盛起，吸干水分。

3. 另起锅，热油，当油热至七八成时，加入核桃炸至微黄色盛起，撒上芝麻即可。

烹饪方法
炸

烹饪时间
15分钟

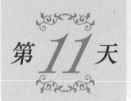

第11天 孕妈妈体质改善计划

第1周 +4天　离宝宝出生还有269天

　　无论是孕妈妈，还是孕中的准妈妈，过胖或过瘦都会影响体内内分泌功能，不利于受孕，孕后易并发妊娠高血压综合征、妊娠糖尿病等，同时还会增加宝宝出生后第一年患呼吸道疾病和腹泻的概率。

❧ 标准体重测量方法及评价标准

标准体重（千克）＝身高－110（厘米）	
正常	实测体重不超过标准体重的10%
过重	实测体重＞标准体重的10%～20%
肥胖	实测体重＞标准体重20%
消瘦	实测体重＜标准体重10%～20%
明显消瘦	实测体重＜标准体重20%

❧ 肥胖型体质

特征	形体偏胖，精神状态不好，面色晦暗，经常感到身体疲惫
手脚经常发凉	口中乏味，不喜欢喝水或喜欢热饮
饮食调养	少食多餐；应少吃寒凉、生冷之品；控制热量摄取，少吃油腻及甜腻食品，晚餐适当，并改掉用食物来减压的坏毛病
运动	有计划地进行高耗能运动，比如做家务、散步、慢跑等

❧ 瘦弱型体质

特征	形体偏瘦，面色偏红，时常午后感觉发热，口燥咽干；舌红，舌苔少或干，喜冷饮，易心烦急躁，夜寐不安或梦多；大便偏干
饮食调养	少食助阳之品，以凉补的方式进行调整。多吃鸡、鸭、鱼、肉类、蛋类、豆制品、黑木耳、藕汁等

❧ 肝气郁结体质

特征	压力较大，精神紧张，胸口闷痛，情绪起伏较大，急躁；失眠、头痛、月经不调、生理期乳房胀痛
饮食调养	以补肝为主，并注意自我调节，尽量心胸开阔、乐观开朗地面对周围的人和事

❧ 气血虚弱型体质

特征	身倦乏力，少气懒言，爱出汗，劳累时症状加重；头晕目眩，面色苍白
饮食调养	可进食一些补中益气的药膳，如红枣、桂圆、羊肉、姜等

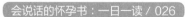

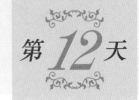
　　精子和卵子的质量决定着胎宝宝的健康，而受孕时间则直接影响着胚胎的质量，为了生一个聪明健康的宝宝，你一定要避开黑色的受孕时间。所以，要有意识地避开以下这些不利于受孕的时间，给宝宝一个良好的开始。

❖ 黑色受孕期包括以下几个方面：

● 旅行途中

　　旅途中体力过度耗损，生活起居没有规律，经常睡眠不足，每日三餐的营养也不均衡……不仅会影响受精卵的质量，还会反射性地引起子宫收缩，使胚胎的着床和生长受到影响，导致流产或先兆流产发生。

> **小贴士**
>
> 　　在旅游途中要注意采取避孕措施，以免意外受孕而结下"苦果"。

● 早产或流产后

　　发生早产、流产或摘除葡萄胎的女性，体内的内分泌功能暂时还未完全恢复，子宫等生殖器官也尚未康复，特别是做过刮宫手术的女性。如果身体很快受孕，既不利于子宫恢复正常，也不能为胎宝宝提供一个良好的生长环境。

> **小贴士**
>
> 　　早产或流产后的女性半年后受孕较为适宜。接受葡萄胎手术后的女性，至少要定期随访两年，在这段时间内绝对不能受孕。

● 使用避孕药

　　无论是口服避孕药还是外用的避孕药膜，一旦受孕都会对受精卵造成不利影响。使用避孕药失败所生的孩子发生先天畸形的概率增大，出生时的成熟度、体重、生长发育速度等，也都与正常受孕的孩子有明显差别。

> **小贴士**
>
> 　　因使用避孕药失败而受孕，最好及早去医院做人工流产，不要继续妊娠下去。

● 宫外孕后

　　有的女性求子心切，常常会在宫外孕后不久便又匆匆怀孕，这种做法相当危险。

> **小贴士**
>
> 　　如果发生过宫外孕，在彻底治愈后必须坚持避孕一段时间，待医生检查认为一切正常后方可考虑怀孕，以免再次引发危险的宫外孕。

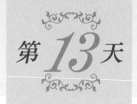

第13天 受孕好时机千万别错过

第1周 +6天　离宝宝出生还有267天

怀胎十月，一朝分娩。受孕时的年龄、季节、环境、营养、心情等许多外部环境和主观因素决定着精子和卵子的质量，也决定着受精卵质量的高低。夫妻双方需要掌握一定的受孕诀窍，预约一个优质宝宝。

❖ 最佳的受孕年龄

专家认为从科学生育的角度来看，最佳生育年龄女性为23～30岁，男性为27～35岁。又如有的夫妇一方或双方生殖系统功能需要诊治，也不妨等完全康复后再生育。

❖ 受孕的最佳月份

7～8月份怀孕，经过大约3个月孕早期的不适阶段后，正值秋季，水果、蔬菜品种丰富、新鲜可口，此时准妈妈的早孕反应基本消失，食欲增加，可以有计划地补充营养，调理饮食。

❖ 受孕的最佳日子

排卵日在下次月经来前的14天左右，大约就是月经周期的中间，排卵日当日及前3天后1天。

❖ 受孕的最佳时刻

一般来说，晚9～10时是同房受孕的最佳时刻。而且此时同房后，女性长时间平躺睡眠有助于精子游动，增加精子与卵子相遇的机会。

❖ 受孕的最佳姿势

做爱时男上女下的姿势对受孕最为有利。这种姿势使阴茎插入最深，因此能使精子比较接近子宫颈。要加强效果，女性可以用枕头把臀部垫高，使子宫颈可以最大限度接触精子。

❖ 受孕的最佳心情

当人在最放松的时候，精力、体力、智力、性功能都处于高潮，精子和卵子的质量也高。夫妻双方精神愉快，心情舒畅。此时受精，易于受精卵着床受孕，胎宝宝的素质也好。

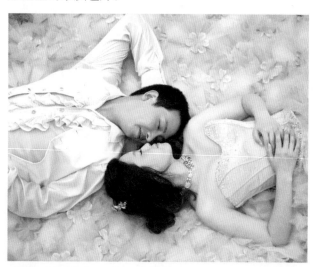

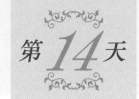

准备要宝宝了，一定要注意避免房屋装修的毒气对准妈妈和宝宝的危害。新装修的房子最好先晾半年再入住，尤其是已经打算要宝宝的孕妈妈们。如今，许多家庭都住了新房，有些装修材料会挥发出一些有毒气体，对准妈妈肚子里的胎宝宝会造成不良影响。

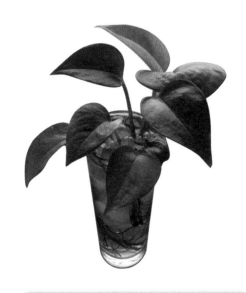

有效装置净化空气

选用有效果的室内空气净化器和空气换气装置。

带香味的毒气——苯

苯为强烈致癌化学物质，长期吸入苯能导致再生障碍性贫血。成年女性长期吸入苯会导致月经异常，若孕期接触苯，妊娠并发症的发病率会显著增高，并且可导致胎宝宝产生先天性缺陷。

15 年不间断释放的毒气——甲醛

如果女性长期接触低剂量甲醛可以引起慢性呼吸道疾病、月经紊乱、妊娠综合征，引起新生儿体质降低、染色体异常，甚至引起鼻咽癌。高浓度的甲醛对神经系统、免疫系统、肝脏等都有毒害。忠告孕妈妈装修后的居室不宜立即迁入，而应当有一定的时间让材料中的有害气体以较高的力度散发。空气流通：每天打开窗户通风，有利于室内有害气体散发和排出。

环境检测

请室内环境检测专家进行检测，了解室内空气中有害气体的超标程度，以便采取相应的治理措施。此外还有一些降低有害气体的措施和治理方法，可以根据室内空气污染程度加以选择。

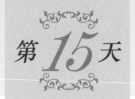
现在的你，想必正在满心期待一个全新的小生命在自己的身体里扎根，期待他和你们一起度过未来的幸福时光吧。其实，此时胎宝宝真的是连个影儿都没有呢，仍是分别以精子和卵子的形式寄存在父母的身上。孕育一个新生命，是令人称奇和神秘的体验，女性的卵细胞与男性的精子结合形成了受精卵。一个新生命从这里开始，在未来的280天里，胎宝宝在子宫内发育。这个现在肉眼几乎看不见的细胞也许是将来的成功者。

❀ 完成受精的一瞬间

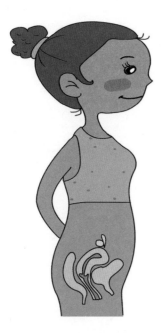

排卵后，卵子进入输卵管最粗的壶腹部等待精子的到来，大约过了3天，其中只有1个精子能与卵子结合，完成受精。此时的受精卵是一个肌肉质小圆盘，被一层厚厚的营养胚叶细胞包裹并保护着。时间是最宝贵的，在卵子排出后，也许只有短短的24小时才有可能受孕，而精子在排出后，一般来说也只能存活72小时。在期待新生命的孕妈妈和准爸爸要抓紧排卵期的好时机了，祝你们早日"好孕"。

❀ 受精卵进入子宫

受精卵从输卵管缓慢地进入子宫，同时进行细胞分裂。受精卵连续分裂，在到达子宫时已经分裂成16个细胞，经过6次细胞分裂变成64个细胞，之后，受精卵开始变大。受精卵在受精4~5天后到达子宫，但它并不能马上着床于子宫壁上，而是在子宫内自由地游荡3天，充分做好着床前的准备。当受精卵在子宫内准备着床时，子宫壁为了迎接受精卵的到来，会变得像靠垫一样，柔软而厚实。每一个新生命都是一枚精子与一枚卵子相遇而成的，受精卵是新生命的第一个细胞，这个细胞既有爸爸的基因，又有妈妈的基因，这就决定了胎宝宝的独一无二。

神奇的生命之旅由此开始，接下来就是怀胎十月的历程。

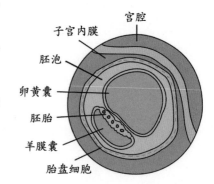

宫腔
子宫内膜
胚泡
卵黄囊
胚胎
羊膜囊
胎盘细胞

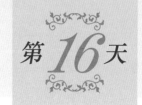

如果电脑显示器是液晶屏的话，理论上是没有辐射的，但是电脑主机却是有辐射的，所以准妈妈想上网时要尽量让主机离你远一点。

微波炉的辐射

有关科学报告指出，在微波炉中，食物的分子被高频的电磁波振动以后，产生一定的热量，可以烹熟食物。

关键的问题是，如果微波炉密封不好，微波也同样振动旁边使用者身上的分子！由此可以看出，微波也可能给准妈妈带来危害，尤其是在孕早期，这有可能会导致胚胎的畸形。

电磁炉的辐射

电磁炉发射的电磁场很高，比冰箱高出上千倍，甚至上万倍。人们信任电磁炉烹制的食品质量，但是很少有人对它可能带来的影响提出质疑。

面对这种缺乏确定结论的情况，专家们建议：孕妇应当完全避免接触电磁炉。所以在妊娠期间，丈夫要主动承担起做饭的责任，让妻子和未来的宝宝远离不良电磁波的危害，这是丈夫在妻子孕期应该做的事！

复印机的辐射

准妈妈使用复印机时，身体距离机器 30 厘米为安全距离。目前市面上较新型的复印机把有辐射的部分装在底盘上，这种复印机对身体危害较小。

电脑的辐射

电脑周围会有高频电磁场产生，孕早期长期使用电脑可影响胚胎发育，增加流产的危险性。另外，长时间坐在电脑前，将会影响准妈妈自身心血管、神经系统的功能，盆底肌和肛提肌也会因劳损影响正常分娩。

电视机的辐射

一般来讲，电视机在出厂前都已做了严格的检测，其电离辐射率不超过 0.5 毫伦，不至于对人造成放射线的危害。但放射线本身是一种能量，它产生的二次效应的能量传递，将对人体产生危害。

电视对人体有三大伤害。一是强光与反射光，会造成眼睛疲劳、近视、散光、白内障等。二是正电离子影响中枢神经系统，破坏红细胞，损伤造血功能等。三是低频辐射，这是最严重的一种伤害。

科学家对每周接近荧光屏 20 小时的 70 多位准妈妈进行的调查结果表明，其中 20% 的准妈妈发生自然流产。因此提醒准妈妈，不要一有时间就坐在电视机前，而应多到室外活动，每天看电视不宜超过 3 小时。

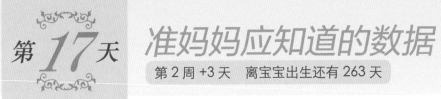

从打算要一个宝宝那天起，你可能就希望对孕期有一个整体的了解，那么下面的这些数据也许会帮你对十月孕程有一个初步的了解，做到心中有数，才不慌乱。

内　容	时　间
最早验孕时间	排卵期同房后15天左右
胎宝宝生长时间	约266天（按末次月经第一天为第一天计，约280天）
准妈妈洗澡适宜水温	38℃～42℃
早孕反应出现时间	受孕后40天左右
第一次产检	停经1个月后，或早孕反应出现时
产前检查时间	第一次在怀孕后4～6个月,开始产前检查;6～7个月每月检查1次;8个月后每半个月检查1次;最后1个月每周检查1次;有特殊情况时更应及时检查，或听从医嘱
人工流产适宜时间	停经后2个半月内;7～9周最适宜
易自然流产发生时间	怀孕12周以内
全程产检时间	怀孕后1～3个月做第一次产检;4～7个月每月检查1次;8个月后每半个月检查1次;最后一个月每周检查1次
胎心音最早出现时间	怀孕6周时
胎心音正常频率	每分钟120～160次
胎动出现时间	孕16～20周
胎动正常次数	每12小时30～40次，最低不少于15次
频繁胎动时期	孕28～34周
羊水深度	羊水的正常深度为3～7厘米，超过7厘米是羊水过多，低于3厘米是羊水过少
易早产发生时间	怀孕28～37周
过期妊娠	最大天数14天。如果超过预产期14天还不生，就要人为终止妊娠
孕期体重增加总值	不宜超过12.5千克

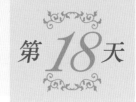
停经后的 6 ～ 8 周如果出现腹部剧烈疼痛，并伴有不规则的阴道出血，应该及时就医，因为这可能是受精卵着错床引发的宫外孕。

受精卵开始着床

卵子受精后即开始有丝分裂，并在一边分裂的同时一边向子宫腔方向移动。受精卵在输卵管内 36 小时后分裂为两个细胞，72 小时后分裂成 16 个细胞，叫桑葚胚。受精后第四日，细胞团进入子宫腔，并在子宫腔内继续发育，这时，细胞已分裂成 48 个细胞，成为胚泡，准备植入。胚泡可以分泌一种激素，帮助胚泡自己埋入子宫内膜。

受精后第六日，胚泡开始着床。着床位置多在子宫上 1/3 处，植入完成意味着胚胎已安置，并开始形成胎盘，孕育胎宝宝了。

受精卵着床会出血吗

受精卵着床正常是不会出血的，如果在性交时女性恰好排卵，而男性精子活动能力良好，一般在 24 ～ 48 小时即可受孕，着床时女性没有任何感觉，而只有少部分人受精卵着床时，由于生理与体质问题而会出少量的血。

受精卵着床期的注意事项

1. 不要任意服用药物。着床期间任意服用药物，有可能导致胎宝宝畸形。因此，着床期间若出现身体不适，应该立即去医院就诊，找出病因，及时诊治。

2. 着床期间应避免搬运重物或激烈运动，而做家务与外出次数也应尽可能减少。不可过度劳累，多休息，保证充足的睡眠，并应控制性生活，以免造成意外流产。

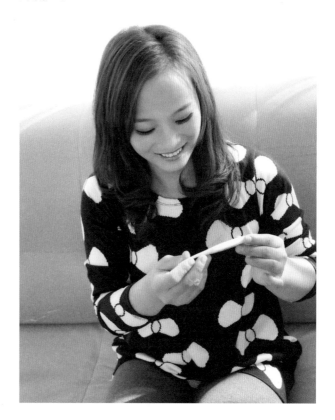

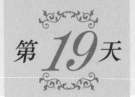
❀ 疲倦

你不再有足够的精力应付习以为常的活动。典型的表现就是下班后或在上班的时候，你最想做的事就是睡觉。当怀孕14周后，精神将开始恢复。

❀ 出现感冒症状

怀孕的征兆因人而异，很多女性会出现类似于感冒的症状，怀孕时体温会高于平时体温，同时会像患感冒一样全身乏力，自觉发冷……这种情况在孕早期会一直持续。这对计划怀孕的女性来说一定要谨慎，不能随意用药，一定要去医院检查是否怀孕了。

❀ 月经没来

这是最明显的征兆，但有些与怀孕无关的原因也会导致月经不规律，比如紧张、疾病、体重较大的波动。

❀ 阴道微量出血

胚胎着床时会造成轻微出血，多数女性常常会误以为是月经来了。

❀ 情绪不稳

孕早期大量的孕激素使准妈妈的情绪变化大，有时会情不自禁地流泪。

❀ 恶心和呕吐

有的人在怀孕3周后就感到恶心，大多数会在怀孕5～6周时才感到恶心。这种现象被称为"早孕反应"，在一天的任何时间都会发生，常发生在早晨起床后，有恶心、泛酸、食欲缺乏等现象。或是轻微作呕，或是一整天都干呕或呕吐。早孕反应会在怀孕14～16周自行消失。

❀ 盆腔和腹腔不适

下腹到盆腔都感到不舒服，但如果准妈妈只是一侧剧痛，就应该在产检时请医生仔细检查。腹部可能会出现微胀不舒服感。

❀ 乳房触痛和尿频

乳房感到刺痛或刺麻的感觉，乳晕加深，乳房变得非常敏感，这些状况通常会在几周后消失。在怀孕的前几周，准妈妈会特别频繁地想排尿，这是因为激素改变造成的。

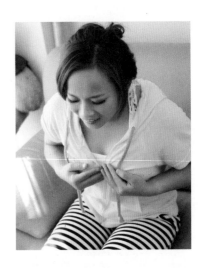

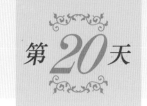
受精卵第一次细胞分裂了，卵子与精子结合而成的单细胞变成一个细胞球。一种被称为早期怀孕因子（EPF）的免疫蛋白开始产生 EPF，胎宝宝就能安全发育了。你的宝贝已经开始在你的腹中扎根了，现在你可能还没有察觉。怎样才能知道自己是否怀孕了呢？

早早孕试纸测孕

早早孕试纸测验就是检测母体血液或尿液中有无人绒毛膜促性腺激素（HCG）。如果有，说明体内存在胚胎绒毛滋养层细胞，即可确定怀孕。

测试时需要注意以下事项：

1. 注意早早孕试纸的生产日期，不要使用过期的测试卡，以免影响准确度。

2. 为了减小测试不准确的概率，操作之前要仔细阅读测试卡说明书。

3. 出现测试结果呈阳性但不明显，就该假设自己怀孕了，要去医院检查一下。

4. 应掌握好测定时间。HCG 一般在受精卵着床几天后才出现在尿液中，而且要达到一定量才能被检出。

5. 检测时注意尿液浸没试纸的长度。有时候尿液浸没检测试纸的长度过长可能使测试结果难以判断。

基础体温测孕

正常生育年龄妇女的基础体温是随月经周期而变化的。排卵后的基础体温要比排卵前略高，上升 0.5℃左右，并且持续 12 ~ 14 天，直至月经前 1 ~ 2 天才下降。月经过期，怀疑是否受孕的女性可以测量基础体温。夜晚临睡前，将体温计的水银柱甩低于 36℃，为避免起床活动，放于随手可取之处。次日清晨醒后，在未开口说话、未起床活动前，立即取体温计测口腔体温 5 分钟，连续测试 3 ~ 4 天，即可判断是否已经怀孕。

准确的 B 超测孕

如果 B 超检查中发现子宫体积变大，同时子宫内壁变厚，就能确认已经怀孕了。在怀孕 4 周半时，利用 B 超检查能确认胎囊状态，并由此诊断出准妈妈是正常怀孕还是宫外孕。所以，即使早早孕试纸显示已怀孕了，建议准妈妈也要在怀孕 35 天时再去医院接受 B 超检查。

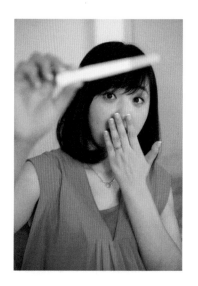

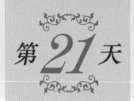

第21天 收纳准妈妈的医药箱

第2周+7天　离宝宝出生还有259天

准妈妈患病可能危及胎宝宝，应用药物治疗可以间接地有益于胎宝宝生长发育，但有的药物也会对胎宝宝有不利的影响，造成流产、畸形等多种损害，尤其受孕后第3周至第14周是胚胎发育期，此时期最容易致畸，准妈妈应特别注意。

❀ 准妈妈不宜服用的中成药

牛黄解毒丸	大活络丹	至宝丹	六神丸	小活络丹
跌打丸	舒筋活络丸	苏合香丸	牛黄清心丸	紫雪丹
黑锡丹	开胸顺气丸	复方当归注射液	风湿跌打酒	十滴水
小金丹	玉真散	失笑散	藿香正气水	防风丸

❀ 准妈妈不宜服用的西药

抗生素药	如四环素类药，可致骨骼发育障碍、牙齿变黄、先天性白内障等；链霉素及卡那霉素，可致先天性耳聋，并损害肾脏；氯霉素可抑制骨髓造血功能，导致宝宝肺出血；红霉素能引起肝损害，磺胺（特别是长效磺胺），可导致宝宝黄疸
解热镇静止痛药	阿司匹林或非那西汀，可致骨骼畸形、神经系统功能障碍或肾脏畸形
激素	雌激素会造成双臂短缺（海豹样），女婴阴道腺病，男婴女性化，男婴尿道下裂。泼尼松可致无脑儿、兔唇腭裂、低体重畸形；甲状腺素可导致胎宝宝畸形
抗肿瘤药	环磷酰胺可导致四肢短缺、外耳缺损、腭裂；一硫嘌呤可导致脑积水、唇裂、腭裂
维生素及其他	大量的维生素A、B族维生素、维生素C会致畸；氯苯那敏或苯海拉明能造成肢体缺损
感冒药	感冒药的部分成分会导致子宫收缩或胎宝宝畸形

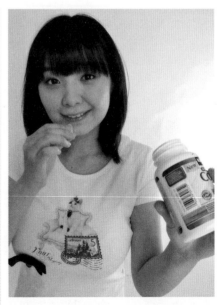

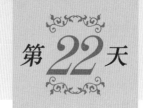

准妈妈每天需要补充600～800微克叶酸才能满足胎宝宝生长需求和自身需要。准妈妈应多吃新鲜的蔬菜、水果，在烹制食物时需要注意方法，避免过熟，尽可能减少叶酸流失。

叶酸的来源有哪些

叶酸主要存在于植物，尤其是绿色植物类及全麦制品，比如，深绿叶蔬菜（苋菜、菠菜、油菜、小白菜等），动物的肝脏（鸡肝、猪肝、牛肝等），谷类食物（全麦面粉、大麦、米糠、糙米等），豆类、坚果类食品（豆制品、花生、核桃、腰果等）以及新鲜水果（柑橘、橙子、草莓等）。

怎样补充叶酸

孕前3个月吃，每天饭后吃，1天1片。晚上睡觉前吃比较好。叶酸可以和维生素E一起吃，还可以同时食补水果、蔬菜，补充维生素。

叶酸不能与什么药同服

叶酸的吸收很容易受到一些药物的影响，如一般的制酸类胃药、阿司匹林、乙醇与更年期妇女使用的己烯雌酚都会影响叶酸的吸收。乙醇也会更进一步地将体内所储存的叶酸排出，并且降低肠道对于叶酸的吸收力，计划怀孕及怀孕中的女性最好不要喝酒。

孕期不需要一直补充叶酸

在怀孕前后3个月服用叶酸片可以取得很好的预防胎宝宝神经管畸形的作用，超过3个月再服用就没有太大作用了，准妈妈可以停止补充叶酸。准妈妈可以多吃瘦肉、蛋、奶等高营养物质，这样就可促进胎宝宝发育。

改变烹调习惯

叶酸遇光、遇热后不稳定，容易失去活性，所以人体真正能从食物中获得的叶酸并不多。如：蔬菜储藏2～3天后叶酸损失50%~70%；煲汤等烹饪方法会使食物中的叶酸损失50%~95%。因此，准妈妈要改变一些烹调习惯，尽可能减少叶酸流失，还要加强叶酸食物的摄入，必要时可补充叶酸制剂、叶酸片、多种维生素等。

食物名称（每100克）	叶酸含量（微克）
鸡肝	1172
猪肝	425
黄豆	181
茴香	121
核桃	103
蒜苗	91
菠菜	88

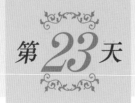

第23天 运动胎教

第3周 +2天 离宝宝出生还有 257 天

　　准妈妈每天下班回家后可以做做孕妇体操。怀孕第一个月适合做些简单的动作，每天练习 1 ~ 2 次，可以消除准妈妈的紧张情绪，缓解工作造成的身体疲劳，使血液循环畅通，为胎宝宝提供充足的养分。

❀ 双腿交替扶椅背

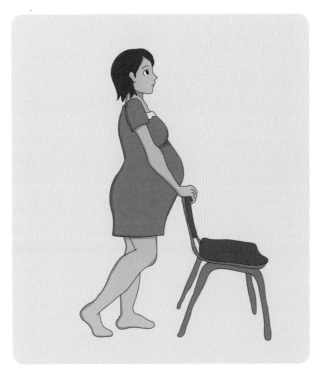

练习方法

　　腿部运动，站在地上，以手轻扶椅背。双腿交替做脚踝旋转运动，重复做 5 ~ 6 次。这种运动可以增强骨盆肌肉的力量和会阴部肌肉的弹性。

❀ 屈膝着地

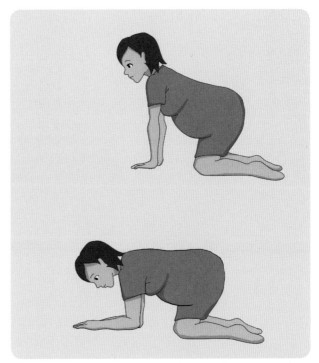

练习方法

　　吸气，双膝弯曲着地。呼气，胸口贴地，停留6秒钟，同时做深呼吸。

怀孕后不小心烫发了怎么办

烫发中使用的药物量非常少，即使渗入到皮肤内也只是很少一部分，所以不用过于担心。不过，如果已确认怀孕，最好还是避免烫发或染发。

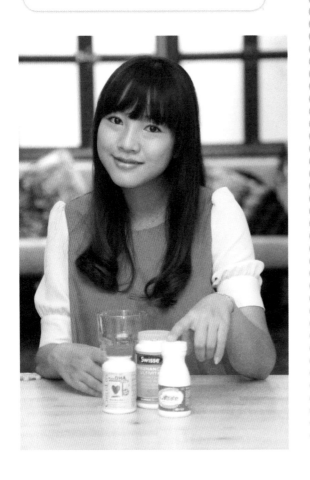

怀孕了服用了感冒药怎么办

怀孕时要特别注意药物的服用，不过，不必为不知道已经怀孕而服用的 1 ~ 2 次感冒药或胃药感到担心。虽然部分感冒药确实含有诱发畸形的成分，但是 1 ~ 2 次的服用量不足以影响胎宝宝。即便服用胃药、安眠药、止痛药等药物，只要不是经常性服用，不会导致严重后果。

服用了避孕药怎么办

在停止服用避孕药后立即受孕时，大部分准妈妈会担心受精卵会不会出现异常。避孕药中的激素成分往往在服用后会很快在体内分解并被排出体外，所以残留在体内的激素剂量不会影响胎宝宝。

怀孕了照射了 X 线怎么办

X 射线是导致胎儿先天性畸形的主要原因之一，但是胸部透视中使用的 X 线，诱发畸形的概率只有万分之一，所以不用担心。

牙科中使用的 X 射线也不会影响胎宝宝。但是计划怀孕或怀孕中的女性应当尽量防止受到放射线的照射。

不用问医生，也能推算预产期

第 3 周 +4 天　离宝宝出生还有 255 天

通常人们说十月怀胎，那么您知道从一个卵子遇到精子直到胎宝宝被分娩出，这个过程实际要多久吗？您知道预产期该如何计算吗？我们今天来了解一下胎宝宝的 40 周，280 天。

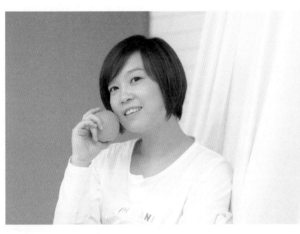

从一个卵子遇到精子直到胎宝宝被分娩出，这个过程实际上有 266 天左右，但整个孕程一般按 40 周或 280 天来计算。一般我们将准妈妈末次月经的第一天作为孕期的第一天；每 4 周计为 1 个月（28 天）。由于每一位孕妇都难以准确地判断受孕的时间，因此，医学上规定，以末次月经的第一天起计算预产期，其整个孕期共为 280 天，10 个孕月（每个孕月为 28 天）。孕妇在孕 38 ~ 42 周内分娩，均为足月分娩。由于每位女性月经周期长短不一，因此推测的预产期与实际预产期有 1 ~ 2 周的出入也是正常的。

根据末次月经计算	预产期月份＝末次月经第一天的月份 +9 或 -3 预产期天数＝末次月经第一天的天数 +7 例如：末次月经是 2010 年 6 月 1 日，预产期约为 2011 年 3 月 8 日
根据孕吐开始时间推算	一般来说，孕吐反应出现在孕 6 周末期，即末次月经后的 42 天，由此向后推算 238 天，即为预产期
根据 B 超检查推算	去医院体检时，医生可以根据做 B 超时测得的胎头双顶间径、头臀长度以及股骨长度估算胎龄，并推算出预产期
根据基础体温曲线计算	对于坚持测量基础体温的准妈妈来说，可以选择这种方法：将基础体温曲线的低温段的最后一天作为排卵日，从排卵日向后推算 264 ~ 268 天，或加 38 周

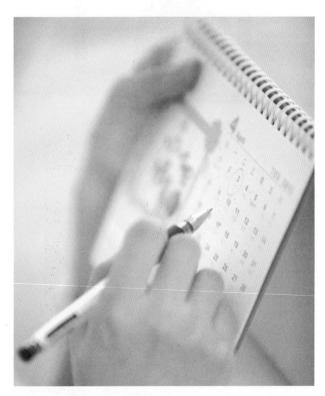

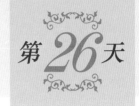
营养胎教

得到充足营养的胎宝宝，出生后体格健壮、智商高。

语言胎教

准妈妈温柔的声音，准爸爸低沉的声音，都是胎宝宝的最爱。所以经常与胎宝宝对话，让胎宝宝感受到生动的语言胎教。

运动胎教

适时、适当的体育锻炼可以促进胎宝宝大脑及肌肉的健康发育。

音乐胎教

通过健康的音乐刺激，准妈妈从中获得安宁与享受，使胎宝宝心律平稳，对胎宝宝的大脑发育进行良好的刺激。

美学胎教

通过进行一些艺术类练习，如书法、绘画等，准妈妈本身会提高文化素养，并能给胎宝宝创造更为安宁与舒服的生活环境。

联想胎教

美好的联想可以使准妈妈产生愉悦的感受，能对胎宝宝产生一定程度的感化。

光照胎教

要在晴朗天气外出散步，同样能让胎宝宝感受到光线强弱的对比，刺激脑部发育。

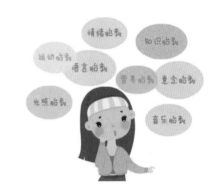

胎教内容	孕1月	孕2月	孕3月	孕4月	孕5月	孕6月	孕7月	孕8月	孕9月	孕10月
营养胎教	▲■●	▲■●	▲■●	▲■●	▲■●	▲■●	▲■●	▲■●	▲■●	▲■●
语言胎教				▲■●	▲■●	▲■●	▲■●	▲■●	▲■●	▲■●
运动胎教		●		●		●		■		
音乐胎教		●		●	●	●	●			
美学胎教		■		●		●				
联想胎教					●	●	●	●		
光照胎教							●	■	■	

注：　▲ 早晨起床后　　■ 早9时－晚6时　　● 晚上

准妈妈是不是觉得时间过得很快呢，按照孕周期计算，28 天就是一个月了。在不知不觉中，你的宝宝已经在你腹中悄悄地藏了一个月啦，而此刻你身体的有些信号已经发出预报，向你暗示他的存在呢。究竟哪些信息暗示着宝宝的到来呢？我们一起来了解一下吧！

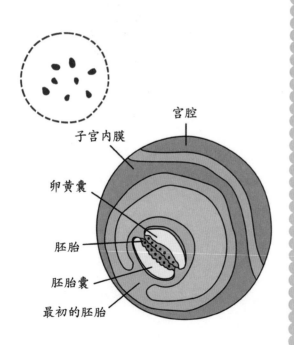

宫腔
子宫内膜
卵黄囊
胚胎
胚胎囊
最初的胚胎

❖ 胎宝宝的发育

此时的胎宝宝还只能被称为胚胎。他一植入子宫，就开始分泌化学物质，通知妈妈："我来啦！请告诉你的免疫系统不要把我当作异物，请让子宫和乳房为我做好准备。"同时胚胎细胞进一步分化，形成"三胚层"，每一层细胞都将形成身体的不同器官。在这个时期，神经系统和循环系统的基础组织最先开始分化，此时，小胚胎大约长 4 毫米，重量不到 1 克，有苹果籽那么大，外观很像只"小海马"。

❖ 准妈妈的变化

准妈妈最大的变化是月经停止了，子宫变得跟鹅蛋一样大小，阴道分泌物增多，乳房好像一下子大了不少，有点胀痛，乳晕颜色也加深了，并有小结突出，乳头变得更加敏感。

多数准妈妈开始出现孕吐，而有的准妈妈却几乎没有任何反应，这是由个体差异决定的。另外，由于身体激素变化的原因，准妈妈会感觉排尿次数增加，疲劳、困倦、急躁、烦闷等情绪开始出现。

孕 *2* 月

为"害喜"月护航

胎宝宝像一粒苹果籽

第 4 周 +1 天　离宝宝出生还有 251 天

从外表来看，别人还很难看出你已经是准妈妈了，但是实际上，子宫里的胚胎却在迅速地生长。现在,胚胎大概有 0.6 厘米长,像一粒小苹果籽一样。

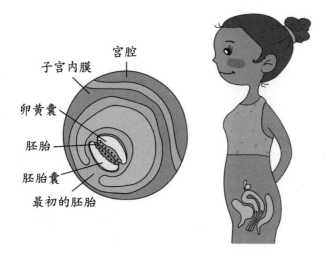

宫腔
子宫内膜
卵黄囊
胚胎
胚胎囊
最初的胚胎

小贴士

1. 怀孕后的前3个月是胎宝宝各项器官分化发育的重要时期，许多致畸因素都非常活跃，因此准妈妈在生活各个方面都要加倍小心。一旦发现有怀孕的征兆，就不要随便吃药，不要轻易接受X线检查，更不要参加剧烈的体育活动。

2. 怀孕是件大事，更是件特殊的事，所以一定要告知所有的人，千万不要担心别人说你小题大做。

3. 如果准妈妈还没有做过早孕检查，现在就可以去医院做相关检查了。

❀ 胎宝宝的发育

本周细胞迅速分裂，主要的器官如肾脏和肝脏开始发育。连接脑和脊髓的神经管也开始工作，原肠开始发育。胚胎的上面和下面开始形成肢体的幼芽，未来会形成宝宝的手和腿。未来形成嘴巴的地方的下方有些小的皱褶，它将来会发育成脖子和下巴。本周面部器官开始形成，鼻孔可清楚地看到，眼睛的视网膜也开始形成了。心脏开始有规律地跳动并开始供血。

❀ 准妈妈的变化

这时，大部分准妈妈还没有怀孕的主观感觉。准妈妈可能会有轻微的不舒服，可能出现类似感冒的症状，如周身乏力、发热或发冷、困倦思睡、不易醒，有时会感到疲劳等。少安毋躁，你马上就要进入一个丰富多彩的孕期生活了。

如果准妈妈能够做到不偏食、不挑食，保证营养均衡，那么日常饮食就能够满足对各类营养素的需求（叶酸需额外补充），不需要通过专门制剂来特别补充。

多吃能预防贫血的食物

孕 2 月对准妈妈来说，最容易缺乏的营养素就是铁，但孕早期还不宜服用铁剂。如果孕早期服用补铁营养品，反而容易加重恶心和呕吐症状，所以应该尽量通过食物摄取铁元素。富含铁元素的食品有猪肝、鸡肝、牛肝、鱼类、贝类、豆类等。

多吃鱼

鱼肉含有丰富优质蛋白质，还含有两种不饱和脂肪酸，即二十二碳六烯酸（DHA）和二十碳五烯酸（EPA）。这两种不饱和脂肪酸对大脑的发育非常有好处。这两种物质在鱼油中含量要高于鱼肉，而鱼油又相对集中在鱼头内。所以，准妈妈适量吃鱼头，有益于胎宝宝大脑分区发育。

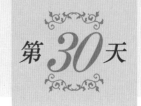

多吃开胃的食物

准妈妈的孕吐反应有轻有重，如果孕吐得很厉害，就会影响食欲，也就直接减少了供给胎宝宝的营养，所以，首先要打开准妈妈的胃口，吃些开胃的食物。

多吃富含膳食纤维的食物

膳食纤维主要存在于蔬果类、豆类、全谷类和菌类等食物中，但准妈妈也不能食用过多，以免引起肠胀气。每日蔬菜、水果与谷、豆类食物的比例应该是 5 : 6。

营养素	作　用	需求量	途　径
叶酸	促进胎宝宝脑部和脊髓的发育，预防胎宝宝神经管畸形	每日 0.4～1 毫克	可遵医嘱口服叶酸制剂，也可以通过食补来补充叶酸，富含叶酸的食物有绿叶蔬菜、水果、动物肝脏、坚果等
蛋白质	促进胎宝宝大脑发育	每日 80 克	通过食用鱼类、乳类、蛋类等食物补充
维生素C	增强准妈妈机体抗病能力，减轻牙龈出血症状	每日 100 毫克	通过食用番茄、菜花、油菜、草莓、苹果、猕猴桃等食物补充
镁	促进胎宝宝骨骼的正常发育	每日 300～350 毫克	通过食用绿叶蔬菜、坚果等食物补充

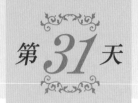

第31天 流产是怎么发生的

第4周 +3天　离宝宝出生还有249天

在这个敏感的时期，引起自然流产的原因到底是什么？流产前，不可能做一些有关流产的检查，一旦流产了，再寻找原因就不那么容易了。自然流产的都是不合格的孩子，这是大自然的法则，自然流掉总比生一个有缺陷的孩子好，准妈妈不要对自然流产太计较，积极迎接下一个宝宝才是积极的心态。

❀ 引起自然流产四因素

● 遗传因素

一般因为染色体的数目或结构异常，导致胚胎发育不良。

● 外界因素

大量吸烟或被动吸烟、饮酒、接触化学性有毒物质、严重噪声和震动、情绪波动等都会引发胎盘和胎宝宝损伤，导致流产。

● 准妈妈患病因素

准妈妈患有任何不利于胎宝宝生长发育的疾病都可能引发自然流产。

● 准爸爸精子因素

准爸爸的精液中含有一定量的细菌，活动的精子将细菌传递给准妈妈，干扰精卵结合，造成胚胎流产。

❀ 有效预防流产

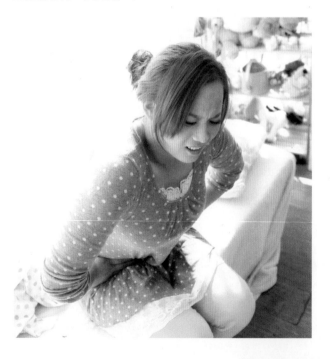

1	提前做遗传学检查，夫妻双方同时接受染色体的检查
2	做血型鉴定，包括 Rh 血型系统
3	有子宫内口松弛的女性，可做内口缝扎术
4	甲状腺功能低下的女性，要保持甲状腺功能正常后再怀孕，孕期也要服用抗甲低的药物
5	注意休息，避免房事（尤其是在上次流产的妊娠期内），保持情绪稳定，生活有规律
6	男性要做生殖系统的检查，有菌精症要治疗彻底后再受孕
7	避免接触有毒物质和放射性物质的照射
8	发生流产后半年内要进行避孕，半年后再怀孕

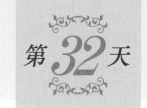
随着医学的进步与发展，导致习惯性流产的原因已基本探明。然而，排除夫妇双方染色体异常、子宫先天畸形这类先天因素后，竟然还有许多鲜为人知的后天因素也可以导致流产。在孕期，尤其是孕前3个月，准妈妈最避讳的生活习惯有以下几方面：

❖ 指甲油

容易引起准妈妈流产及生出畸形儿。

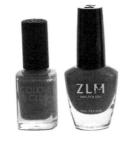

❖ 噪声

噪声可影响准妈妈的中枢神经系统的功能活动，会使胎心加快，胎动增加，对胎宝宝极为不利。高分贝噪声可损害胎宝宝的听觉器官，并使准妈妈内分泌功能紊乱，诱发子宫收缩而引起早产、流产，新生儿体重减轻及先天性畸形。

❖ 避免观看刺激性节目

不要观看恐怖电影或者带有大量暴力场面的电视剧，准妈妈心理及精神上的压力和刺激会影响到胎宝宝的发育，而孕2月又是胎宝宝发育的关键时期，所以准妈妈一定要避免受到过度的精神刺激。

❖ 避免冷水刺激

不要将手直接浸入冷水中，寒冷刺激有诱发流产的危险。如果家里没有热水器，最好准备几副胶皮手套。

❖ 不宜多用洗涤剂

洗涤剂中的一些化学成分会使受精卵变性，甚至坏死。在孕早期，如果准妈妈过多使用洗发精、洗洁精等洗涤剂，其中的化学成分会被皮肤吸收，贮存在体内，使受精卵外层细胞膜变性，引发流产。

❖ 警惕电磁辐射

孕早期，如果每周用电脑20小时以上，流产率和胎宝宝致畸率会大幅度增加。因此每天用电脑的时间尽量控制在2小时以内，并注意做好防护措施。

❖ 其他一些生活习惯

比如吸烟、酗酒、乱服药物以及孕早期无节制的性生活等。

❖ 宠物

猫狗身上潜藏着病毒、弓形虫、细菌等，感染准妈妈后，易致胚胎死亡而发生流产。

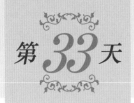

准妈妈最好每天坚持洗澡，每天更换内衣、内裤，不要因为孕期反应而让自己变成"邋遢大王"噢！

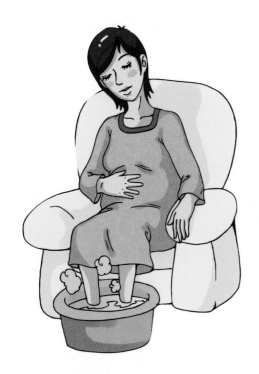

最好采取淋浴方式

怀孕后，阴道内乳酸含量降低，对外来细菌的杀伤力大大降低，泡在水里有可能引起细菌感染。孕早期感染疾病的危险性较高，应尽量避免到公共浴池洗澡，如果实在不得已，应掌握好时间，尽量选择在人少的早晨去，此时水质干净，浴池内空气较好。孕后期就一定不要去了。

洗澡水的温度不能太高

在怀孕期间，尤其是怀孕的前 3 个月，准妈妈在洗澡时切记要把水温调低，尽量控制在 38℃ 以下，更不能蒸桑拿，过高的温度会损害胎宝宝的中枢神经系统。据临床测定，准妈妈体温较正常上升 2℃ 时，就会使胎宝宝的脑细胞发育停滞；如果上升 3℃，则有杀死脑细胞的可能。而且因此形成的脑细胞损害，多为不可逆的永久性损害，胎宝宝在出生后可出现智力障碍，甚至可造成胎宝宝畸形，如小眼球、唇裂、外耳畸形等，有的还可导致癫痫病发作。尽量选择淋浴，不要坐浴，避免热水浸没腹部。但仍须注意的是，水温过凉也有导致流产的危险。

准妈妈洗澡不要太久

每次洗澡时间不要太长，15 分钟左右为宜。时间过长不但会引起自身脑缺血，发生昏厥，还会造成胎宝宝缺氧，影响胎宝宝神经系统的正常发育。洗澡时要注意室内的通风，避免晕厥，不要锁门，以保证万一晕倒、摔倒时可得到及时救护。

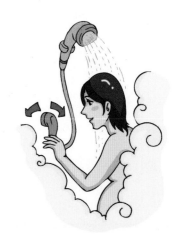

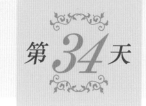
怀孕后，皮肤出现了很多麻烦，容易长痘痘、干燥、敏感，要避免这些问题，清洁是最重要的，一定要针对自己的肤质选择护肤品，护肤品用得越少越好，缩短护肤流程。

准妈妈禁用的化妆品

● 增白祛斑霜

这类化妆品中所含的铅和汞极易导致 DNA 分子损伤。更可怕的是，这些有毒物质可经母体胎盘转运给胎宝宝，导致胚胎发育速度减慢。

● 指甲油

指甲油中的化学物质穿透指甲层进入皮肤和血液，影响胎宝宝的健康。并且，指甲也是判断病的一个标准，如果指甲油掩盖了指甲颜色，无法提供给医

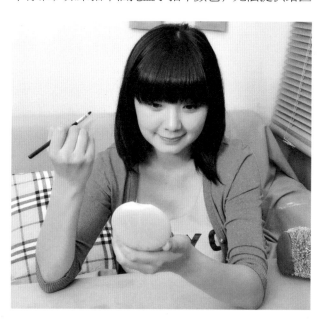

生准确的诊病信息，会影响一些疾病的治疗。

● 口红

口红的化学物质能渗入人体皮肤，具有较强的黏合性，可以吸附空气中飞扬的尘埃、细菌和病毒，经过口腔进入体内，通过胎盘危害胎宝宝健康。

● 染发剂

染发剂不仅可以使准妈妈患皮肤癌，还可以导致胎宝宝畸形。

● 冷烫精

冷烫精会加剧头发脱落。此外，化学冷烫精还会影响胎宝宝的正常发育。

相对安全的化妆品

● 纯植物护肤品

植物护肤品用料比较天然，很少有过敏现象。在购买时一定要选择正规厂家的品牌。

● 婴儿护肤品

婴儿护肤品中的化学添加剂相对较少，对皮肤的刺激小，性质温和，具有基础的保湿润肤效果。

● 准妈妈专用护肤品

这类护肤品专门针对准妈妈设计，安全无刺激，整个孕期都可以使用。

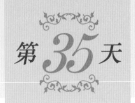
准妈妈非妊娠原因的腹痛是指在孕期出现一些疾病，也可引起腹痛，但这些病与怀孕无直接相关的原因。

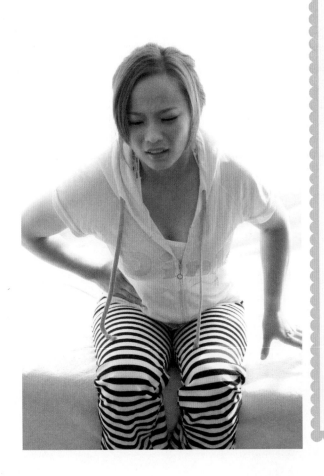

❀ 非妊娠原因引起的腹痛

● 急性阑尾炎

表现为开始时出现上腹或脐周疼痛、呕吐，有时大便次数增加，数小时后因炎症波及局部腹膜，疼痛开始固定在阑尾所在的右下腹位置。

● 肠梗阻

表现为腹部绞痛、呕吐、腹胀、排便和排气停止。如果准妈妈在怀孕之前曾经做过腹部手术，手术后发生的肠粘连往往是孕期引发肠梗阻的原因。

● 胆石症和胆囊炎

表现为右上腹撑胀疼痛，右肩或后背部放射疼痛，活动和呼吸时疼痛加剧，并可有发热、寒战、恶心、呕吐的症状。

● 急性胰腺炎

表现为突然发作的持续性中上腹部剧痛，常在饱餐后发生，伴有发热、恶心、呕吐，严重者可发生腹膜炎和休克。

● 附件炎

表现为腹痛不能触碰、发热、阴道分泌物增多、色黄、且有臭味，还可出现头痛、食欲减退、呕吐、腹泻、尿频、尿急等症状。

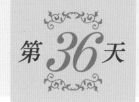
怀孕进入第 6 周，胚胎漂浮在充满液体的羊膜囊中，"身体"蜷缩着，快速又快乐地成长着。

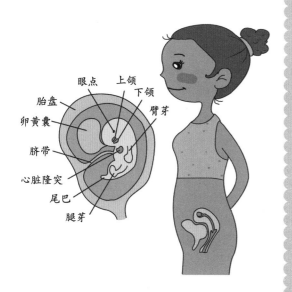

眼点　上颌
胎盘　　　下颌
卵黄囊　　　臂芽
脐带
心脏隆突
尾巴
腿芽

小贴士

1. 怀孕后身体发生了一系列的变化，并且有了种种怀孕的症状，要及时调整心态，避免不良情绪的产生。

2. 由于这段时间最易发生流产，因此怀孕两个月时要特别加强保健，不要再进行远途旅行和剧烈的体育活动了。

❀ 胎宝宝的发育

怀孕第 6 周的时候，胚胎快速成长。这时候的胚胎长约 0.6 厘米，形状像蚕豆。胚胎的面部有黑色的小点，那将是宝宝的眼睛；小的空洞是鼻孔，深凹下去的地方，将来会发育成宝宝的耳朵；形成宝宝手和腿的地方的变化也越来越明显；胚胎的手和脚这时候看上去像划船的桨；此外脑下垂体腺和肌肉纤维也开始发育。最重要的是胚胎的心脏在这时候已经可以跳到 150 次 / 分钟，相当于成人心跳的两倍，可惜的是在这时候还不能听到胎宝宝的心跳。在孕 6 周的时候，胚胎会发生轻微的转动，但是准妈妈无法感受到这一奇妙微小的变化，直到怀孕 3 个月后才能够感受到胎宝宝在腹中的运动。

❀ 准妈妈的变化

现在准妈妈的基础体温持续升高，还没有降下来。如果还没有做早孕检查，现在是去医院的时候了。准妈妈的身体已经开始发生变化，怀孕的症状也出现了。由于雌激素与孕激素的刺激作用，胸部感到胀痛，乳房增大变软，乳晕有小结节突出，准妈妈会时常疲劳、犯困，而且排尿频繁。

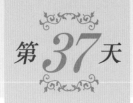

第37天 早孕的反应症状

第5周 +2 天　离宝宝出生还有 243 天

怀孕了，你的身体会向你发出一些信号，暗示你宝宝要来了，你要当妈妈了。准妈妈平时要多留心观察自己的身体变化，这样才能尽早发现"小天使"的到来。

以下是孕早期常见的症状，出现的顺序和具体情况会因准妈妈的体质而出现不同。

❀ 排尿增多

孕早期，许多准妈妈有尿频的情形，有的每小时一次，这是增大的子宫压迫膀胱引起的。在怀孕3个月后，子宫长大并超出骨盆，症状会自然消失。这种尿频，没有尿痛、尿急的感觉，更没有疼痛的症状，与尿路感染有本质的区别，并且怀孕后的排尿增多，并不是非常明显。

❀ 停经

停经是怀孕的第一信号。所有有性生活的女性都应该记住自己的月经日期，可用日历做记录。一般来说，如果月经过了1个星期，就应该怀疑是否怀孕，到医院做检查以确定是否怀孕。

❀ 发生倦怠嗜睡

总是精力充沛的你，是否突然感觉疲惫不堪？黄体酮的大量分泌，会让你觉得筋疲力尽。几乎所有怀孕的女性都深受这种症状之苦。

❀ 恶心呕吐

呕吐是多数准妈妈都会经历的，有的敏感的女性在很早的时候就有可能产生孕吐。一般发生在停经40天左右，大部分准妈妈都会出现恶心呕吐，尤其是在早晨空腹时更为明显。多数人会有食欲减退、消化不良等症状，轻的感觉厌油腻，重的表现为厌食。有些准妈妈还会突然特别厌恶某种气味，甚至觉得不可忍受。有些则表现出对某种食物的特别偏爱，如喜欢酸、辣的食物等。

❀ 乳房出现变化

在停经之后，乳房发胀、痛，而且逐渐增大，乳头感到刺痛，乳晕变大、并出现褐色结节，乳房皮下可见静脉扩张。

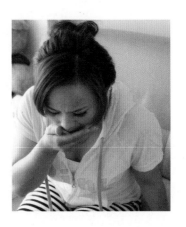

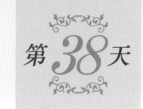
孕吐好痛苦啊！但更痛苦的是担心宝宝的营养不足，怀孕最初 3 个月，是受精卵分化最旺盛，胎宝宝各种器官形成的关键时刻。这可怎么办呢？吃什么能好些呢？

缓解呕吐可以这样吃

1	能缓解孕吐的食物：各种姜，如鲜生姜、姜丝、姜片、腌姜、姜茶、姜糖、姜汤等。土豆（烤、煮、捣烂）、胡萝卜、西葫芦、芹菜、柠檬（含或闻或泡水）、木瓜汁、苹果汁、梨（汁）、西瓜（汁）、柠檬糖、番茄、酸奶、香蕉、葡萄、薄荷（薄荷油）、咸葵花子、年糕、布丁、苏打饼干、面条、麦片
2	以"少量多餐"为原则，每 2～3 个小时就进食 1 次，每次不要吃太多，选择富含碳水化合物（如苏打饼干）、富含蛋白质的食物为佳，且汤汤水水的东西尽量少吃
3	避免吃油炸、油腻、辛辣，具刺激性或不好消化的食物
4	有些准妈妈对于带有特殊或强烈味道的食物较为敏感，容易引发恶心、呕吐的感觉，因此最好也要避免这类食物
5	在睡前可以吃一些食物或喝一杯温牛奶，这样第二天起床才不会因为空腹感而产生恶心的情形
6	若准妈妈对姜的味道不排斥，则可食用姜汤，以改善恶心、呕吐的情形
7	尽量挑选自己喜欢的食物吃，不要勉强吃不想吃的食物
8	增加单糖的摄取，如柳橙汁及葡萄汁就是不错的选择
9	由于铁剂容易导致恶心、呕吐，若准妈妈因为贫血而正在服用铁剂，在此阶段应该先停止服用

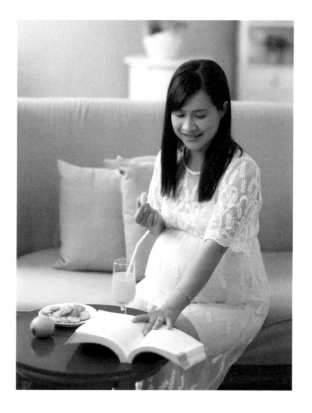

小贴士

　　在尝试前最好咨询自己的孕检医生根据自己的体质食用。能让一个准妈妈缓解孕吐的食物或饮品，可能会让另外一个准妈妈呕吐。准妈妈可以根据自己亲身实验调整，列出一个属于你的"胃部舒适清单"。这样就可以轻松战胜孕吐，准妈妈就不用担心啦！

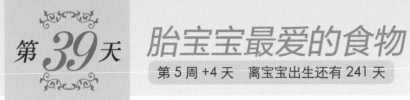

第39天 胎宝宝最爱的食物

第5周 +4天　离宝宝出生还有241天

准妈妈爱吃的，营养丰富的，对胎宝宝发育有好处的食物，就是胎宝宝最喜欢的食物。

食物	营养素	食物来源	每日建议量	提醒
乳类	可提供蛋白质、钙质、脂肪、糖类等	牛奶、酸奶、奶酪等	1～2杯（每杯250毫升）	如果无法均衡摄取各类营养素，可考虑以孕妇奶粉补足所需
蔬菜类	主要提供矿物质、维生素及膳食纤维	蔬菜种类繁多,包括叶菜类、花菜类、瓜菜类与菌类	300～500克，其中绿叶蔬菜占2/3	品种多样化，要注意烹调方式，多用凉拌或快炒的方式烹调绿叶蔬菜，尽量保留蔬菜中的维生素等营养素
主食类	糖类、少量蛋白质、B族维生素及丰富的膳食纤维	米饭、馒头、面条、面包、玉米等	350～450克	偶尔可以用糙米或五谷杂粮代替精制白米，或以全麦馒头代替白面馒头，以吸收更多的营养
水果类	除了含有丰富的维生素、矿物质外，亦可提供部分糖分	种类繁多，常见的有苹果、柑橘类、西瓜、梨、桃等	200～400克	水果糖分高，适量食用很重要，尤其是有妊娠糖尿病的准妈妈，更要控制摄取量
蛋豆鱼肉类	蛋白质和脂肪	鸡蛋、黄豆、豆腐、豆浆、鱼类、虾类、贝类、猪肉、牛肉、鸡肉、鸭肉等	200～250克，其中鱼类、禽类、蛋类各50克	准妈妈多吃鱼有好处，食用中小型鱼较安全
油脂类	主要提供脂肪	烹调用油（如花生油、葵花子油及橄榄油）和坚果	20～25克。炒菜时最好选择植物油，两餐之间可以把坚果当零食	小心食物中所包含的油脂，奶油饼干及油炸食品要少吃

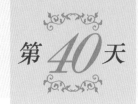
香菇菜心

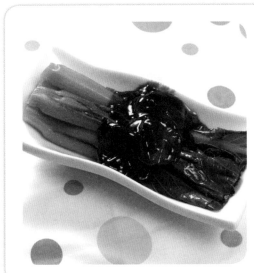

- 材料准备：香菇 50 克，油菜心 10 根。
- 调料：酱油、白糖、味精、水淀粉、植物油各适量。

1. 香菇用温水浸泡后，剪去根，反复清洗干净，挤去水分备用。油菜心洗净，煸炒备用。

2. 锅内放油烧热，然后放入香菇略煸炒一下，再加入酱油、白糖，加盖烧煮入味。

3. 加入味精，用水淀粉勾芡，淋油，盛在煸炒过的菜心上面即可。

烹饪方法
▼
炒

烹饪时间
▼
10分钟

双色蒸蛋饼

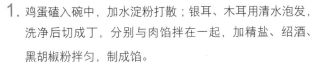

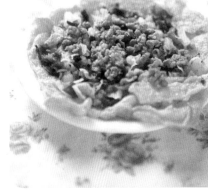

- 材料准备：猪肉馅 200 克，鸡蛋 3 个，干银耳、干木耳各 20 克。
- 调料：精盐 1 小匙，绍酒、胡椒粉、水淀粉各适量，植物油 1 大匙。

1. 鸡蛋磕入碗中，加水淀粉打散；银耳、木耳用清水泡发，洗净后切成丁，分别与肉馅拌在一起，加精盐、绍酒、黑胡椒粉拌匀，制成馅。

2. 炒锅烧热，加植物油，四成热时将蛋液倒入锅中，摊成蛋皮。蛋皮铺在盘子上，先铺银耳馅，再铺木耳馅，然后上热蒸锅蒸 5 分钟取出，切成菱形块，即可食用。

烹饪方法
▼
蒸

烹饪时间
▼
20分钟

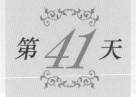

女性怀孕后脾气也有所增长，这一变化的根源是体内激素分泌水平的变化，原来准妈妈的情绪受激素左右着。

✿ 生理上的作用

从生理上，女性怀孕后身体负担加重，感到许多不适，如疲劳、心慌、失眠、恶心甚至呕吐等。到孕中、晚期，不断增加的体重使准妈妈行动越来越不方便，容易产生饥饿、心痛、疲劳，经常上厕所等现象。这些都是不小的负担，准妈妈在生理上感觉不好受，所以也容易发生情绪波动。

✿ 心理上的作用

从心理上，妈妈的角色与为人妻、为人女有很大的不同，准妈妈要为此做很多心理准备。另外，目前有关胎宝宝畸形报道的增多，也使准妈妈对能否顺利怀孕、平安分娩备感焦虑。有的时候，准妈妈会为即将拥有一个可爱的宝宝而备感幸福，可是不一会儿，又会被忧愁所折磨。虽然很想要个宝宝，可是宝宝带来的负担可并不令人轻松。有了宝宝后工作怎么办？什么时候恢复上班？要是把宝宝带到足够大再恢复工作，自己就已经落后了，还能找到好工作吗？在经济上能承受吗？自己从来没带过宝宝，要是宝宝健康出现问题怎么办？还有将来宝宝的入托入学，乃至以后他的前途怎么办？仔细想想，问题可真是一大堆，给准妈妈本来美好的梦想与期待蒙上一层挥之不去的阴影。

✿ 自我"减负"

● 转移法

离开令准妈妈感到不愉快的环境，尽快消除烦恼。

● 呼吸法

当准妈妈感到焦躁不安时，深呼吸，全身放松，双眼微闭，用鼻子慢慢吸气，再通过鼻子或嘴慢慢呼出来，反复呼吸 2 分钟。

● 告诫法

想象胎宝宝正在看着自己，告诉自己不要生气，不要着急，让生活慢下来。

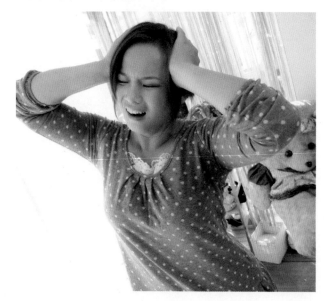

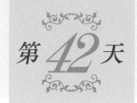
准妈妈在怀孕时最忌讳的就是感冒了，既不能打针也不能吃药，害怕影响宝宝的健康。准妈妈一旦患了感冒，应尽快控制感染，排除病毒。

轻度感冒巧应对

仅有鼻塞症状，应多饮开水，充分休息，也可适当用些中药，喝些热热的姜糖水，然后用被子蒙住身体，直到全身出汗为止，这样反复几次，一般会很快自愈。

出现高热巧应对

要马上去看医生，在医生指导下采取相应措施对症处理，切不可盲目用退热剂之类药物。持续高热达 3 天以上者应积极治疗，病情痊愈后检查，以确诊胎宝宝是否正常。

缓解感冒不适小妙招

● 热水泡脚

每晚用较热的水泡脚 15 分钟，水量要没过脚面，泡后双脚要发红。

● 生吃大葱

生吃大葱时，可将油烧热浇在切细的葱丝上，再与豆腐等凉拌吃。

● 冷水浴面

每天用冷水洗脸。用手掬一捧水洗鼻孔，用鼻孔轻轻吸入少许水，再擤出，反复多次。

● 按摩迎香穴

两手对搓，掌心热后按摩迎香穴（位于鼻沟内、横平鼻翼外缘中点旁开 0.5 寸）10 余次。

● 呼吸蒸气

初发感冒时，在杯中倒入开水，对着热气做深呼吸，直到杯中水凉为止，每日数次，可减轻鼻塞症状。

● 热风吹面

准妈妈感冒初起时，可用电吹风对着太阳穴吹 3 ~ 5 分钟热风，每日数次，可减轻症状。

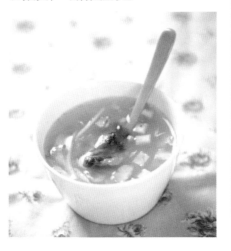

感冒小偏方

1. 感冒初起喉头痒痛时，立即用浓盐水每隔 10 分钟漱口及咽喉 1 次，10 余次即可见效。

2. 喝鸡汤可减轻感冒时鼻塞、流涕等症状，而且对清除呼吸道病毒有较好的效果。经常喝鸡汤可增强人体的自然抵抗能力，预防感冒的发生。

3. 萝卜白菜汤：用白菜心 250 克，白萝卜 60 克，加水煎好后放红糖 10 ~ 20 克，吃菜饮汤。

4. 菜根汤：白菜根 3 片，洗净切片，加大葱根 7 个，煎汤加白糖趁热服。

5. 姜蒜茶：大蒜、生姜各 15 克，切片加水一碗，煎至半碗，饮时加红糖 10 ~ 20 克。

6. 姜糖饮：生姜片 15 克，3 厘米长的葱白 3 段，加水 50 克煮沸，加红糖。

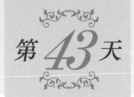
现在，小家伙已经明显具备了人的模样，手臂和腿开始长出嫩芽，手指也开始发育。

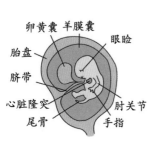
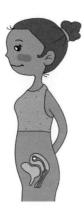

卵黄囊　羊膜囊
胎盘　　　　　　眼睑
脐带
心脏隆突　　　　肘关节
尾骨　　　　手指

🌸 小贴士

1.劳累的家务活就不要再做了，交给丈夫代劳吧。尽量避开辐射强度高的家电，如微波炉、复印机等。

2.怀孕后阴道分泌物增多，更要注意阴部卫生，避免细菌感染。

3.预防贫血多吃含铁丰富的食物，这是准妈妈整个孕期都应该重视的事。

🌸 胎宝宝的发育

现在胎宝宝差不多有 1.3 厘米长了，大约有一颗桑葚那么大。他已经有肘关节和清晰可见的、有点微微相连的手指和脚趾。他的牙床和口腔内部结构正在成型，耳朵也在继续发育。他的眼睛已显现出一些颜色，但是一部分被眼睑遮住了。他的小鼻头正在冒出来，他的皮肤非常薄，血管清晰可见。

他的肝脏正在忙着制造红细胞，有一段肠已经开始突进脐带里，脐带现在已经有着清晰的血管，并开始向胎宝宝身体来回输送氧气和营养了。胎宝宝看上去有一条小尾巴，不过几周后就会消失。

🌸 准妈妈的变化

随时可能有饥饿的感觉，而且常常饥不择食地吞咽各种食物，在这种情况下，体态很快就会有改观。但是不要过多地考虑体形，因为目前这几周是胎宝宝发育的关键时期，维持胎宝宝生命的器官正在生长，所以更应注意营养。

这个时期准妈妈的情绪波动很大，但需要注意的是，在早孕 6～10 周是胚胎腭部发育的关键时期，如果准妈妈的情绪过分不安，会影响胚胎的发育，并导致腭裂或唇裂。因此，现在一定要保持心情愉快，可以适当地听听轻音乐，进行音乐胎教。

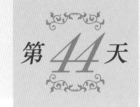

高危妊娠是指患有高血压、肾炎、贫血等病的准妈妈，由于子宫血流量减少，一般准妈妈可以进行的一般性运动对她们来说就可能给胎宝宝带来危险。因此，如果准妈妈要进行运动，必须事先检查身体。

❖ 什么是高危妊娠

高危妊娠对孕产妇及胎宝宝有较高危险性，可能导致难产或危及母婴，称高危妊娠。具有高危妊娠因素的孕妇，称为高危孕妇。孕妇患有各种急慢性疾病和妊娠并发症，以及不良的环境、社会因素等，均可导致胎宝宝死亡、胎宝宝宫内生长迟缓、先天畸形、早产、新生儿疾病等，构成较高的危险性，从而增加了围产期的发病率和死亡率。凡列入高危妊娠范围内的孕妇，就应接受重点监护，尽量降低围产期发病率及死亡率。

❖ 可能会引起高危妊娠的疾病

以下疾病不仅影响准妈妈的健康，也影响胎宝宝的成长发育。

● 贫血

怀孕前如患有贫血，怀孕后可能会因早孕反应而影响营养的吸收；加上胎宝宝生长额外的需要而使贫血加重。

重度贫血可致胎宝宝宫内发育迟缓、出现早产或死胎，可使准妈妈发生贫血性心脏病、心力衰竭、产后出血、产后感染等。贫血直接影响准妈妈的健康，更不利于婴儿的成长。因此，计划怀孕的女性，应在贫血得到治疗并已彻底纠正后再怀孕。怀孕后还要定期检查，继续注意防治。

● 心脏病

正常准妈妈在怀孕后期，由于身体负荷的加重会感到心力不支，因此原有心脏病的准妈妈随着怀孕时间的增加会出现心功能不全，从而导致很严重的后果。

● 肾脏病

肾脏疾病非常不利于怀孕，患有这种疾病的女性一旦怀孕，通常易较早合并妊娠高血压综合征（妊高征），可导致胎宝宝流产、早产等；同时，不利于胎宝宝发育，更可能危及准妈妈本身，导致肾衰竭和尿毒症。

● 糖尿病

那些原来就有潜在糖尿病倾向的女性，怀孕后可出现孕期糖尿病。无论是原有糖尿病的女性，还是怀孕后出现糖尿病的准妈妈，都可能并发妊娠高血压综合征。如不能很好地控制症状，可导致胎宝宝流产、早产，甚至出现死胎，或有分娩巨大儿的可能。

因此，这类女性应在怀孕前向内分泌科医生咨询，采用合理的饮食疗法及相应的药物治疗，在医生的监护下怀孕与分娩。在现代医学的支持下，患糖尿病的孕妇也会拥有一个健康的婴儿。

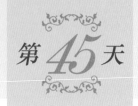

第45天 超声波检查

由于0~5周的胎宝宝太小，准妈妈即使做了超声波也无法看到，因此只能大致看到胚囊在子宫内的位置，由此来判定是否为双胞胎，而且医师都会延后一周再为孕妇做更详细的检查。

❀ 超声波检查

● 超声波检查的种类

普通超声波检查

精密超声波检查

三维、四维超声波检查

后两种超声波检查适用于以下4种状况，

1	怀孕3个月的畸形儿检查
2	从头部头皮检查
3	怀孕24周以后更加具体地检查胎宝宝
4	分娩之前查看胎宝宝的状况

● 超声波检查的方法

进行超声波检查之前，建议多喝水、不要排尿。如果膀胱是空的，子宫就会移到骨盆的下侧，致使检查难以进行。检查之前，医院将会在腹部涂抹润滑剂，润滑剂有助于检测仪在腹部表面移动。

● 超声波可以检测的事项

孕早期：是否正常怀孕，是否为多胞胎、子宫外孕、子宫肌瘤、卵巢囊肿和计算预产期等。

怀孕中后期：胎宝宝的成长速度、胎宝宝位置异常与否、胎盘的状态、羊水量及部分形态是否异常和内部脏器是否异常等。

❀ 普通"B超"可以发现胎宝宝畸形

普通B型超声波可以对胎宝宝的发育情况进行监测。但对于软组织和小骨骼的病变比如无眼球、少耳朵、狼咽、腭裂、多指、并指等畸形则难以被发现。因此普通B型超声波仅能发现胎宝宝畸形的90%左右。而且，畸形的发现率常取决于检查者的实践经验。B型超声波检查即使未发现胎宝宝有畸形，也不能绝对肯定胎宝宝的发育完全正常。若B型超声波检查可疑胎宝宝存在某种畸形时，就需要反复进行B型超声波检查，方能确诊。

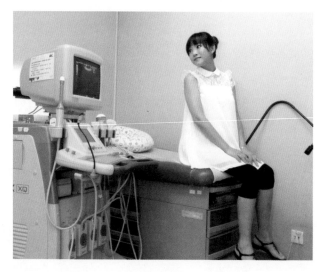

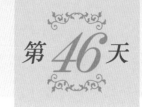
孕早期性生活应注意有所节制，最好采取边缘性接触，通过搂抱、抚摸、亲吻的方式达到性的满足。

暂时叫停性生活

从孕 2 月开始到妊娠 12 周以前，准妈妈一定要避免性生活。这时期胚胎和胎盘正处在形成时期，胎盘尚未发育完善，是流产的高发期。如果此时受性生活的刺激，易引起子宫收缩，加上精液中含有的前列腺素，更容易对准妈妈的产道形成刺激，使子宫发生强烈收缩，而且性高潮时强烈的子宫收缩，使胚胎更加危险。所以孕早期妈妈要避免性生活，特别是有习惯性流产史者，更应绝对禁止。

丈夫要体谅妻子

怀孕以后，由于生理上和心理上起了巨大的变化，大多数准妈妈性欲有所下降，甚至完全消失。这时丈夫不要埋怨妻子，而应该多体谅她，通过其他方式增进夫妻之间的感情，如陪妻子散步、听歌。

换一种方式释放"精力"

为了胎宝宝的健康，丈夫要暂时克制一下自己，找到其他的方式来释放多余的"精力"。丈夫可以主动帮准妈妈做家务，学着做几道准妈妈爱吃的菜，也可以代替准妈妈阅读孕产类图书，总之要让自己忙起来，转移注意力，让"精力"分散出去。

当然，即使不能继续性生活，准爸爸也可以通过爱抚、亲吻、拥抱等方式与准妈妈重拾甜蜜。一定要注意卫生，特别是手部，一定要彻底清洁双手，勤剪指甲。爱抚的过程中动作要轻柔，避免过度刺激准妈妈的乳头、阴部等敏感部位，以免引起子宫收缩。

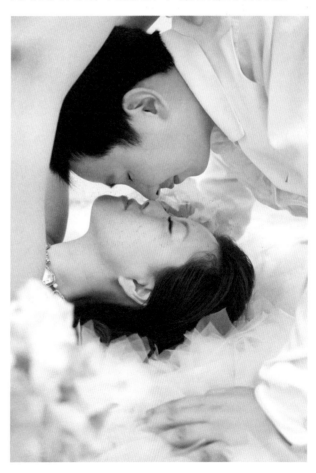

　　腹痛是孕期常见的症状，有些腹痛是正常的胎动或宫缩而引起的，有些却是疾病降临的信号。腹部藏五脏装六腑，所以腹痛切不可麻痹大意。

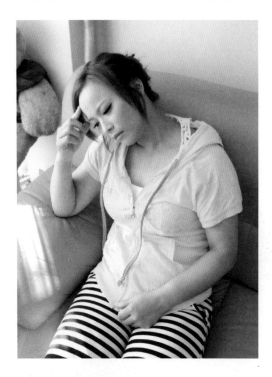

❀ 怀孕原因引起的疼痛

● 早孕反应腹痛

　　表现为在孕早期出现一些并不剧烈的腹痛和不适，但持续时间不长，很多时候还伴有呕吐，这是早孕反应的表现。随着孕早期的结束，这些疼痛、不适会自然消失。

● 子宫增大压迫痛

　　表现为怀孕3～4个月时出现下腹痛，这一时期子宫增长比较快，子宫周围的脏器因受到挤压而出现下腹部疼痛。随着妊娠月份的增加，疼痛会有所减轻或消失。

● 食管裂孔疝

　　表现为怀孕4～7个月时出现上腹部疼痛，多伴有胸闷、气短、胸痛、饱胀感、泛酸、打嗝等症状。在孕晚期症状会更为明显。

● 早期宫缩

　　表现为从怀孕3个月起，偶尔出现腹部绷紧感，有的伴随轻度疼痛，发生时间无规律性，也无阴道出血现象。这是一种生理现象，不必顾虑。

● 先兆流产

　　表现为怀孕7个月之内出现少量阴道出血，常比月经量少，血色多为鲜红色，有时伴有下腹痛、腰痛及下坠感。

● 胎盘早期剥离

　　表现为怀孕5个月后，突然出现大量阴道出血，持续性或轻或重的腹痛，腹部胀大变硬，按压时明显疼痛，常伴有恶心、呕吐、头晕眼花、面色苍白等症状。

● 宫外孕

　　大多数在怀孕3个月内发生，主要表现为不规则的少量阴道出血，血色暗红。突发腹痛并逐渐加重，进而发生晕厥和休克。

● 葡萄胎

　　表现为怀孕后早孕反应较为明显，腹部增大较快，胀痛而无胎动感，在怀孕3个月左右阴道出现不规则出血，腹痛可轻可重，并可有水疱状物流出。

这些动作对扁桃体、甲状腺和肺部有益，可增加抵抗力，可以柔软、美化颈部和肩部肌肉，预防感冒。

伸展脊椎

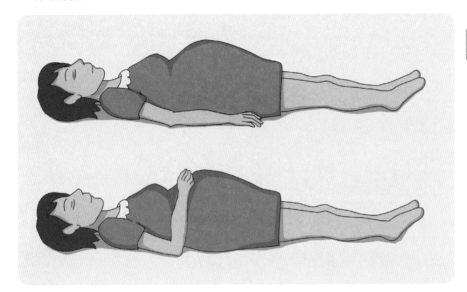

练习方法

平躺，深呼吸。双手放在身体两侧，用胳膊肘支撑身体，胸部挺高，头心顶在地上，尽量伸长颈部，停留 6 秒钟，深呼吸。

收臀提肛

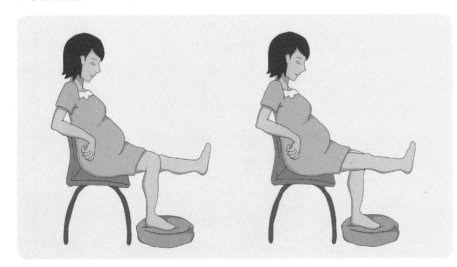

练习方法

坐在椅子上，上肢置扶手上，上身与椅背紧贴，双足垫起 20 厘米。左下肢伸直，足尖上翘，然后恢复至预备动作；右下肢伸直，足尖上翘。做此运动时需要收臀提肛（收缩提臀肌、肛门）。

从你宣布怀孕开始，身边的亲戚、朋友和同事甚至是陌生人都会给出一些建议，说这些不能吃，那些要忌食。究竟这些建议有多少是对的，多少是错的呢？那么这些受争议的食物到底能不能吃呢？

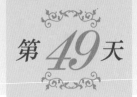

熟食

需要重新加热，尽量少吃。熟食制品在包装之前，这些食物涉及潜在的李斯特菌污染。如果将其重新加热那就比较安全了。当然，熟食制品也存在着含有亚硝酸盐这方面的担心。

海鲜

可以吃，最好吃熟透的海鲜。在怀孕期间，要想吃海鲜的话一定要注意吃不受污染的海鲜，最好是选择食用不受汞污染的池塘养殖的鱼类。对于孕妇来说，如果经常大量食用含汞量高的海鱼类，这些有害物质就会通过胎盘进入胎宝宝体内，对胎宝宝的脑神经、肝、肾等多种器官造成损害。

寿司

胎宝宝先天性缺陷与寿司的摄入无关。大多数的孕妇被告知在怀孕期间寿司是一种禁忌的食物，其实胎宝宝先天性缺陷与寿司的摄入无关。专家建议孕妇避免食用汞含量高的鱼类制成的寿司。

螃蟹

尽量少吃。螃蟹不但味美，而且营养丰富，是一种高蛋白的补品，所以准妈妈可以吃，需要注意的是，螃蟹性寒，尽量少吃。

兔肉

可以吃。一直以来都流传孕妇不能吃兔肉，认为吃了兔肉产下的孩子会有兔唇。其实导致兔唇的原因有多种，如遗传原因、环境原因。从医学观念讲，兔肉营养价值高、易消化、含有高达 24% 的全价蛋白，丰富的 B 族维生素复合物，以及铁、磷、钾等，所以孕妇是可以食用兔肉的。

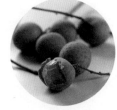

桂圆

桂圆具有养血安神的功效，准妈妈可以吃。桂圆味甘性温，具有补心安神、养血益脾的功效。

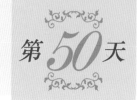
从孕第 8 周开始到 20 周，胚胎将迅速成长，并且在几个星期内就会有明显的轮廓。

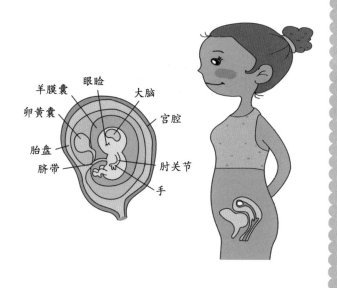

羊膜囊　眼睑　大脑
卵黄囊　宫腔
胎盘　肘关节
脐带　手

小贴士

1. 此时是孕吐最严重的时期，在饮食中适当增加食盐的摄取量，能有效预防孕吐造成的低钠现象。为了避免由孕吐引起的营养不良，应在胃口较好的时候多吃一些健康、清淡的食物，如牛奶、鸡蛋等。

2. 每天洗浴时，除了注意水温不要过高外，同时也不要时间太长。因为，这样易使准妈妈疲倦、头晕、身体受凉，尤其坐浴时间过久会使子宫充血，有可能引起流产。

✿ 胎宝宝的发育

现在胚胎各种复杂的器官都开始成长。心脏和大脑已经发育得非常复杂，眼睑开始出现褶痕，鼻子部位也渐渐挺起，牙和腭开始发育，耳朵也在继续成形，小胳膊在肘部变得弯曲。手指和脚趾之间隐约有少量蹼状物。

从现在开始，胎宝宝将迅速生长，并在几周中显现出明显的轮廓。到第八周末，胎宝宝将长到 3 厘米左右，体重约有 4 克，胎盘和脐带形成，皮肤像纸一样薄，血管清晰可见，用肉眼就能分辨出头、身体和手足，已经会做踢腿、伸腿、抬手、移动双臂的小动作了。

✿ 准妈妈的变化

准妈妈的腹部现在看上去与孕前没有两样，但子宫已有明显的变化。孕前子宫长度为 5 厘米左右，状态像个握紧的拳头；现在不但增大了，而且变得很软，尤其是子宫峡部特别软。阴道壁及子宫颈因为充血而变软，呈紫蓝色。当子宫成长时准妈妈的腹部会感到有些痉挛，有时会感到瞬间剧痛。

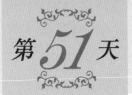

第51天 准生证，你办了吗

第7周 +2 天　离宝宝出生还有 229 天

你们已经知道了小宝宝的存在，就该为他的将来做打算了。让宝宝成为合法的公民，为了将来享有正常的权利，准爸妈要去为宝宝办个准生证了。"准生证"就是计划生育服务证，这是证明宝宝降临到这个世界的合法"通行证"，宝宝的出生、上户口及准妈妈的生育保险报销等福利都和它有密切关系。

❀ 备好所需证件

1	夫妻的户口本原件及复印件（需要复印户主页和本人页）
2	夫妻的身份证原件及复印件（正反两面都要复印）
3	结婚证原件及复印件
4	夫妻双方近期1寸免冠照片各数张

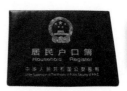
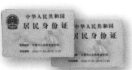

——小贴士——

办理准生证以及其他手续时，可能有时需要多去几次政府部门，多开几个证明，准妈妈最好让准爸爸来办这件事情。

❀ 预知办理流程

第一步

在准爸爸户口所在地填写申请表格，并开具准爸爸的《婚姻状况证明》，盖上居委会和计生办的公章。

所需准备：准妈妈和准爸爸各自的身份证、户口本、结婚证原件及复印件。

第二步

到准妈妈户口所在地开具《婚姻状况证明》，盖上居委会和计生办的公章。

所需准备：准妈妈和准爸爸各自的身份证、户口本、结婚证原件及复印件，准妈妈的一寸近照，夫妻结婚证照片。

第四步

拿着领取到的《准生证》到准妈妈户口所在地居委会盖章。

所需准备：申请表格，准妈妈和准爸爸各自的身份证、户口本、结婚证原件及复印件，准爸爸和准妈妈的《婚姻状况证明》。

第三步

再到准爸爸户口所在地计生办领取准生证，盖上居委会、计生办和准爸爸档案所在处的公章。

所需准备：申请表格，准妈妈和准爸爸各自的身份证、户口本、结婚证原件及复印件，准爸爸和准妈妈的《婚姻状况证明》。

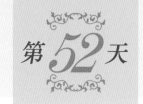

为了避开生活中的各种电磁波辐射，准妈妈穿着那种防辐射的孕妇装还是能起到一些作用的。

⁘ 早点穿上防辐射服

在怀孕的前两个月，胎宝宝极易受到辐射的影响。即使胎宝宝出生时并未发现异常，但是他在未来患癌症的可能性较大，所以此时就必须穿上防辐射服了。穿防辐射服需要注意以下几点：

有需要时再穿	及时脱换	晒太阳时不穿
如果经常处于微波环境或者存在强大的电磁辐射时，那么就必须穿着防辐射服。	要注意穿着时间，在脱离辐射环境后，尽量脱下防辐射服。第一时间让胎宝宝"透透气"，也有助于胎宝宝自然生长。	晒太阳是防止准妈妈患上骨质疏松、胎宝宝得佝偻病的重要手段。所以，晒太阳前一定要将防辐射服脱下，否则会影响晒太阳的效果。

⁘ 如何检测防辐射服的质量

1. 看防辐射服的防伪标签。通过防伪标签，可以打电话到生产厂家来确定是从哪个经销商进的货。这个方法只能初步判定正品。再看吊牌、包装盒是否完整无损。

2. 测衣服的导电性。防辐射面料和普通面料有本质区别，有良好的导电性能。可以把衣服拿到家电维修部，让师傅用万能表检测衣服的导电性，普通衣服是没有导电性能的。

3. 用衣服遮住电脑显示器，将手机放置于电脑显示器旁，拨打该手机，显示器抖动明显减弱。

4. 取一小块防辐射产品配送的布料，用火点燃后，检查未烧化的部分，可看见呈网状的防辐射金属丝纤维。

5. 把手机放在音响旁边，有电话来时，音响会发出杂音，用衣服包住手机，再拨打电话，杂音会明显减弱。

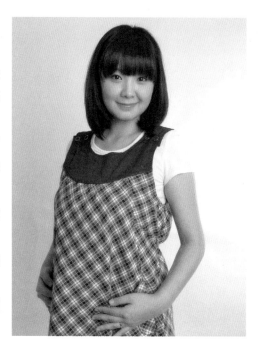

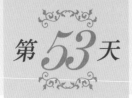

第**53**天 异常妊娠早发现

"恭喜你怀孕了……"从这一刻开始怎样平安度过孕期，成为所有准妈妈最关心的问题。了解及掌握自己的怀孕状况，如何认识可能发生的异常妊娠现象，是每位准妈妈必须学习的课题。孕早期这段时间里，需要格外注意。当你偶尔出现阴道出血或腹痛等症状时，应及早就医。

❋ 常见的妊娠异常情况有：

● 宫外孕

正常怀孕情况下，受精卵是在子宫内膜上着床、生长发育的，如果它在子宫体腔以外的地方生长发育，就是异位妊娠，俗称"宫外孕"。宫外孕最常见于输卵管，但也可能发生于其他部位。

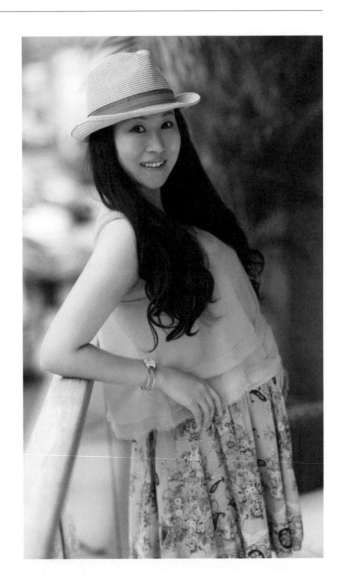

> **典型症状**
>
> 停经 6~8 周后，感到下腹剧烈疼痛，出现少量阴道出血；但如果只是少量出血，而没有腹痛，准妈妈大可不必着急，这是受精卵在子宫内膜上着床时引起的"点状出血"，并无危险。

● 葡萄胎

葡萄胎是指实际上没有胎宝宝或胎宝宝发育不正常的情形。胎盘底部的微细绒毛产生异常，子宫内形成葡萄形状的水疱，并充满子宫。

> **典型症状**
>
> 恶心、呕吐等症状会非常严重，妊娠 3~4 个月时会分泌大量暗褐色的分泌物，下腹产生膨胀感。妊娠 5~6 个月时，也听不到胎心音。

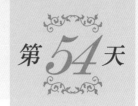

❀ 孕期也要锻炼

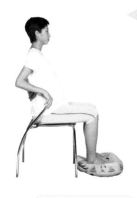

01　坐在椅子上，双足垫起

坐在椅子上，上肢置扶手上，上身与椅背紧贴，双足垫起 20 厘米。

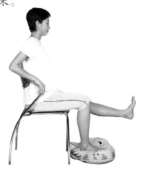

02　左下肢伸直

左下肢伸直，足尖上翘，然后恢复至预备动作。

03　右下肢伸直

右下肢伸直，足尖上翘。恢复至预备动作。

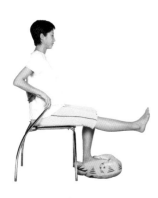

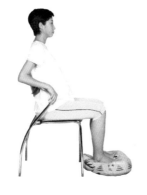

04　收臀提肛

收臀提肛（收缩提臀肌、收缩肛门）。

❀ 全身运动

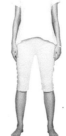

01　自然站立

足与肩同宽，挺胸收腹，上肢自然下垂，全身放松。

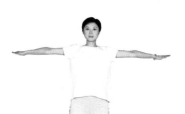

02　双臂抬起与肩平

两上肢抬起，与肩平行，手心向下。

03　双臂交替上扬、下压

左上肢上扬 45°，右上肢下压 45°。反方向同。

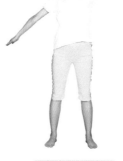

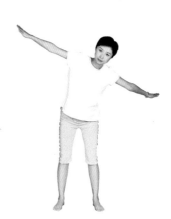

04　腰部弯曲

同时腰部向右或向左下方弯曲 45°。

　　《小星星》，保罗·塞内维尔和奥立佛（英国），《小星星》的原版取材于 *Jane Taylor* 的布画儿童图册。原书的故事为一个天上的小星星带领凝望星空的女孩遨游太空的美丽故事。该曲就是在此基础上改编而来的。因旋律简单明快，歌词童真雅致，朗朗上口，而成为世界范围内广为流传的英国儿歌。传入中国后，作词者重写歌词，成为现在的《小星星》。

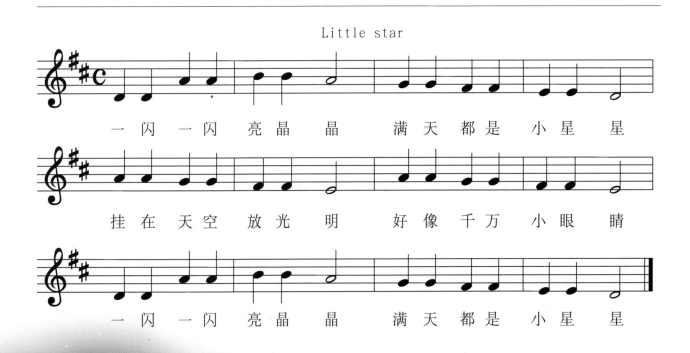

Little star

一闪一闪亮晶晶　满天都是小星星

挂在天空放光明　好像千万小眼睛

一闪一闪亮晶晶　满天都是小星星

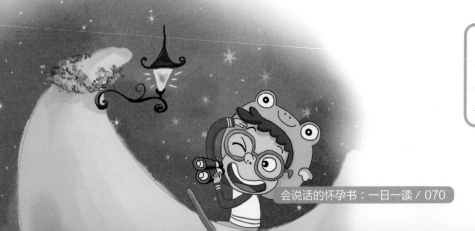

小贴士

　　准妈妈可以给胎宝宝哼唱儿歌《小星星》。在哼唱时可以跳一支舞，建议丈夫在旁边打节拍。

孕 *3* 月

胎宝宝的心脏在跳动

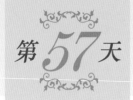

第57天 胎宝宝的小尾巴消失了

第8周+1天　离宝宝出生还有223天

可喜可贺！进入了第9周，从现在开始，小胚胎正式退出历史舞台，升级为胎宝宝了。现在胎宝宝的小尾巴消失了，是个真正的"胎宝宝"了。你现在是不是也觉得自己有了很大的变化呢？

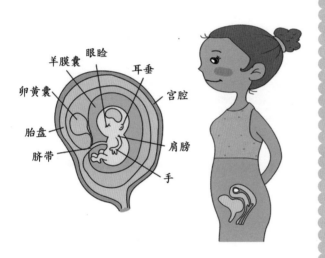

胎宝宝的发育

胎宝宝在胚胎期的小尾巴已消失，他的变化很大。我们开始把胚胎称为"胎宝宝"了。这是一个临界点，是整个怀孕期的一个关键时期，胎宝宝现在开始发育形成器官系统。9周时，胎宝宝约25毫米，现在所有的神经肌肉器官都开始工作了。胎宝宝的眼睑开始盖住眼睛，手部在手腕处有弯曲，双脚开始摆脱蹼状的外表，可以看到脚踝。手臂更加长了，臂弯处肘部已经形成。虽然在这时候还不能通过B超辨认宝宝的性别，但是他的生殖器官已经在生长了。

准妈妈的变化

此时准妈妈体重并未增加太多，但乳房更加胀大，乳头和乳晕色素加深，腰围增大，此时期需要更换大号的胸衣和宽松的衣服。

很多准妈妈在此时会出现晨昏乏力、身体不适、恶心呕吐等症状。由于子宫扩张压迫膀胱导致尿频，分泌增多导致情绪烦躁。此阶段是胚胎腭部发育的关键时期，如果准妈妈情绪波动过大，会影响胚胎，会导致胎宝宝腭裂或唇裂。

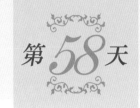

你是不是在怀孕 50 天后就会出现各种反应，最常见也最难受的就是孕吐。忍着不吃？怕影响胎宝宝发育；吃，又害怕呕吐。怎么办？

❖ 坚持吃早餐

孕期营养很重要，这是大家都知道的。但一天中最重要的是早餐，早餐吃好了，准妈妈会有好的营养来度过一整天。其实也就是要求准妈妈重视食养，做到营养平衡。食养能够为准妈妈提供孕期所需的营养，打好营养基础，强健身体，预防孕期各种常见病症。准妈妈的早餐应要做到营养全面，科学摄取各方面的营养物质，满足自身和胎宝宝的营养需要。

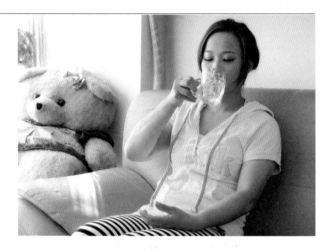

❖ 营养早餐

稀的食物：如果早上吃不下，可以把粥装在保温饭盒里，带到办公室。

甜的食物：买几种不同的小包装早餐麦片，每天带一包去上班，吃的时候配上一两块水果。

开胃的食物：可以自制一个小三明治，如果不喜欢奶酪，可以用酸奶代替，加一些清爽的菜叶、黄瓜、番茄、火腿或煎鸡蛋。

❖ 清晨一杯水

早饭前 30 分钟喝 200 毫升 25℃ ~ 30℃的开水，可以温润胃肠，使消化液得到充分的分泌，刺激肠胃蠕动，有利定时排便，防止便秘。同时使血液稀释，血管扩张，从而加快血液循环，补充细胞夜间丢失的水分。

❖ 盘点最佳营养早餐

全麦制品	包括麦片粥、全麦饼干、全麦面包等。准妈妈要选择天然的、没有任何糖类或其他添加成分的麦片，同时可以按照自己的喜好加一些花生米、葡萄干或蜂蜜。同时，全麦面包还可以提供丰富的铁和锌
奶、豆制品	准妈妈每天应该摄取大约 1000 毫克的钙，酸奶也富含钙，还含有蛋白质，有助于胃肠道健康
水果	水果种类很多，柑橘富含维生素 C、叶酸和大量的纤维，可以帮助准妈妈保持体力，防止因缺水造成的疲劳
蔬菜	颜色深的蔬菜往往意味着维生素含量高。甘蓝是很好的钙来源；菜花富含钙和叶酸，含有大量的纤维和抵抗疾病的抗氧化剂，还有助于其他绿色蔬菜中铁的吸收

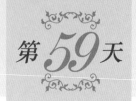
准妈妈在怀孕 50 天后就会出现各种反应,最常见也最难受的就是孕吐。忍着不吃? 怕影响胎宝宝发育;吃, 又害怕呕吐。怎么办? 准妈妈别担心, 其实, 只要准妈妈稍微调理一下饮食还是可以缓解一下孕吐反应的。准妈妈或者准爸爸可以自己亲自制作一些开胃菜肴噢, 自己制作的菜肴既爽口又干净。

醋拌木耳

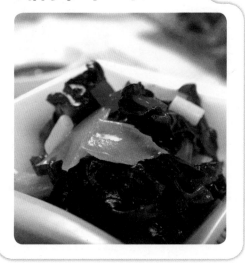

材料

水发木耳 50 克, 芹菜 200 克, 红辣椒 30 克, 醋 3 大匙, 白糖 1 大匙, 精盐 1 小匙, 酱油 1 小匙, 葱 15 克, 高汤 2 大匙。

步骤

1. 木耳用水焯过后, 稍洒一点醋。取一根芹菜去筋后, 再切成薄片, 把葱切成 4 厘米长的小段。将以上原料放到一个较深的碗里。

2. 锅中加入醋、白糖、精盐、酱油、高汤加热, 再将红辣椒切成碎块放入其中。

3. 将调料趁热浇在碗里, 稍凉后即可食用。

猪肝烩饭

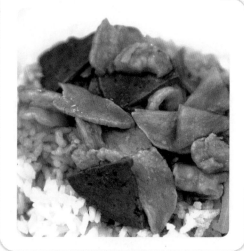

材料

米饭 125 克, 猪肝 35 克, 瘦肉 35 克, 胡萝卜、洋葱、蒜末各适量, 虾仁 8 克, 酱油、淀粉、盐、白糖、味精、胡椒粉、香油、料酒各少许。

步骤

1. 将米饭盛在盘中, 待用。洋葱、胡萝卜洗干净, 均切成片后用开水烫熟。

2. 将瘦肉、猪肝洗净, 均切成片, 调味。油热后下蒜爆香, 放入虾仁、猪肝略炒。

3. 再放入洋葱片、胡萝卜等略炒, 用水淀粉勾芡, 淋上香油盖在米饭上即成。

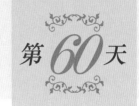

准妈妈在怀孕期一定要注意饮食和饮水的卫生，否则不仅对自己的身体不利，也会影响到胎宝宝的健康。

❖ 准妈妈怎么喝水

● 超纯水不宜喝

纯净水、超纯水、太空水等都属超纯水，只是称呼不同。它们的优点在于没有细菌，没有病毒，干净卫生。但其缺点是水分子凝聚成线团状，不易被人体细胞吸收，大量饮用时，还会带走人体内有用的微量元素，从而降低人体的免疫力，容易产生疾病，对胎宝宝不利，所以孕妇不宜喝这类水。通常情况下，还是喝白开水或矿泉水为好。

● 茶好喝不宜浓

茶是最常用的饮料之一。茶叶中维生素含量高，可以补充人体对维生素的需求。喝茶无论对准妈妈还是胎宝宝都是有益的。但是，茶也不宜喝得过多、过浓，过量喝茶会影响铁的吸收，尤其是喝浓茶可以引起准妈妈中枢神经兴奋而导致睡眠不安、心跳加快、易兴奋等症状，从而间接影响胎宝宝。所以喝茶也应适量，每次饮用 3～5 克所冲泡的 2～3 杯茶水即可。

● 冰镇饮料不要喝

太冷的饮料可使胃肠血管痉挛、缺血，出现胃痛、腹胀、消化不良。胎宝宝对冷刺激敏感，可使胎宝宝躁动不安。

● 对酒敬而远之

众所皆知酗酒会危害胎宝宝，会导致胎宝宝某些外观特征与异常现象。也会使怀孕结果恶化，甚至影响幼儿智能与学习发展。所以最好在怀孕前就开始戒酒，怀孕期间绝对不要喝酒。

● 咖啡及可乐类饮料不要喝

咖啡有消除疲劳，增进食欲，助消化，消暑利尿等作用。但对于婚后待孕，或已怀孕的妇女，就要少饮或不饮。因为饮用咖啡可导致不安和失眠。孕妇若长期饮用咖啡危害更大，可导致胎宝宝损伤或流产。所以怀孕期的妈妈最好不饮或少饮咖啡。

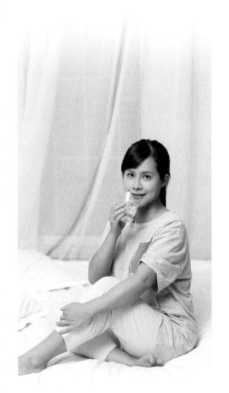

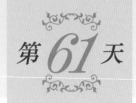
胎宝宝的双眼睑已形成。在接下来的两天，胎宝宝的身体比例将会有所变化：躯干开始伸长、伸直。

为什么要喝准妈妈奶粉

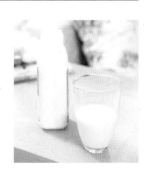

孕早期，只要准妈妈能够做到膳食平衡、营养全面，日常饮食就可以满足自身和胎宝宝对营养的需求。但日常生活中存在很多客观因素，如因为早孕反应而厌食或饮食不规律，肠胃吸收消化功能弱，经常在外就餐等情况，准妈妈就很难做到营养均衡，因此需要额外补充营养，喝富含DHA、维生素和矿物质的准妈妈奶粉还是很有必要的。

什么时候开始喝准妈妈奶粉

孕前	孕早期	孕中期和孕晚期
在准备怀孕的前3个月就可以开始喝准妈妈奶粉，每天喝1杯（约250毫升），以保证各类营养素的储备在孕早期达到理想水平。	孕早期，胎宝宝还很小，发育也很缓慢，准妈妈本身所需要的营养与怀孕前基本相同，同时早孕反应困扰着准妈妈，准妈妈可能喝不下孕妇奶粉，此阶段不喝孕妇奶粉也是可以的。	孕中期和孕晚期，早孕反应已经减退，准妈妈的胃口大开，胎宝宝的发育也进入快速生长阶段，所需要的营养大大增加，因此准妈妈要坚持每天喝准妈妈奶粉，补充营养。

如何挑选准妈妈奶粉

●查看包装

正规厂家的奶粉包装完整无损、平滑整齐、图案清晰，印刷质量高；清楚地标有商标、生产厂名、生产日期、生产批号、净含量、营养成分表、执行标准、适用对象、食用方法、保质期等。

●从声音判别优劣

虽然奶粉装在袋中看不见，但可以用手捏住包装摇动，听听是否会发出"沙沙"的声音，且声音清晰。

●查看奶粉的色泽

优质的准妈妈奶粉颜色一般为乳白色或乳黄色，颗粒均匀一致，产品中无可见杂质，无结块现象。把奶粉放入杯中用温开水冲调，如果是优质奶粉，静置几分钟后，水与奶粉就会溶在一起，没有沉淀。

●有无异常气味和味道

优质的奶粉具有奶香味和轻微的植物油味，无异味，并且甜度适中。

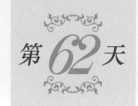
❀ 麦片

麦片不仅可以让准妈妈保持一上午都精力充沛，还能降低体内胆固醇的水平。不要选择那些口味香甜、精加工过的麦片，最好是天然的，没有任何糖类或其他添加成分在里面。

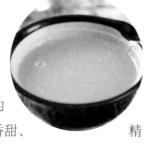

❀ 牛奶

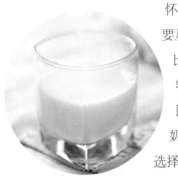

怀孕的时候，准妈妈需要从食物中吸取的钙大约比平时多 1 倍。多数食物的含钙量都很有限，因此孕期喝更多的牛奶就成了准妈妈聪明的选择。

❀ 坚果

坚果所含的脂肪对于胎宝宝脑部的发育是很重要的，准妈妈适量吃些坚果绝对有好处。但坚果的热量比较高，因此每天应将摄入量控制在 30 克左右，不宜多吃。

❀ 瘦肉

孕期准妈妈的血液总量会增加，以保证能够通过血液供给胎宝宝足够的营养，因此孕期对于铁的需要就会成倍增加。通过饮食补充足够的铁就变得尤为重要。瘦肉中的铁是供给这一需求的主要来源之一，也是最易于被人体吸收的。

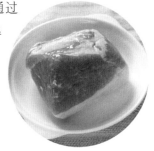

❀ 豆制品

对于那些坚持素食的准妈妈，豆制品是一种再好不过的健康食品了。它可以为准妈妈提供很多孕期所需的营养，例如蛋白质。

❀ 　　　　　柑橘

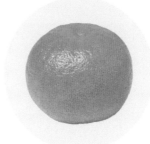

柑橘类的水果里 90% 都是水分，但其中仍然富含维生素 C、叶酸和大量的纤维，能帮助准妈妈保持体力。

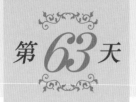
这个时期最易发生流产现象，所以准妈妈干任何事情都必须量力而行，特别是在吃的方面要加倍小心，并且要避免精神过度紧张。

❋ 本月慎食的食物

在怀孕期间，准妈妈和胎宝宝都需要丰富的营养，可是，并不是所有的食物都适宜。有些食物用量一定要有度，过度食用的话，就会带来不良后果；而有些食物，在这种特殊时期，最好远离。

● 桂圆

桂圆性温大热。一切阴虚内热体质及患热性病者均不宜食用。怀孕后，准妈妈的阴血偏虚，内热则是由阴虚引发的。准妈妈如常食桂圆，往往有大便干燥、口干而胎热、肝经郁热等症状。很多人认为桂圆是很好的补品，但准妈妈食用后，不仅不能保胎，反而容易出现漏红、腹痛等先兆流产症状。

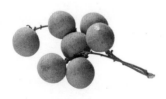

● 火锅

火锅的原料以牛羊肉为主，有些可能含有寄生虫。这些虫体极小，肉眼是看不到的。人们吃火锅时，习惯把鲜嫩的肉片放到煮开的汤料中一涮即食，这种短暂的加热是不可能将其中的寄生虫杀死的。准妈妈受寄生虫感染时，大多没有什么明显的不适，但幼虫可通过胎盘感染胎宝宝，严重时会发生流产、死胎，或影响胎宝宝的大脑发育。

● 山楂

山楂其实对女性子宫有收缩作用，如果准妈妈大量食用山楂，就会刺激子宫收缩，甚至导致流产。

● 久存的土豆

发芽的土豆会引起食物中毒，但很少有人知道未发芽而储存时间过久的土豆对人体也有危害。土豆中含有生

物碱，存放时间越久，其含量越高，食用这样的土豆，会影响胎宝宝发育，导致胎宝宝畸形。

● 罐头食品

罐头食品在制作过程中须加入一定量的食品添加剂，如色素、香精、防腐剂等。这些添加剂对健康人影响不大，但对准妈妈及胎宝宝则极为不利。另外，罐头是经高温处理的，会造成很多营养成分流失。要想吃水果，就应该吃新鲜的。

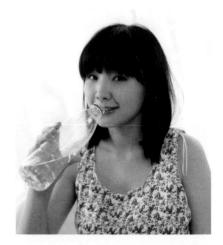

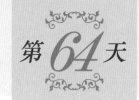

胎宝宝真的很努力，还在不知疲倦地生长着。

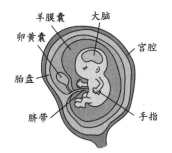

羊膜囊　大脑
卵黄囊　　宫腔
胎盘
脐带　　手指

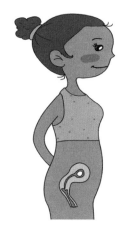

胎宝宝的发育

到本周末，准妈妈可以稍微松一口气了，因为现在已经度过了最危险的流产期。宝宝现在有4厘米长，体重达到10克左右，身体所有的部分都已经初具规模。从比例上看，他的头虽然小了一些，但仍占整个身体长度的一半左右。宝宝手腕和脚踝发育完成，并清晰可见，宝宝的手臂更长，肘部更弯曲。他的肾、肺、生殖器和胃肠系统都已存在，只是还没有发育成熟。他的肝脏继续制造着红细胞，在这之前，卵黄囊一直负责向红细胞提供养料，但现在它已经不再被需要，并开始消失。由于大脑的发育，胎宝宝前额位于头部的上端，高高地向前凸出，随后凸起的前额会后缩，看上去更像一个人。

准妈妈的变化

本周形象开始发生很大的改变，乳房开始增大，因此需要更换大一些的内衣了。腰围也开始变粗，心爱的牛仔裤只能等到明年再穿了。此时准妈妈的食欲则突然改变，从前一直爱吃的东西却不爱吃了，一直不想吃的东西倒想尝一尝。鼻子变得敏感，有时会对平时没有任何反应的食品或做饭的气味感到一阵阵的恶心、想吐，尤其以晨起为重。这段时期经常饮用含微量氟的水，获得充足的氟化物、钙和磷，以保证胎宝宝牙齿和骨骼的健康发育。

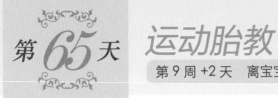

❀ 孕 3 月运动操

01　与肩同宽站立 ▶

　　站立，双脚打开比肩略宽，深呼吸。

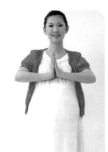

◀ **02**　屈膝呈马步

　　吸气、双膝弯曲呈马步，双手撑在膝盖处停留 6 秒钟，深呼吸。

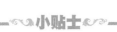

小贴士

　　当膝盖弯曲时，尽量将双膝左右打开至极限，力量全放在两条腿上，以锻炼腿部力量。

❀ 左右跨步

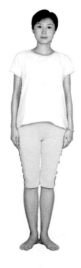

01　自然直立 ◀

　　挺胸收腹，上肢自然下垂，全身放松。

02　足与肩同宽 ▶

　　右足向右侧横跨一步（与肩同宽）。

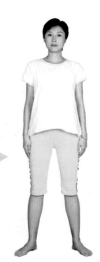

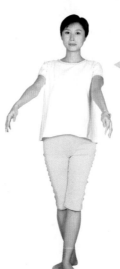

03　向右横跨 ◀

　　左足在右足跟右后方跳进 1 步。如此向右横跨 4 步，上肢协同下肢横跨步自然摆动。

04　向左横跨 ▶

　　向左横跨 4 步，动作同上。

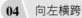
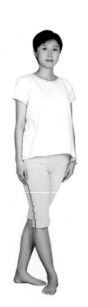

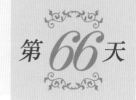

第 9 周 +3 天　离宝宝出生还有 214 天

Q 在做家务活的时候可以进行胎教吗？怎样做比较好？

A 孕妇在做家务活的时候可以进行胎教。由于有些孕妇没有太多空余时间，那么边做家务活边进行胎教不失为一种好方法。合理地安排家务，既能够融语言胎教于家务活中，又能使孕妇在做家务时更有乐趣。

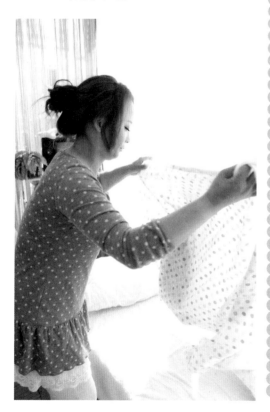

　　准妈妈在孕期坚持适宜的家务劳动，对母子健康都有益。适度的家务劳动能增强准妈妈体质，提高免疫功能，有效防止多种疾病的发生。尽量不要用手直接浸入冷水中，因为有可能受寒引起宫缩，而引发流产。早孕反应较重时，不要到厨房里去，因为油烟和其他气味可加重恶心、呕吐。厨房最好安装抽油烟机，因为油烟对准妈妈尤为不利，会危害腹中胎宝宝。从事一般的擦、抹家具，扫地、拖地等劳作是可以的，但不能登高，不能搬抬笨重家具，更不可以蹲着压迫肚子。同样不要使用冷水，不宜用洗衣粉，更不可用搓板顶着腹部，以免胎宝宝受压。晾晒衣服时不要向上伸腰，晾衣绳可放置得低一些。出去购物对准妈妈有许多好处，比如可以使准妈妈心胸开阔，也可以锻炼身体，因为购物走路，相当于散步。但也要注意，不宜行走过多，速度不宜快，不要穿高跟鞋，购物不宜过多，不能太重，一般不超过 5 千克为宜。避免在人流高峰时间去挤公共汽车，不宜到人群过于拥挤的市场去。另外在寒潮、大风等天气时不宜外出。特别是在流感和其他传染病流行时，更不要到人群密集的地方去。总之，准妈妈不能什么也不做，而是要做适宜的家务，但需对危险因素加以避免，这样就能保证准妈妈的孕期生活健康、安全而有意义。

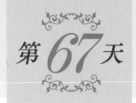
买什么样的准妈妈裤合适？首先，材料一定要柔软，否则穿不习惯；其次最好前面正中有一条较长的拉链，这样脱的时候可以不解背带，穿的时候也好穿，如厕时特别方便。

✿ 准妈妈的衣服选择

腹部变大后，有很多妈妈只能穿着孕妇装，但事实并非如此。只要保证不束缚腹部，不受凉，穿什么衣服还是可以自由选择的。

但是，内衣还是要准备孕妇专用的。孕期比怀孕前的胸围大出5厘米左右，腰围大出20厘米左右。孕妇专用内衣不只适合这时的体形，还是采用不刺激准妈妈们日益敏感的皮肤的材料制作而成的，因而是必需的购买项目。也要选择不束缚，能够适应逐渐变大的腹部的孕期专用短裤。

● 选择专门的鞋、内衣

孕期胸罩

孕早期可以用以前的胸罩，怀孕后半期就要用尺码加大的胸罩，为乳房的迅速发育留有空间，所以，最好每隔一个月左右测量一次。例如，孕前胸围是75厘米，使用A罩杯胸罩，怀孕时可能就接近B75了，臀围由孕前85厘米变到88厘米或90厘米了。从怀孕14周起，要选用不压迫乳房的大号胸罩，并选用肩带宽，以便于有效拉起乳房重量。

鞋

不要穿高跟鞋，这样会很容易使孕妇腰酸背痛的，再有孕妇的下身还容易水肿，所以穿肥些的鞋子是最好的选择。孕妇所穿的鞋子应该舒适，易于行走。

最好穿平跟鞋，有牢固宽大的鞋后跟支撑身体，鞋底最好有防滑纹，以免跌倒；由于孕妇弯腰系鞋带不方便，尤其是怀孕后期足部常有水肿，应穿有松紧带的稍宽大的轻便鞋。

● 衣物要舒适

短松紧裤

在腹部开始变大后穿着腰部有松紧力的裤子也是很方便的。

七分裹腿裤

为了方便运动，准备素色的或带图案的七分裹腿裤就可以了。

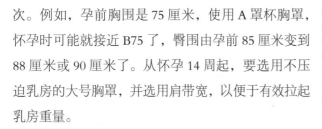

柔软舒适的上衣

用伸缩性好，不刺激肌肤的材料制作成的衣服，在产前产后都适合。

连衣裙

穿着连衣裙是很方便的，也便于打理。下身配上合身的西服裤子就更好了。

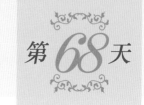

家电辐射排行榜

生活中充满了各种电磁波辐射，即使穿上防辐射服，辐射仍然不能完全阻隔，最好的办法就是远离辐射源。

❀ 辐射强度 No.1：电磁炉

准妈妈尽量避免使用电磁炉。如果使用电磁炉，要使用电磁炉专用的铁制或钢制锅具，这类材料的能量转换率较高，电磁外泄相对较少，或使用能盖住整个炉面的大锅，以阻隔电磁波发出的能量。使用完之后要及时切断电源，然后再把锅移开。

❀ 辐射强度 No.2：手机

手机辐射最强的时段是在拨出但仍未接通的时候，因此这段时间要远离身体。接听手机时尽量佩戴耳机并且长话短说。在孕早期尽量避免使用手机。

❀ 辐射强度 No.3：电脑

电脑辐射最强的是键盘，其次是鼠标、屏幕和主机，电脑周围会产生高频电磁场。如果必须使用电脑，则要使身体与电脑保持 30 厘米以上的距离，不要在电脑的背面工作，使用后最好洗脸，清除吸附在皮肤上的电磁辐射颗粒。

❀ 辐射强度 No.4：电吹风

电吹风在开启和关闭的瞬间会产生大量的辐射，功率越高，辐射越大，为了胎宝宝的健康，准妈妈还是不要使用电吹风了。洗完头后将头发尽量擦干，然后再用毛巾把头发包起来，避免受凉。

❀ 辐射强度 No.5：电视机

电视机辐射最强的地方是背面，因此不要将背面朝向人。尽量开灯看电视，与电视保持 2 米以上距离，尽量缩短看电视的时间。

❀ 辐射强度 No.6：微波炉

微波炉门缝处会有少量辐射，振动使用者身上的分子，因此准妈妈要尽量避免使用微波炉，使用时要远离微波炉。

❀ 辐射强度 No7：复印机

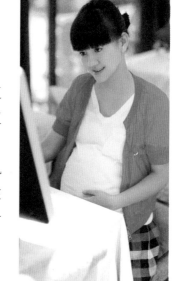

准妈妈在使用复印机时，身体要距离复印机 30 厘米以上。目前市面上出售的复印机将有辐射的部分安装在底盘上，这种复印机对身体的危害较小。

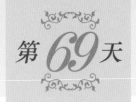

第69天 近视准妈妈的护眼秘籍

第9周+6天　离宝宝出生还有211天

不少近视眼准妈妈忧心忡忡，不仅担心用眼不当会否影响自己的身体，更担心会遗传给胎宝宝。其实只要近视眼准妈妈在孕期做好预防工作，这些问题无须担心。

❀ 怀孕了，眼球有变化

1	角膜厚度增加，越到孕晚期，角膜厚度增加越明显
2	角膜敏感度反而降低
3	孕晚期角膜弧度会变得比较陡，使得原先佩戴合适的眼镜变得不合适
4	近视度数可能会增加

❀ 高度近视慎防视网膜脱落

当高度近视的准妈妈在分娩过程中竭尽全力时，由于腹压升高，确实存在着视网膜脱落的危险。但并不是高度近视就不能自然分娩了，最好的办法是请医生来把关，根据眼底的具体情况决定是否能够自然分娩。采用自然分娩的近视眼准妈妈在分娩的过程中不要过于用力，避免发生视网膜脱落。

❀ 近视眼会遗传吗

父母均为高度近视时，宝宝近视的概率就会更大，即使不是一出生就成为近视，也会成为近视基因的携带者。

❀ 摘掉隐形眼镜

准妈妈并不适合常戴隐形眼镜，起码要在怀孕最后3个月停戴，最好产后3个月后再重新佩戴。准妈妈角膜的含水量比常人高，若戴隐形眼镜，容易因为缺氧导致角膜水肿，进而引发角膜发炎、溃疡，甚至最终导致失明。其实，这时准妈妈已经发现，眼球变得滑腻腻的，隐形眼镜越来越难戴上去了。

若是有重要活动，准妈妈非戴隐形眼镜不可，就要严格做好镜片清洁保养工作，或是干脆使用日抛式。

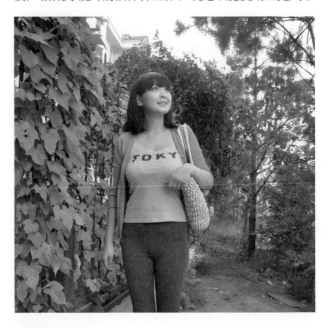

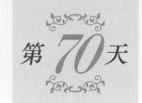
　　孕早期由于激素的原因，准妈妈会有无力感和疲劳感，但不能因为疲劳就整天睡觉，可以通过适度的运动来缓解疲劳。此时由于胚胎还不稳定，不能进行强烈运动，建议适度进行伸展肌肉运动。

颈部运动

　　准妈妈先慢慢地向右旋转颈部，并向右侧看，再向左侧旋转，朝左侧看，然后抬头看上方，再慢慢地低下头。另外，从右向左旋转颈部，再从左向右旋转。颈部运动能防止肌肉硬化，同时能放松紧张的颈部肌肉。

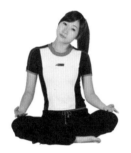 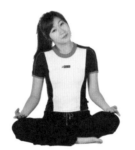 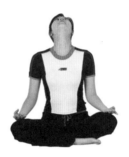 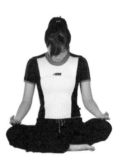

后背伸展运动

　　准妈妈舒适地坐在地板上，双手在胸前交叉，向前伸直双臂。挺直后背，向上举起双臂。吸气，并用力向上推双臂，在慢慢呼气的同时，缓缓地放下双臂。此运动能强化后背肌肉，还能放松紧张的肩部肌肉。

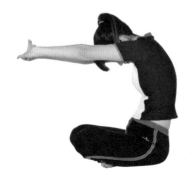 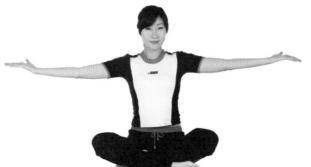 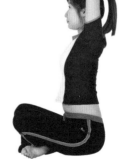

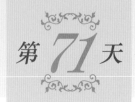

这是胎宝宝生长的关键一周，他的身高增长一倍，成长速度在本周越发惊人，小家伙已经完全成型了，到本周末，头部和身体的长度会基本相同。

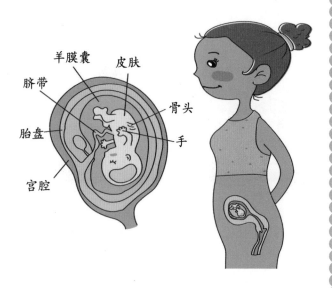

羊膜囊　皮肤
脐带
胎盘
宫腔
骨头
手

小贴士

这时候准妈妈的肚子已经凸出来了，要注意保护好腹部，避免磕碰和受凉。

胎宝宝的发育

怀孕第 11 周胎宝宝身长可达到 4 ~ 6 厘米，体重达到 14 克。从这时候起不必为流产而过多担心了。11 周的时候，宝宝整天忙着在妈妈的肚子里做伸展运动，一会儿伸伸胳膊，一会儿踢踢腿，准妈妈的肚子经常从表面看上去凹凸不平，就像一个水球。

本周胎宝宝的很多细微之处开始出现，如长出手指甲，并可清晰地看到胎宝宝的手指和脚趾。同时胎宝宝的骨骼细胞发育加快，肢体加长，随着钙盐的沉积，骨骼变硬。从这周开始胎宝宝在今后的 6 个月中的主要任务就是让自己长得又结实又健康，为将来出生后能够独立生存做准备。

准妈妈的变化

本周准妈妈腹部会出现一条深色的竖线，这就是妊娠纹。子宫上升到骨盆以上。

本周开始由于胎宝宝骨骼迅速生长，因此对钙的需求加大，这时准妈妈要服用一些含钙高的食物来满足自身和胎宝宝生长发育的需要。

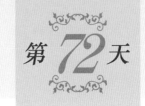

大多数准妈妈在孕期都会发生便秘，而长时期的排便不畅又会导致痔疮的形成，这不仅会造成身体的不适，还会影响准妈妈的情绪。

为什么会便秘

女性怀孕后，胎盘分泌大量的孕激素，使胃酸分泌减少，胃肠道的肌肉张力下降及肌肉的蠕动能力减弱，使吃进去的食物在胃肠道停留的时间加长，致使食物残渣中的水分又被肠壁细胞重新吸收，粪便变得又干又硬，不能像孕前那样正常排出体外。

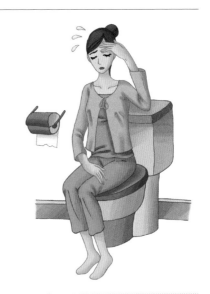

我便秘了，怎么办

●改善生活方式

晨起定时排便	在晨起或早餐后如厕。由于早餐后结肠推进动作较为活跃，易于启动排便，因此早餐后 1 小时左右为最佳排便时间。不要忽视便意，蹲厕时间不能过长，以避免腹内压升高，给下肢血液回流带来困难
多补充水分	体内水分不充足，粪便就无法形成，粪便太少，就无法刺激直肠产生收缩，也就不会产生便意，所以，补充水分是减轻便秘症状的重要方法。每日至少喝 1000 毫升水
适当增加活动量	多活动可增强胃肠蠕动，睡眠充足、心情愉快、精神压力得到缓解等都是减轻便秘的好方法
保持放松心态	排便时要保持放松的心态，即使未排出也不要紧张，否则便秘会进一步加重
安排合理的饮食	禁辛辣食物，多吃含纤维多的食物，如芹菜、萝卜等蔬菜，香蕉等水果以及蜂蜜、豆类等

●药物治疗

如果便秘无法减轻，就必须立即就医，遵医嘱服用通便药物。切不能随意使用泻药，特别是在孕晚期。因为大多数泻药都有引起子宫收缩的可能，易导致流产或早产。

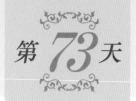

目前大多数医院都要求准妈妈提前确定在哪里分娩，方便在医院建档。

❉ 建档的目的

在医院建立怀孕档案，此后的每一次产检都会详细地记录下来，这样就能够更加全面地了解准妈妈的身体状况和胎宝宝的发育情况，以便更好地应对孕期可能出现的突发情况，并且为以后的分娩做好准备。因此最好能够提前确定自己的分娩医院，并且在同一家医院进行产检，并在这家医院建立档案，最好不要中途转院，以确保信息的完整性和连续性。

❉ 不能错过建档时间

在建档之前要办理准生证，一般情况下在怀孕3~4 个月时到医院建档，建档的同时要进行第一次产检。正常情况下，只要第一次检查的结果符合要求，医院就会允许建病历，如果从其他的医院转过来，虽然可以带着原来医院的化验单，但不全的项目，要在新医院重新补做，合格后才可以建病历（此病历不同于门诊的病历）。如果过期还没有办理，孕晚期出现意外的时候，医院不一定正好有病床留给你不说，也无法根据以往检查状况及时地进行抢救。

❉ 不会丢了病历卡

建卡对准妈妈而言是一件非常好的事情，这样每次去医院不用自己带着一大沓检查结果跑来跑去，只需要带着自己的病历卡，挂号后护士会把你的病历直接送到大夫手中。

❉ 建档所需准备

带上身份证、医保卡、准生证。各地医院的规定可能不同，在去之前最好打电话咨询清楚，以免忘记某些证件来回奔波。

❉ 建档要做的检查

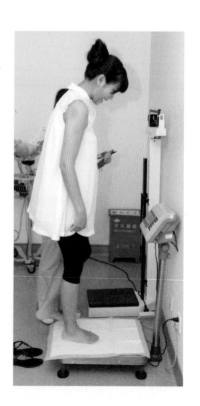

建档时需要做相应的检查，包括身高、体重、血压、宫高、腹围、胎心、胎位、血常规、尿常规、心电图等。如果各项检查结果都合格，医院就会为准妈妈建档了。

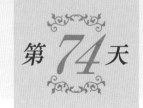

你知道怀孕后需要做产前检查，但产前检查什么时候开始，各个阶段都检查些什么不一定是每位准妈妈都了解的。今天我们来了解一下产前检查。产前检查能及时了解准妈妈身体情况及胎宝宝的生长发育情况，保障母亲和胎宝宝的健康与安全。

产前检查的时间可根据怀孕各阶段不同的变化特点，将怀孕全过程分为 3 个阶段。

	孕早期	孕中期		孕后期		
月份	1～3	4	5～7	8	9	10
周数	12 周内	13～16 周	17～28 周	29～32 周	33～36 周	37～40 周
检查次数	早孕建卡	初查	每 4 周 1 次	每 2 周 1 次		每周 1 次
常规检查	妇科检查	身高 体重 血压 宫高 腹围 水肿检查 胎心多普勒听诊 肝功能、肾功能检查	体重 血压 宫高 腹围 水肿检查 胎心多普勒听诊 糖筛查试验 唐氏筛查 羊水穿刺	体重 血压 宫高 腹围 水肿检查 胎心多普勒听诊		体重 血压 宫高 腹围 水肿检查 胎心多普勒听诊
化验检查	血常规 尿常规 白带 梅毒筛查	尿常规 筛查唐氏儿 子宫颈防癌涂片检查	尿常规　血常规 （根据医生的建议）	尿常规　血常规 （根据医生的建议）		尿常规　血常规 （根据医生的建议）
辅助检查		心电图	B 超 （20 周、23 周左右）	骨盆内诊、心电图、B 超 （36 周左右）		胎心监测

此外，怀孕 15～18 周还可以自费进行早期唐氏综合征筛检，等 16～22 周再根据筛检结果决定是否安排羊膜穿刺，而怀孕 24～28 周也应该进行孕期糖尿病筛检，避免孕中期血糖偏高而使得早产、难产的概率增加。

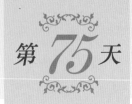
现在正是去医院检查、建档的黄金期，你是否打算去做产检了呢？产检前需要做什么准备工作呢？

是与否	准备物件
☐	身份证
☐	围产保健手册
☐	医疗保险手册
☐	费用

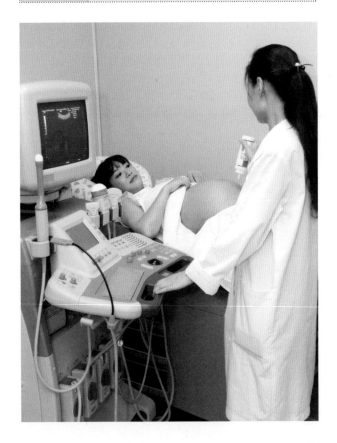

1. 产科的例行检查需要准妈妈穿脱衣服，所以在穿着上一些细节需要注意。为了方便接受盆腔检查，最好穿宽大的裙子，不要穿裤子、戴腹带、穿长筒袜。尽量穿易于穿脱的鞋，有过多鞋带的鞋不要穿。

2. 身体要保持整洁，最好提前一天或当天洗个澡，换上干净、宽松的内衣。有些医生会通过脸色来判断你的健康状态。事实上浓妆中的有害物质很可能会进入血液循环，对胎宝宝也不利。

3. 医院内人多手杂，为了安全起见，不宜使用手提式手袋，最好使用长带可以斜背的挎包，这样填表时就不用放下手里的提包，而又能解放出双手写字了。如果一些卧位的产检需要准妈妈摘下背包，也要放在自己的视线之内。

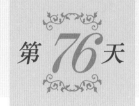

今天，准妈妈可以去医院做产检啦。也许，这周准妈妈通过 B 超图像会看到胎宝宝，这会让你激动不已。

❀ 丈夫陪同，准妈妈更安心

虽然此时准妈妈的行动还很方便，但是丈夫若能全程陪伴在妻子身边，准妈妈的心里会踏实很多。准爸爸可以帮忙挂号、拿化验单，同时和妻子一起听听对准妈妈孕早期饮食、保健有何建议以及应注意的生活细节。

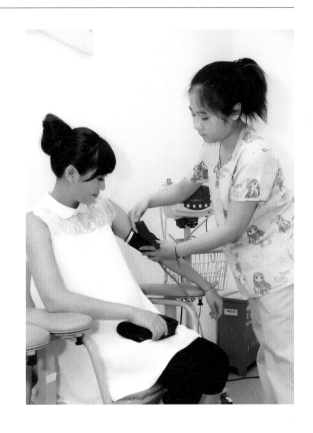

❀ 产检的项目

● 定期产检项目

年龄	职业	预产期
身高	体重	血压
宫高	腹围	胎心
月经史	孕产史	手术史
心电图	家族病史	丈夫健康状况

● 特殊产检项目

序 号	产检项目
1	尿常规
2	血常规（凝血功能、血型、甲乙丙肝抗体、艾滋病抗体、梅毒抗体、肝功能、风疹病毒、弓形虫抗体、巨细胞病毒）
3	阴道检查
4	宫颈后透明带扫描
5	绒毛活检

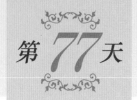

产检单上的那些专业名词和数据总是令人一头雾水，我们为你一一解答。

❖ 解读超声波报告

腹径

又称为"腹部前后径"。在检查胎宝宝腹部的发育状况以及推定胎宝宝体重时，需要测量该数据。

双顶径

头从左到右最长部分

也叫胎头大横径，是计算胎宝宝的头从左到右最长的部分，以这个为基础来推断胎宝宝的体重和发育状态。

头围

环头一周的长度

也叫胎头周长，是计测头的一周长度的数值，用于确认胎宝宝的发育状态。

腹围

肚子一周的长度

也叫腹部周长，是计测胎宝宝肚子一周的长度，和APTD（躯干前后径）、TTD（躯干横径）一起来推测胎宝宝的发育。

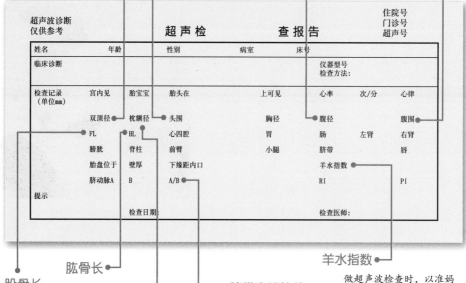

超声波诊断　仅供参考

超声检　查报告

住院号　门诊号　超声号

姓名	年龄		性别		病室	床号			
临床诊断							仪器型号 检查方法：		
检查记录（单位mm）	宫内见	胎宝宝	胎头在		上可见		心率	次/分	心律
	双顶径	枕额径	头围		胸径		腹径		腹围
	FL	HL	心四腔		胃		肠	左肾	右肾
	膀胱	脊柱	前臂		小腿		脐带		唇
	胎盘位于	壁厚	下缘距内口				羊水指数		
	脐动脉A	B	A/B				RI		PI
提示									
		检查日期					检查医师：		

股骨长

大腿的长度

也叫大腿骨长，这是身体中最长的一部分的数值。和BPD（胎头大横径）一起来推算胎宝宝的体重。

肱骨长

枕额径

胎宝宝鼻根至枕骨隆突的距离

又称前后径，也是计算胎宝宝头从前到后最长的部分，以这个数据来判断胎宝宝发育情况和孕周。

脐带血流比值

羊水指数

做超声波检查时，以准妈妈的脐部为中心，分上，下，左，右4区域，将4个区域的羊水深度相加，就得到羊水指数，孕晚期羊水指数的正常值是8~18（24）厘米。

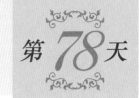
胎宝宝身体的姿势变得不那么弯曲，他可以做出打哈欠的动作，或许这就是自然之母的神奇之处。胎宝宝似乎知道，在出生之前只有练习好打哈欠，那么出生后才能顺畅地呼吸。

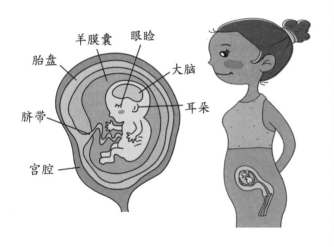

羊膜囊　眼睑
胎盘
大脑
脐带
耳朵
宫腔

小贴士

本周进行第一次产检，首次产检需要做B超检查，并进行血常规、尿常规等检查。

胎宝宝的发育

孕早期在本周就要结束了，3 个月来，胎宝宝发生了巨大的变化。仅仅 70 多天的时间，胎宝宝就初具人形了。这时胎宝宝的大脑体积越来越大，占了整个身体的一半左右。现在发生流产的机会相对减小了，胎宝宝的关键器官也将在两周内完成。他现在大约 65 毫米，手指和脚趾已经完全分开，一部分骨骼开始变得坚硬，并出现关节雏形。从牙胚到指甲，胎宝宝都在忙碌地运动着，时而踢腿，时而舒展身姿，看上去好像在跳水上芭蕾舞。

准妈妈的变化

从肚脐到耻骨会出现一条垂直的黑色的妊娠线，准妈妈的脸上可能会出现黄褐色的妊娠斑，这是怀孕的特征，在分娩结束后就会逐渐变淡或消失。现在准妈妈的乳房更加膨胀，乳头和乳晕的色素加深，有时准妈妈还会感到有些疼痛。这时从阴道流出的乳白色分泌物也有所增多。

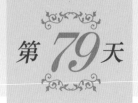

第79天 关于 NT 检查

第 11 周 +2 天　离宝宝出生还有 201 天

NT 是英文单词 *nuchal translucency* 的缩写，翻译成中文是"颈部透明带"的意思，指的是胎儿颈部的透明液体。NT 仅在胎宝宝 11 ~ 13 周才会有，正常情况下，到了第 14 周，NT 便会逐渐被淋巴系统吸收，变成"颈部褶皱"。在 11 ~ 13 周期间，NT 越厚的胎儿，出生后患有心脏等疾病的概率就越高。当 NT 达到一个需要引起注意的厚度后，孕妇就会被告知 NT 增厚。这个临界的厚度，各个医院不一样，一般来说，超过 2.6 厘米就要格外注意了。

❀ NT 检查的重要性

常规的产科 B 超检查主要关注胎儿的发育及大体结构，而随着经阴道超声的开展和普及，已经能够从更深层次关注胎儿各组织结构之间的比例关系，并且能通过定量分析检测指标来预测胎儿是否存在某种缺陷，尤其是染色体异常。胎儿颈项透明层测定，正在成为产前筛查胎儿染色体异常最有效的方法之一。

❀ 胎儿颈项透明层增厚的病因

● 淋巴系统发育延迟

各种原因引起的淋巴系统发育延迟和发育受阻，造成淋巴系统不能顺畅回流，而积聚于胎儿颈项部导致增厚。

● 颈淋巴囊、淋巴间隙异常

这类异常有的跟颈淋巴囊部分脱离，未与颈静脉相通，并产生异常转位有关。另一些则由未与大淋巴管相通的淋巴间隙发育而来。

● 胎儿早期心衰

妊娠 10 ~ 14 周，是胎儿心脏发育的一个重要阶段。若胎儿因染色体缺陷导致心脏发育延迟和心脏缺损，或者心脏本身存在缺陷，都会最终导致早期心衰和颈项透明层增厚。

● 染色体异常

约 10% 颈项透明层增厚的胎儿有染色体异常。

● 胸腔内压力升高

多种原因可引起胸腔内压力升高，使静脉回流受阻和静脉充血。当静脉血反流至头颈部时，颈项透明层增厚。

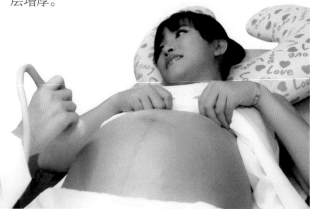

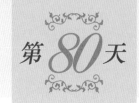
❧ 合理饮食

孕妈妈要有意识地补充各种维生素和微量元素，通过饮食提高免疫力。多从食物中补充铁、锌、维生素 A 和维生素 C 等微量元素。充足的蛋白质、适量的维生素和一些微量元素具有免疫调节功能。

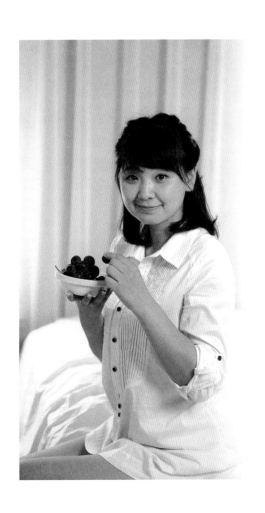

❧ 睡眠

人在睡眠时，体内会产生一种被称为胞壁酸的睡眠因子，可促使白细胞增多、巨噬细胞活跃、肝脏功能增强，从而将侵入体内的细菌性病毒消灭。孕期需要比平常更多的睡眠时间，每天保证 8 ～ 10 小时的睡眠。最好在晚上 9 点多入睡，睡前饮一杯热牛奶，睡前 4 ～ 6 个小时内避免情绪兴奋。中午再睡 1 ～ 2 个小时。

❧ 进行户外活动

每天上午 10 ～ 11 点，下午 1 ～ 3 点，室外气温较高，空气较好，孕妇应在此间出来活动 30 ～ 60 分钟。不要到人员密集、空气不易流通的环境中去，避免病毒侵扰，以减少感染的机会。

❧ 多喝水，多吃蔬果

多喝水能加快体内循环，有助于将病毒从身上带走。蔬果含有多种维生素，尤其是维生素 E、维生素 C 能助免疫。多吃富含维生素的水果和蔬菜，如黄瓜、芹菜、西红柿、白菜、西瓜、苹果、梨、香蕉等。

钙质无法在体内存储，因此，一定要每天进行补充。可以通过饮食、服用营养剂、晒太阳等方式有效补钙。

❀ 孕期缺钙的症状

● 小腿抽筋

一般在孕5个月时就可出现，往往在夜间更容易发生。

● 牙齿松动

缺钙能造成牙齿珐琅质发育异常，抗龋能力降低，硬组织结构疏松。

● 妊娠高血压综合征

缺钙与妊娠高血压综合征的发生有一定的关系。

● 关节、骨盆疼痛

如果钙摄取不足，在激素的作用下，准妈妈骨骼中的钙会大量释放出来，从而引起关节、骨盆疼痛。

❀ 补钙小窍门

● 少量多次补钙

在吃钙片的时候，可以选择剂量小的钙片，每天分两次或三次口服。500毫升牛奶如果分成2～3次喝，补钙效果要优于1次全部喝掉。

● 选择最佳的补钙时间

补钙最佳时间是在睡觉前、两餐之间，晚饭后休息半小时即可。

● 补钙同时适量补充维生素D

维生素D能够调节钙磷代谢，促进钙的吸收。除了服用维生素D外，也可以通过晒太阳的方式在体内合成。每天只要在阳光充足的室外活动半小时以上就可以合成足够的维生素D。

● 补钙并非越多越好

准妈妈过度补钙会使钙质沉淀在胎盘血管壁中，引起胎盘老化、钙化，分泌的羊水减少，胎宝宝头颅过硬。因此补钙要科学，千万不要盲目滥用、滥补。

❀ 影响钙元素吸收的克星

磷酸	碳酸饮料、咖啡等：如果准妈妈过多地摄入碳酸饮料、咖啡等大量含磷的食物，过多的磷会把体内的钙"赶"出体外
植酸	大米、白面：大米和白面中所含的植酸与消化道中的钙结合，产生不能为人体吸收的植酸盐，降低人体对钙的吸收
草酸	菠菜、苋菜、竹笋等蔬菜：草酸在肠道中可与钙结合形成不溶性的草酸钙沉淀，影响钙的吸收
钠	盐：准妈妈摄入过多盐分会影响身体对钙的吸收，同时还可能导致骨骼中钙的流失
脂肪酸	油脂类食物：脂肪分解的脂肪酸在胃肠道中可与钙形成难溶物，使钙的吸收率降低

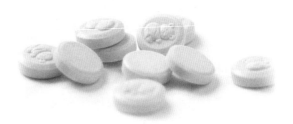

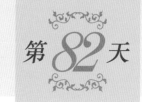

准妈妈的皮肤会出现过多油脂，发生色素沉着，还会出现妊娠纹。因此，孕期的皮肤调理、保湿、防皱工作丝毫不能放松，否则肌肤状况很容易趁着这个"时机"急转直下。

❀ 基础护理

在基础护理中应尽量选用不含香料、不含酒精、无添加剂或少添加剂的产品。如纯植物油或纯矿物油的卸妆油、婴儿油、婴儿皂，适合敏感肌肤的洗面奶、洁面乳等，避免接触刺激性强的香皂或各种药用化妆品。最好不要化彩妆，如实在需要，以淡妆为宜。尤其是唇膏，怀孕时需要特别注意。

❀ 控痘防斑

激素的分泌量增多会导致皮肤表面色素沉着，约 1/3 的准妈妈会长这种妊娠斑，没必要太担心，等宝宝出生后会自然淡化、消失的。若着急消斑反而徒劳无益，一些祛斑、美白成分还可能伤害了宝宝。可以用一些精纯的天然精油来淡化妊娠斑。

❀ 定期按摩

一些轻柔的按摩对减轻面部水肿有很好的效果。按摩前先将面部洗净，根据自己皮肤的特性，选择一些植物精华的按摩膏。然后从下至上，顺着面部的纹理轻柔地抚摩，或者用手指在面部轻轻地画小圆圈。向上按摩时手指稍微用力，向下画圈时不要太用力，辅助轻弹、轻拍刺激面部皮肤。坚持 15 分钟，用纸巾将面部的油脂擦净，再用热毛巾敷大约 30 秒，然后用凉水拍洗脸部即可。每周定期按摩 2 ~ 3 次效果最佳。

❀ 防晒

准妈妈的肌肤对光特别敏感，不仅外出要防晒，在家中也要防晒。应尽量选择纯物理防晒（二氧化钛）的产品，SPF15 一般不会有油腻感。特别是夏天，出门要戴好帽子或带防晒伞，避免紫外线灼伤敏感的肌肤。

准妈妈美丽 DIY

● 猕猴桃面膜

将猕猴桃的果皮剥掉，把果肉捣烂，加入海藻粉或褐藻酸，调稠，然后涂抹在面部，大约 10 分钟后用清水洗净即可。猕猴桃中含有丰富的糖分、矿物质、维生素 C，具有很好的美白和保湿效果。

● 蜂蜜牛奶面膜

将蜂蜜、面粉各 1 小匙，牛奶 2 小匙混合在一起调匀，涂抹在面部，大约 10 分钟后用温水洗净。蜂蜜含有丰富的维生素，具有保湿效果和皮肤再生功能，可让干燥的皮肤变得湿润而富有弹性。没有任何不良反应，可以放心使用。

准妈妈要继续保持良好的心态与情绪。打理花草本来就是很惬意的事情，准妈妈要趁着现在身体还不算疲劳，好好怡情养性吧！

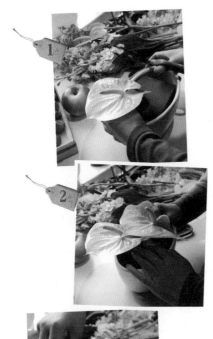

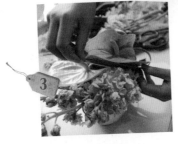

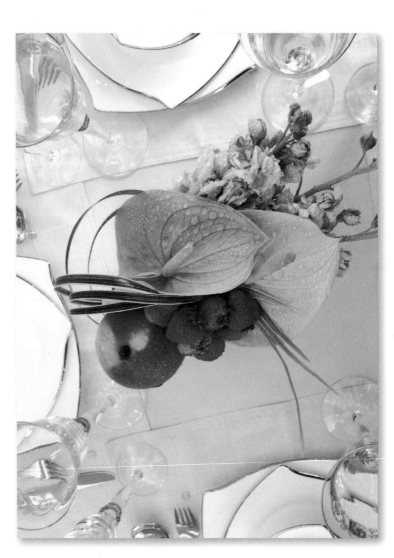

1. 插入主花和水果。

2. 用配花将花果间的空隙填满。

3. 最后将兰花草呈环绕状插入花泥即可。

孕 **4** 月

现在舒服多了

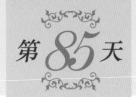

第**85**天 胎宝宝握起了小拳头

第12周+1天　离宝宝出生还有195天

日子是不是过得很快呢？一眨眼，你已经做了3个月的准妈妈，现在已经安全地进入了孕中期。

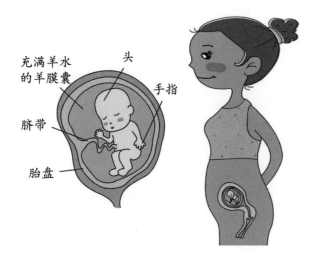

充满羊水的羊膜囊　头　手指　脐带　胎盘

小贴士

进入孕中期，可以适当进行性生活了，但仍要注意时间、姿势等问题。

❊ 胎宝宝的发育

本周胎宝宝的脸看上去更像成人了，身长有75～90毫米，体重比上周稍有所增加。他的眼睛在头的额部更为突出，手指上出现了指纹，两眼之间的距离拉近了。胎宝宝的神经元迅速地增多，神经突触形成，胎宝宝的条件反射能力加强，手指开始能与手掌握紧，脚趾与脚底也可以弯曲，眼睑仍然紧紧地闭合。这时如果用手轻轻在腹部碰触，腹中的胎宝宝就会蠕动起来，但准妈妈仍然感觉不到他的动作。

❊ 准妈妈的变化

现在流产风险已经大大降低，准妈妈可以适当做一些运动，比如可以有目的地做一些孕妇操，每天晚饭后还可以让丈夫陪同一起散散步，这是最安全和健康的运动。痛苦的孕吐渐渐消失，准妈妈的胃口大开，食欲旺盛，食量猛增。准妈妈的乳房正迅速地增大，虽然距分娩还有好几个月，但已经开始分泌初乳了，有的准妈妈的乳头可以挤出乳汁来。准妈妈的腹部开始隆起，有些准妈妈的臀部和腰部也出现了妊娠纹。

鸡蛋所含的营养成分全面而均衡。人体所需要的七大营养素除了纤维素之外，其余的鸡蛋中全有。它的营养几乎完全可以被身体利用，是准妈妈理想的食品。

鸡蛋中的营养

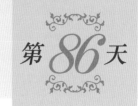

鸡蛋是准妈妈不可缺少的营养饮食，它含有的卵黄素、卵磷脂、胆碱，对神经系统和身体发育有利，益智健脑，改善记忆力，促进肝细胞再生。

鸡蛋还有其他重要的微量元素，如钾、钠、镁、磷，特别是蛋黄中的铁质达 7 毫克 /100 克。但所含的铁是非血色素铁，单独吃鸡蛋补铁，铁的生物利用率较低，只有 3%。贫血的人可与一些维生素 C，含有铁的蔬菜、肉类搭配着吃，能很好地提高鸡蛋中铁的吸收。

食用鸡蛋误区

有的准妈妈说常吃鸡蛋会导致胆固醇偏高，其实这种说法并不是完全正确。因为蛋黄中所含的卵磷脂是一种强有力的乳化剂，能使胆固醇和脂肪颗粒变得极细，顺利通过血管壁而被细胞充分利用，从而减少血液中胆固醇的含量。而且蛋黄中的卵磷脂消化后可释放出胆碱，进入血液中进而合成乙酰胆碱，是神经递质的主要物质，可提高脑功能，增强记忆力。

还有的准妈妈认为生吃鸡蛋更有营养，这是不科学的。生吃鸡蛋不仅不卫生，容易引起细菌感染，而且也不营养。生鸡蛋里含有抗生物素蛋白，影响食物中生物素的吸收，导致食欲下降、全身无力、肌肉疼痛等症状。另外，生鸡蛋中含有抗胰蛋白酶，会破坏人体的消化功能。至于那些经过孵化、但还没有孵出小鸡的"毛鸡蛋"，就更不卫生了。

最营养的食用方法

鸡蛋的吃法多种多样，就营养的吸收和消化来讲，煮蛋为 100%，炒蛋为 97%，嫩炸为 98%，老炸为 81.1%，开水、牛奶冲蛋为 92.5%，生吃为 30% ~ 50%。由此来说，煮鸡蛋是最佳的食用方法，但要注意细嚼慢咽，否则会影响吸收和消化。

但准妈妈需要注意，茶叶蛋一定要少吃，因为茶叶中含酸化物质，与鸡蛋中的铁元素结合，会刺激胃，影响胃肠的消化功能。鸡蛋是高蛋白食品，准妈妈最好不要食用过多，因为食用过多会增加肾脏的负担，每天吃两个鸡蛋就可补充体内所需。而且准妈妈最好吃整个鸡蛋，因为蛋白中的蛋白质含量较多，而其他营养成分则是蛋黄中含得更多。

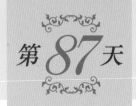

　　乳房是宝宝的粮食仓库，是准妈妈性与美的象征。怀孕以后，由于体内孕激素水平增高，乳腺组织内的腺泡和腺管不断增生，乳房的皮下脂肪渐渐沉积，使乳房的外形有了很大的变化。准妈妈从怀孕起就要开始呵护自己的乳房，以保证乳房的健美挺拔。

❈ 乳头的形状

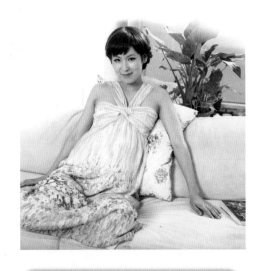

━·৺· 小贴士 ·৺·━

　　如果乳头结痂难以清除时，可先涂上植物油或橄榄油，待结痂软化后再用清水清洗，擦洗干净后涂上润肤油，以防皲裂。

乳头扁平		乳头陷没	
从乳轮到乳头没有长度，扁平	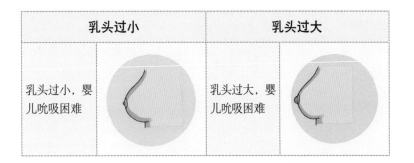	乳头陷入乳轮。使婴儿吮吸困难	

乳头过小		乳头过大	
乳头过小，婴儿吮吸困难		乳头过大，婴儿吮吸困难	

乳头保养

　　准妈妈要注意对乳头的保养，可以经常用清水擦洗乳头；清洗完后在乳头部位涂一些冷霜膏或橄榄油等，并用拇指和示指按顺时针方向轻轻做按摩乳头及乳晕的动作，直到乳头突出来。这样有助于产后哺乳。

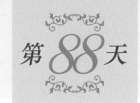
缓解头痛的按摩

用双手轻轻按摩头顶和脑后 3 ~ 5 次。用手掌轻按太阳穴，可缓解头痛，松弛神经。

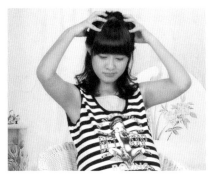 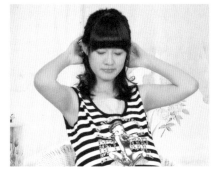 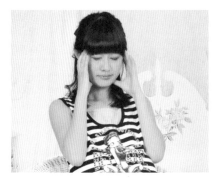

预防小腿抽筋的按摩

先把双手放在大腿的内外侧，一边按压，一边从臀部向脚踝处进行按摩。再将手掌紧贴在小腿上，从跟腱起沿着小腿后侧按摩，直到膝关节以上 10 厘米处，反复多次，可消除水肿，预防小腿抽筋。

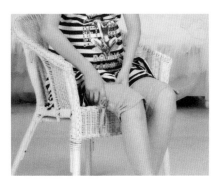 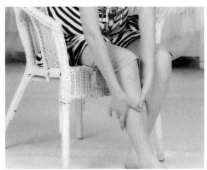 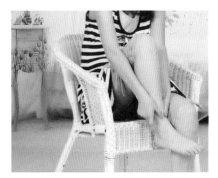

准妈妈不良的情绪会增加胎宝宝在未来发育过程中的危险，因此准妈妈要及时发现自己是否有抑郁倾向，学会管理自己的情绪。

如果准妈妈在连续两周内表现出右表中 4 种及 4 种以上症状，则说明可能已经患上孕期抑郁症，如果其中一种或两种情况在近期特别严重，则必须引起高度重视，及时就医。

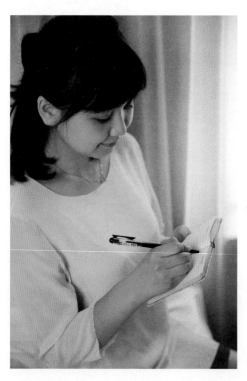

❋ 是否抑郁，一测便知（在对应的症状前面打√）

是与否	具体表现
☐	每天大部分时间对所有或大多数平时感兴趣的活动失去了兴趣
☐	体重显著下降或增加（正常体重的 5%），食欲显著降低或增加
☐	每天失眠或睡眠过多，白天昏昏欲睡
☐	每天精神亢奋或萎靡不振
☐	每天感到疲劳，缺乏精力
☐	每天感到自己没有价值，或者自罪自贬
☐	每天注意力和思考能力下降，做决定时犹豫不决
☐	脾气变得暴躁，经常发脾气
☐	有反复自杀的意念或企图
☐	认为永远不可能再有属于自己的私人时间
☐	和朋友、邻居都很淡漠，几乎没有交往过
☐	害怕离开家或独自在家

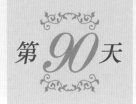

情绪不好的时候不要吃太多的肉类和甜食，因为这些酸性食物会使准妈妈更加烦躁。

❖ 自我治愈

● 告诫法

想象着胎宝宝正在看着自己，告诉自己不要生气，凡事没有完美。

● 转移法

离开使自己感到不开心的环境。

● 协调法

每天和丈夫在宁静的环境中散散步，说说夫妻间的甜言蜜语。

● 呼吸法

当心情烦躁时深呼吸，放松全身，微闭双目，用鼻子慢慢吸气，以5秒钟为标准，再用10秒钟通过嘴慢慢呼气，反复呼吸3分钟，放松心情。

● 美容法

经常改变自己的形象，换一个发型，穿上自己喜欢的衣服，保持良好的心境。

❖ 寻求贴心支持与帮助

1. 保证每天和准爸爸的亲昵交流时间，获得丈夫的关爱。

2. 向亲人和朋友表达自己的情绪，将不良情绪及时宣泄出去。

3. 适度上网，阅读育儿书籍，观看积极向上的电视节目，与其他准妈妈交流怀孕心得，分享怀孕的喜悦。向有过分娩经验的同事、朋友咨询经验。

4. 将自己置身于积极、阳光的人群中，获得乐观向上的心态，抵御抑郁情绪。

❖ "杜拉拉"准妈妈如何减压

1. 饮食定时定量，营养丰富，休息充分，适当锻炼，不要喝酒、吸烟。

2. 不要太在意压力，采取一切可行措施，解决引起压力的问题。要多听轻快、舒畅的音乐，让优美的乐曲来化解精神的疲惫。

3. 安排自己的日程，让自己有时间去做放松的事情。冥想、按摩疗法、深呼吸，甚至看书都可以让自己放松。

4. 准妈妈每日工作时间不应超过8小时，并应避免上夜班。工作中感到疲劳时，在条件允许的情况下，可稍休息10分钟左右，也可到室外、阳台或楼顶呼吸新鲜空气。长时间保持一种工作姿势的准妈妈，中间可不时变动一下姿势，如伸伸胳膊动动脚，以解除疲劳。

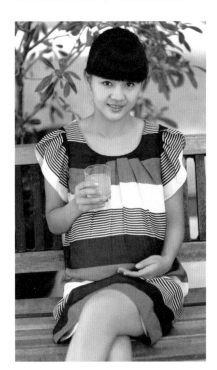

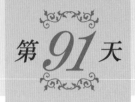
DHA 对胎宝宝的脑神经及视神经发育非常重要，体内 DHA 水平较高的胎宝宝视力与智力发育较为良好，那么孕期如何补充 DHA 呢？

✿ 了解 DHA

DHA，即二十二碳六烯酸，俗称脑黄金，是一种对人体非常重要的多不饱和脂肪酸。DHA 是神经系统细胞生长及维持的一种主要元素，是大脑和视网膜的重要构成成分，在人体大脑皮层中含量高达 20%，在眼睛视网膜中所占比例最大，约占 50%。因此，对胎宝宝的智力和视力发育至关重要。

✿ 留住鱼中的 DHA

吃鱼时，不同的烹调方法会影响对鱼体内不饱和脂肪酸的利用率。想要 100% 地摄取 DHA 和 EPA，首先烹调方法是生食，其次是蒸、炖、烤。但是没有必要认为吃鱼非要生吃不可，或者绝对不能炸着吃。

在炸鱼的时候，尽量不要用玉米油及葵花子油，因为此类食用油中含有亚油酸，会妨碍 DHA 和 EPA 的吸收。

鱼类的干制品通常是将鱼剖开在太阳下晒干，虽然长时间与空气和紫外线接触，但损失的 DHA 和 EPA 可以忽略不计。鱼类罐头产品，根据其加工方法，其营养物质的损失有所不同，烤、炖的做法可保留 DHA 和 EPA 的 80% 含量。

✿ 食物中的 DHA

● 干果类

如核桃、杏仁、花生、芝麻等。其中所含的 α－亚麻酸可在人体内转化成 DHA。

● 鱼类

DHA 含量高的鱼类有鲔鱼、鲣鱼、鲑鱼、鲭鱼、沙丁鱼、竹荚鱼、旗鱼、金枪鱼、黄花鱼、秋刀鱼、鳝鱼、带鱼、花鲫鱼等。就某一种鱼而言，DHA 含量高的部分又首推眼窝脂肪，其次则是鱼油。

● 藻类

藻类中 DHA 含量高，EPA 含量低，并且能量直接从海洋中获取，不含色素，安全性高，抗氧化能力强，最有利于吸收。因此，准妈妈宜首选藻类 DHA 制品。

● DHA 制品

市场上有两种：一种是从深海鱼油中提取，另一种是从藻类中提取。相比之下，藻类的优势突出，表现为 DHA 含量高，EPA 含量低，且直接从海洋中提取，不含色素，安全性高，抗氧化能力强，最有利于婴幼儿吸收。所以，孕产妇和孩子宜首选藻类 DHA 制品。

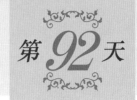
胎宝宝的脸看起来更像个小人儿了，每一个特征都更明显了。小牙已经在牙床上形成了，皮肤非常薄。

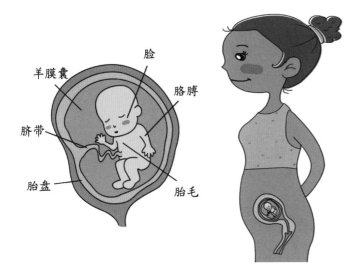

羊膜囊　脸　胳膊　脐带　胎盘　胎毛

胎宝宝的发育

本周胎宝宝的脸看上去更像成人了，身长有 75～100 毫米，体重达到 28 克。这个阶段的胎宝宝生长速度很快。现在胎宝宝的皮肤上覆盖了一层细细的绒毛，这层绒毛在宝宝出生后会渐渐消失。此时胎宝宝的头发也开始迅速生长，头发的密度和颜色在宝宝出生后也会发生改变。胎宝宝此时在妈妈的肚子里已经可以做很多事情了，如皱眉、做鬼脸、斜着眼睛，可能他也在吮吸自己的手指，科学证明这些动作可以促进大脑的发育。

准妈妈的变化

本周准妈妈的体重会有些增加，乳房大小和形状有所改变，身材也不如从前，皮肤偶尔会有瘙痒的症状出现，但是不会出现肿块或损害。体内雌激素水平较高，盆腔及阴道充血，阴道分泌物增多是非常自然的现象。

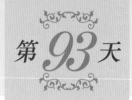
你是否被小心翼翼的孕早期憋坏了？现在终于可以出来运动了，孕中期可适度地根据自己的情况进行体育锻炼。

❀ 准妈妈运动操

● 踮脚尖运动

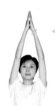

01 直臂向上合掌站立

双脚并立，直臂向上合掌，手臂往上伸展。

02 脚跟离地

脚跟离地，重心在两脚尖上，保持平衡目视前方某一点以平衡身体。

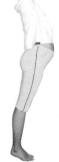

03 右脚抬放左腿内侧

慢慢提起右脚把它放在左腿的内侧，越高越好。

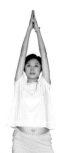
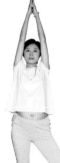

04 双腿互换

慢慢提起左脚把它放在右腿的内侧，越高越好。随着自信程度的增加，尽可能将两手臂高举过头。

❀ 呼吸运动

膝伸直，用鼻子吸气，慢慢抬起右脚成垂直状态，鼻子吐气，慢慢放下右脚。左脚做相同动作。

01 仰卧

仰卧，双脚并拢，双手掌着地。

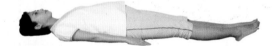

02 双手伸直过头顶

鼻子吸气，同时将双手伸直，慢慢地伸到头顶上。

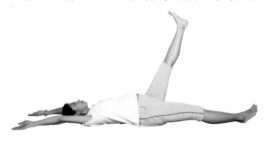

03 双手放下

鼻子吐气，双手放下。反复上述动作。可净化血液，强化心肺，适合患支气管炎、气喘的人，增加对感冒的抵抗力。

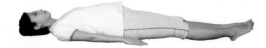

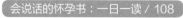

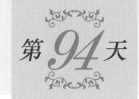
胎宝宝体重日渐增加，为了能轻松行走，准妈妈需要使自己的脚腕关节变得柔韧有力。

❀ 伸展脊椎

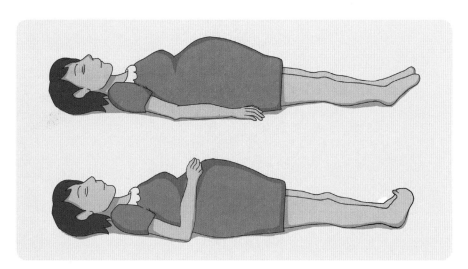

练习方法

仰卧。左右摇摆脚腕 10 次。左右转动脚腕 10 次。

❀ 脚部运动

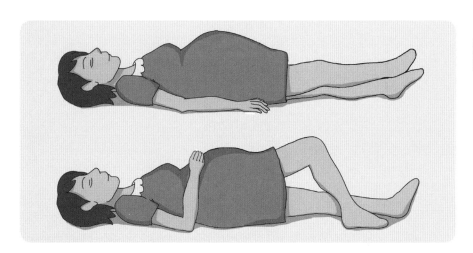

练习方法

把一条腿搭在另一条腿上，然后放下来，重复 10 次。每抬一次高度增加一些，然后换另一条腿，重复 10 次。

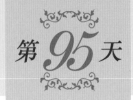

第95天 巧烹饪，让食物的营养不流失

第 13 周 +4 天　离宝宝出生还有 185 天

制定准妈妈食谱时，食物的种类固然重要，但在食物的烹饪方法上同样需要下功夫。即使是同一种食品，由于烹饪方法不同，其营养含量也不尽相同。

"锁住"钙的烹饪技巧

菠菜、苋菜等蔬菜含草酸多，可先焯后炒，焯的过程中能去掉草酸，有利于钙的吸收；鱼头炖豆腐，强强联合，通过维生素 D 让钙留在体内；醋有助于钙的利用吸收，炒豆芽菜、炖排骨、做小酥鱼时，都可以加点醋。

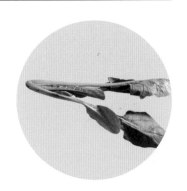

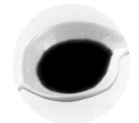

"锁住"维生素 C 的烹饪技巧

蔬菜择干净后，先洗后切，切完后再炒，可防止维生素 C 丢失。维生素 C 喜欢酸性环境，所以，烹饪时应该适当地放点醋。炒菜时还应采取大火快炒。

"锁住"维生素 B_1 的烹饪技巧

米饭别捞、面食别炸。因为捞饭时维生素 B_1 会溶进汤中，油炸食物的维生素 B_1 保存率低。

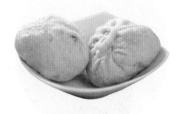

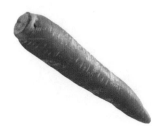

"锁住"胡萝卜素和番茄红素的烹饪技巧

胡萝卜素和番茄红素"喜油"，也就是说只有溶解在脂肪里才能被人体吸收。所以，生吃胡萝卜、番茄或榨汁，都会浪费了这两种抗氧化物，最好是烹饪后食用。

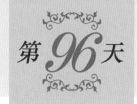

唐氏综合征是一种偶发性疾病，每一个准妈妈都有可能生出"唐氏儿"。因此，孕期进行唐氏筛查非常必要。

什么是唐氏综合征

唐氏综合征又叫21-三体综合征，是宝宝最为常见的由常染色体畸变所导致的出生缺陷类疾病。唐氏综合征患儿表现为智能障碍，生活不能自理，语言、体格发育落后和特殊面容，并可伴有多发畸形以及复杂的疾病，如心脏病、传染疾病等。

特别需要进行唐氏征筛查的准爸妈

序号	筛查人群
1	怀孕前后，准妈妈有病毒感染史，如流感、风疹等
2	受孕时，夫妻一方染色体异常
3	夫妻一方年龄较大，超过35岁
4	怀孕前后，准妈妈服用致畸药物，如四环素等
5	夫妻一方长期在放射性环境下工作或污染环境下工作
6	有习惯性流产史、早产或死胎的准妈妈
7	夫妻一方长期饲养宠物

解读唐氏征筛查报告

AFP（甲胎蛋白）：AFP是胎宝宝的一种特异性球蛋白，可预防胎宝宝被母体排斥。AFP正常值应大于2.5MoM，化验值越低，胎宝宝患唐氏征的机会越高。怀有先天愚型胎宝宝的准妈妈，其血清AFP水平为正常准妈妈的70%，即平均MoM值为0.7～0.8MoM。

HCG（人绒毛膜促性腺激素）：人绒毛膜促性腺激素越高，胎宝宝患唐氏征的机会越高。怀有先天愚型胎宝宝的准妈妈，其血清HCG水平呈强直性升高，平均MoM值为2.3～2.4MoM。

❀小贴士❀

危险度：如果化验结果显示危险性低于1/270，就表示危险性比较低，胎宝宝出现唐氏征的机会不到1%。

检查时的注意事项

做唐氏征筛查时不需要空腹，抽取准妈妈外周血就可以了，但唐氏征筛查与月经周期、体重、身高、准确孕周、胎龄大小都有关。准妈妈不要忘记和自己的孕检医生约好检查时间。一般抽血后一周内即可拿到检查结果。

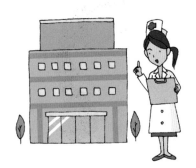

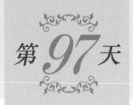

第97天 让皮肤健康的脸部瑜伽

第13周 +6天　离宝宝出生还有183天

　　女性怀孕后，由于生理上的变化，面部会出现皮肤粗糙、松弛、黑斑和皱纹等现象。为了让准妈妈的脸部更加干净清爽，可以尝试下面的按摩方法。

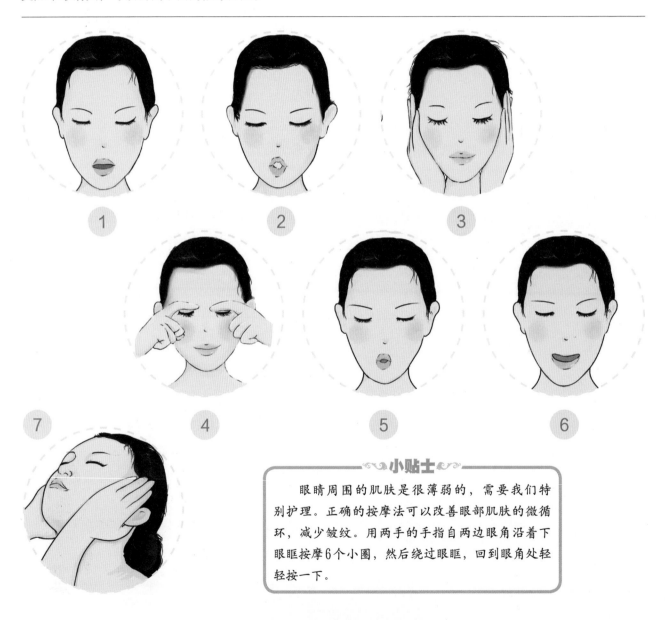

小贴士

　　眼睛周围的肌肤是很薄弱的，需要我们特别护理。正确的按摩法可以改善眼部肌肤的微循环，减少皱纹。用两手的手指自两边眼角沿着下眼眶按摩6个小圈，然后绕过眼眶，回到眼角处轻轻按一下。

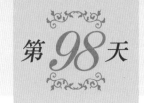

胎教是妈妈与宝宝心灵沟通的第一步，所以准妈妈都特别重视胎教，但是准妈妈可能不知道，胎教实施不当，对胎宝宝也不好，那么如何避开胎教的误区呢？

❀ 误区一：拍打"胎教"

胎宝宝在腹中的时候，胎动并不是闲来无事在和准妈妈做游戏，他可能是伸个懒腰，或换个睡姿。此时对他的拍打很容易引起他的烦躁不安，这并不能起到胎教的作用。

❀ 误区二：胎教音乐越大声越好

胎宝宝在妈妈肚子里长到 4 个月时就有了听力，长到 6 个月时，听力就发育得接近成人了。这时进行音乐胎教，确实能刺激胎宝宝的听觉器官成长，促进大脑发育。正确的音乐胎教方式应该是准妈妈经常听音乐，间接让胎宝宝听音乐。此时胎宝宝的耳蜗虽说发育趋于成熟，但还是很稚嫩的，如果受到高频声音的刺激，很容易遭到不可逆性损伤。因此，进行音乐胎教时传声器最好离肚皮 2 厘米左右，不要直接放在肚皮上；音频应该保持在 2000 赫兹以下，噪声不要超过 85 分贝。

❀ 误区三：所有世界名曲都适合胎教

在选择音乐时要有讲究，不是所有世界名曲都适合进行胎教的，最好要听一些舒缓、欢快、明朗的乐曲，而且要因时、因人而选曲。在孕中期，听欢快、明朗的音乐比较好。

❀ 误区四：胎教可以随时随地进行

首先，胎教要适时适量。要了解胎宝宝的活动规律，一定要选择胎宝宝觉醒时进行胎教，且每次不超过 20 分钟。其次，胎教要有规律性。每天要定时进行胎教，让胎宝宝养成规律生活的习惯，同时也利于出生后良好生活习惯的养成。

❀ 误区五：胎教越早开始越好

胎宝宝绝大部分时间都是在睡眠中度过的，而睡眠也是让胎宝宝迅速生长发育的方式。如果在胎宝宝还没有足够的认知、记忆能力的时候就进行胎教，既没有意义，更可能干扰到胎宝宝睡眠，也会影响到他们的生长发育。所以，胎教的最好时间应选在怀孕 6 个月（孕 24 周）以后。

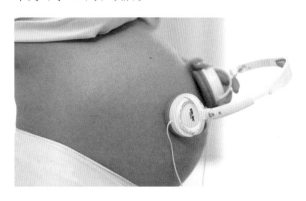

现在，胎宝宝的脸部正在发育，眉毛开始长出来了，头发的生长速度也很快。最特别的事情就是胎宝宝会在子宫中打嗝了，这是开始呼吸的前兆。

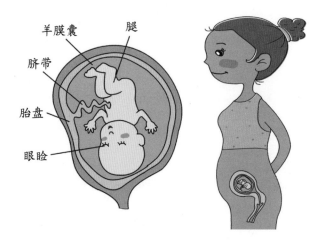

羊膜囊　腿
脐带
胎盘
眼睑

小贴士

1. 准妈妈如果出现了阴道出血，小腹阵痛等异常情况，则提示妊娠可能有不正常情况存在，应引起高度警惕，立即去医院做产科检查，争取早期诊断、早期处理，预防意外情况发生。

2. 本周进行第二次产检，重点进行唐氏综合征筛查。

胎宝宝的发育

15 周的胎宝宝身长 10 ~ 12 厘米，体重达到 50 克。在未来的几周中，胎宝宝的身长和体重可能会发生很大的变化，体重和身高会增长一倍甚至更多。胎宝宝在本周发生的最大变化是他开始在子宫中打嗝了，这是胎宝宝开始呼吸的前兆。胎宝宝的腿长超过了胳膊，手的指甲完全形成，指部的关节也开始活动了。

更令人惊喜的是，在 15 周的时候可以通过 B 超分辨胎宝宝的性别了。

准妈妈的变化

准妈妈阴道白带增多，含有乳酸菌、阴道脱落上皮细胞和白细胞等。准妈妈体内的雌激素和生殖器官的充血情况直接影响阴道分泌物的多少。由于怀孕时准妈妈体内的雌激素水平较高，盆腔及阴道充血，因此白带增多是非常正常的现象。这时应注意避免使用刺激性强的肥皂。若分泌物量多且颜色异常，性状有异常，应去医院检查。

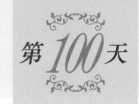
进入孕中期，胎宝宝已经在子宫中稳固地"安营扎寨"了，适当的性生活所带来的一定程度的子宫收缩对胎宝宝也是一种锻炼。

孕期性生活也要戴避孕套

　　孕期性生活仍然要戴避孕套或者采取体外射精，以免发生流产或早产。准妈妈及准爸爸在性交前要排尽尿液、清洁外阴和男性外生殖器。男性精液中的前列腺素被阴道黏膜吸引后，可促使怀孕后的子宫发生强烈收缩，会引起准妈妈腹痛，可以减少体液的接触，避免引起准妈妈阴道发炎、子宫颈发炎以及早期破水等情况。确诊为"低置胎盘"或者"重度妊娠高血压综合征"的孕妈妈，最好不要过性生活，以免引起产前大出血，诱发子痫（出现抽搐、昏迷）、早产和胎宝宝死亡。

❀ 采取安全的性爱姿势

✓ **正确的体位**　　　　　✗ **错误的体位**

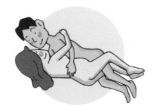

1.前侧位：腿交错着互相拥抱着。不进行腹部的压迫，结合较浅，可保证准妈妈腹部安全。

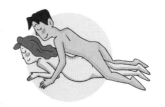

1.后背位：后背位结合较深，也容易对腹部产生压迫，要避免这种体位。

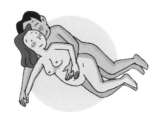

2.侧卧位：侧卧着，从后面抱住的体位。准妈妈的身体伸展着，不用担心出现压迫腹部的情况发生。

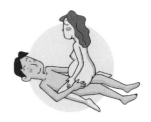

2.骑乘位：准妈妈在上面的体位，结合较深，会对子宫口产生刺激，要避免这种体位。

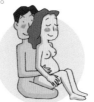

3.前坐位：相对坐着的体位。可以依据情况调节深浅程度，是对于准妈妈来说更舒适的一种体位方式。

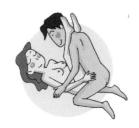

3.屈曲位：腿放在准爸爸肩上的体位，对腹部会产生压迫，要避免这种体位。

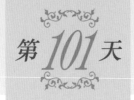
很多女性怀孕后喜欢吃酸味、辣味等刺激性的食物。虽然"酸儿辣女"之说没有什么科学根据，可准妈妈多吃些酸性食物却是身体的需要。

喜吃酸利于消化

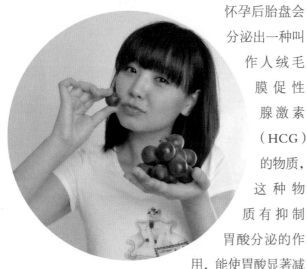

怀孕后胎盘会分泌出一种叫作人绒毛膜促性腺激素（HCG）的物质，这种物质有抑制胃酸分泌的作用，能使胃酸显著减少，消化酶活性降低，并会影响胃肠的消化吸收功能，使准妈妈产生恶心、呕吐、食欲下降、肢软乏力等症状。由于酸味能刺激胃液的分泌，提高消化酶的活性，促进胃肠蠕动，增进食欲，有利于食物的消化吸收，因此多数准妈妈喜欢吃酸味的食物，以抑制HCG分泌所带来的消化能力减弱。

喜吃酸是营养的需要

一般怀孕2～3个月后，胎宝宝骨骼开始形成。构成骨骼的主要成分是钙，但是要使游离钙形成钙盐在骨骼中沉积下来，必须有酸性物质参加。酸性物质还能够帮助铁质的吸收，将三价铁转化为二价铁，促进血红蛋白的形成。

喜吃酸可增加母体抵抗力

能够增加母体抵抗力的营养素是维生素C，维生素C可促进准妈妈对铁质的吸收，并对胎宝宝形成细胞基质、促进结缔组织、心血管的生长发育、造血系统的健全都有着重要作用，而许多富含维生素C的水果都呈酸性。

吃酸也要有所选择

1. 不要吃腌制的酸菜或者醋制品，人工腌制的酸菜、醋制品虽然有一定的酸味，但维生素、蛋白质、矿物质、糖分等多种营养几乎丧失殆尽。而且腌菜中的致癌物质亚硝酸盐含量较高，过多食用对母体和胎宝宝健康无益。

2. 要选择新鲜的番茄、樱桃、杨梅、海棠、石榴、葡萄、青苹果等蔬果，才能既改善准妈妈胃肠道不适症状，又能起到增强食欲、补充营养的作用。对于酸酸的山楂，无论是鲜果还是干片，准妈妈都不宜多吃。

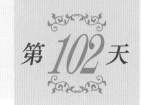
在整个孕期，准妈妈的身体会发生明显的改变。从乳房变大到腹部隆起，这些变化让准妈妈们伤透了脑筋。选购什么样的内衣才能让自己充满美丽"孕"味呢？当你穿着原来的文胸、内裤感到不舒服时，就应该考虑购买较大尺寸的内衣。

❀ 材质重于外观

文胸、内裤的材料、质地需要把握吸汗、舒适的原则。

● 文胸

选购原则：可依照自身喜好、怀孕的不同时期、生活习惯等选择不同类型的胸罩。前开扣式的，这样在检查时、喂奶时都比较方便。也可以选择有伸缩性的布料，从下向上戴的，以及肩带式或比较肥大的胸罩。无钢圈

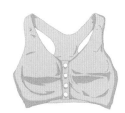

前开扣式胸罩

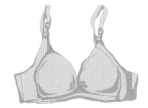

上开扣式胸罩

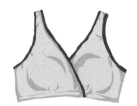

无开扣式胸罩

胸罩或运动型胸罩较舒适，也可以选择可调整背扣的胸罩，因为它可以依胸部变化来调整胸罩的大小。最好选择支撑力较强的胸罩，以免在孕期胸部变大后会自然下垂。

建议选购数量：至少准备 2~3 件。

● 内裤

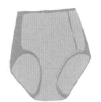

覆盖式内裤

固定式内裤

下开口式内裤

尽早穿专用的为好，专用孕妇内裤腰身都比较高，不会勒在肚脐下方，对腹中的胎宝宝是一种保护。内裤的选择，最好选择能把腹部完全遮住、易于穿脱的内裤。并且孕期中容易出汗，阴道的分泌物也增多，所以要选择具有良好透气性、吸湿性强、容易洗涤的材料制品。冬季时，考虑到保温，最好选用纯棉的。并且内裤不要用松紧带勒紧腹部和大腿根，否则对孕妇和胎宝宝都不利。

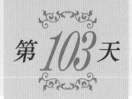

第103天 胎宝宝最怕的几种炎症

第14周+5天　离宝宝出生还有177天

有些准妈妈的疾病可能会危害到胎宝宝的安全。炎症是由病毒或细菌感染引起的，一般病毒和细菌不会通过胎盘由母体传给胎宝宝，但麻疹、弓形体病和李氏杆菌病却可能使胎宝宝受到感染。胎宝宝也可能会间接受到母体炎症（如肾炎）的感染，从而引起早产。准妈妈如果感觉自己感染了炎症，一定要及时去医院检查、治疗，并注意休息，避免感染到胎宝宝。发热是所有病毒或细菌感染的最初征兆，准妈妈要重视体温变化。为了胎宝宝的安全，准妈妈一定要避免感染以下疾病。

❊ 尿路感染

患了尿路感染，会出现尿频、小便灼痛及小腹疼痛等。如治疗不及时，还会出现血尿和高热等症状。出现炎症，应及时在医生的指导下用抗生素治疗。拖延病情会加重为肾炎，则可引起流产或早产。

❊ 弓形体病

该病通常没有什么症状，或有轻度感冒症状。如准妈妈感染上了该病，应去医院检查，看胎宝宝是否感染。如果漏诊，可能会引起流产或死胎，甚至会使新生儿患上精神疾病或失明等。

❊ 李氏杆菌病

其症状与流感和胃肠炎相似。如准妈妈被确诊为此病，应采取引产措施，因为该病会导致早产、流产或死胎。目前，此病在孕期已很少见。风疹会导致胎宝宝大脑和心脏的缺损、耳聋、白内障等。如在怀孕期间感染此病，胎宝宝多半也会被传染。

❊ 疱疹

该病表现为阴道内外出现水疱，伴疼痛。若该病发生在孕期，而且为第一次，分娩时又出现溃疡，应采取剖宫产，以免感染新生儿，因为该病会损伤胎宝宝的大脑。

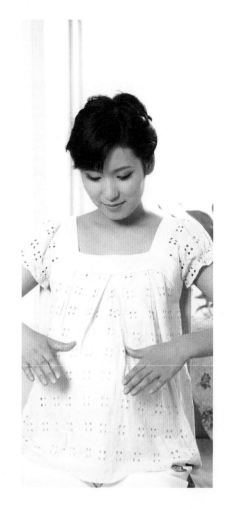

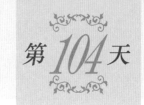
胎宝宝开始手部及臂部运动：双手握拳，动动拇指，扭扭手腕等。现在用手指抓东西也容易些了，胎宝宝现在在不断地锻炼着他细小的肌肉。现在你是不是经常往厕所跑，原来夜里不会起床去厕所，而现在至少要去厕所 1~2 次了呢？恼人的尿频来了。

孕期尿频的原因

所谓的尿频，意思是白天解尿次数超过 7 次，晚上解尿次数超过 2 次，且解尿的间隔在 2 个小时以内。处于孕期中的准妈妈，特别是在孕早期与后期，很容易有尿频的症状发生。女性的子宫位于小骨盆的中央，前面是膀胱，后面是直肠，子宫体可随膀胱和直肠的充盈程度不同而改变位置。通常膀胱贮尿 400 毫升时才有尿意，约 4 小时排尿 1 次。孕早期，子宫体增大又未升入腹腔，在盆腔中占据大部分空间，将膀胱向上推移，刺激膀胱，引起尿频。到了孕期的第 4 个月，由于子宫出了骨盆腔进入腹腔中，因此症状就会慢慢减缓。但是，进入孕后期，大约 38 周，由于胎头下降，使得子宫再次重回骨盆腔内，尿频的症状就又变得较明显，甚至有时会发生漏尿。

预防动作好简单

为将来做准备，现在你就要有意识地练习收缩会阴的肌肉了，动作非常简单，像憋尿时要收紧会阴那样，一收一放计作一次，连续 10~12 次，一天内做 3~4 组，依个人时间在早、中、晚进行；可随时随地练习，比如等红绿灯时，夹紧会阴一直到灯变了为止；也可夹紧会阴看完一行文字（现在你就可以试着做），这种运动没人会发现，像一个有趣的小游戏。这样的练习坚持下来，可增强尿道、阴道、直肠附近的肌肉，产后骨盆的支撑力也会明显增强。

缓解尿频的方法

准妈妈要缓解孕期尿频现象，可从日常生活和饮水量改变做起。也就是说，平时要适量补充水分，但不要过量或大量喝水。如果排尿时有疼痛感，并尿液浑浊，可能患了膀胱炎或尿道炎，需要马上看医生。这可能是由于白带增多而引起的细菌感染，细菌有可能感染膀胱和尿道，使准妈妈患上膀胱炎或尿道炎，加重尿频，所以准妈妈要特别注意卫生。另外，准妈妈要了解尿频是孕期中很正常的生理现象，不要过于担心。

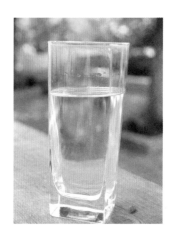

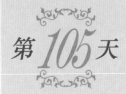

青瓜炒虾仁

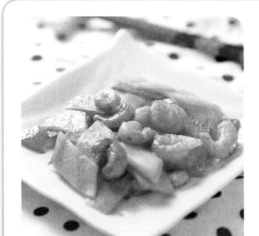

- **材料准备**：黄瓜 250 克，腰果 50 克，虾仁 150 克，胡萝卜 1 根。
- **调料**：葱花适量，精盐 1 小匙，植物油 1 大匙。

1. 将黄瓜洗净，去皮，切成片；胡萝卜洗净，切成同黄瓜片大小相仿的片；虾仁用沸水焯一下，捞出控水。

2. 炒锅烧热，加植物油，六成热时将腰果下入锅中炸熟，捞出沥油。

3. 炒锅中油升温至八成热时，放葱花爆香，倒入黄瓜片、胡萝卜片、腰果、虾仁翻炒均匀，最后加精盐调味即可。

烹饪方法

炒

烹饪时间

10分钟

香菇米饭

- **材料准备**：糯米 400 克，猪瘦肉 100 克，香菇 30 克。
- **调料**：姜、虾米、盐、植物油、酱油、料酒各适量。

1. 糯米洗净后用水浸泡 8 小时。

2. 猪瘦肉、香菇切细丝，虾米泡软。

3. 姜带皮拍软后切末。

4. 电饭煲中倒入少量植物油，接通电源。

5. 热后放入姜末、猪瘦肉丝，略炒至变色，放虾米、香菇、料酒、酱油、盐。

6. 把泡发好的糯米倒入锅中，加入水，像蒸米饭一样蒸熟即可。

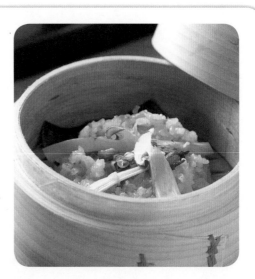

烹饪方法

蒸

烹饪时间

40分钟

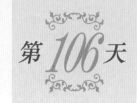

现在是胎宝宝非常快乐的时光，他能够做出各种各样的活动，他随时玩弄脐带、握拳、伸脚、眯眼、吞咽、转身，甚至会翻跟头呢！

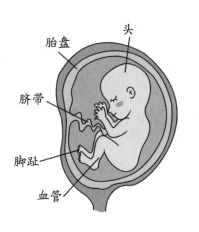

胎盘　头
脐带
脚趾
血管

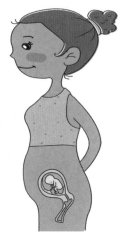

胎宝宝的发育

16 周的胎宝宝身长大约有 12 厘米，体重增加到 150 克，胎宝宝此时看上去像一个梨子。胎宝宝在本周发生的最大变化就是他自己会在子宫中玩耍了，胎宝宝在子宫中最好的玩具就是脐带了，他有时会拉它，用手抓它，将脐带拉紧到只能有少量空气进入。不必太担心，16 周的胎宝宝自己已有分寸，他不会让自己一点空气和养分都没有的。另外循环系统和尿道在这时也完全进入了正常的工作状态。胎宝宝在第 16 周时可以不断地吸入和呼出羊水了。

准妈妈的变化

这期间准妈妈下腹部膨隆，感觉下坠，常常有心慌、气短的感觉，甚至便秘。血红蛋白下降，到第 15 周末，子宫底的高度处在耻骨联合与脐之间。这时阴道分泌物仍较多，腰部沉重感、便秘、尿频等现象依然存在。此外，准妈妈还可发生头痛、痔疮及下肢、外阴静脉曲张。孕中期，丈夫及家人的体贴与爱抚使准妈妈的心情趋于平静。这时将是孕期最乐观的日子。

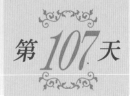
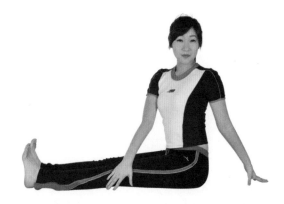

01　扭转脊椎运动

准妈妈坐在地上，伸直双腿，向上弯曲脚踝，挺直后背，以向后看的方向扭动身体，左右交叉进行，这样能放松侧腰肌肉。

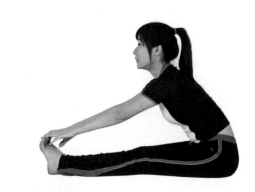

02　后背拉伸运动

准妈妈坐在地上，伸直双腿，向上弯曲脚踝，然后保持拉脚的姿势。在不屈膝的状态下，向前挺直后背，同时向前伸直手臂。这个动作能放松后背肌肉，消除肌肉紧张感。

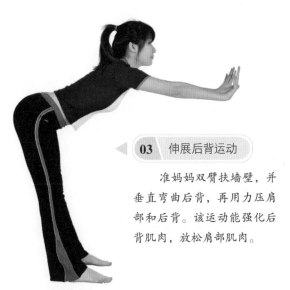

03　伸展后背运动

准妈妈双臂扶墙壁，并垂直弯曲后背，再用力压肩部和后背。该运动能强化后背肌肉，放松肩部肌肉。

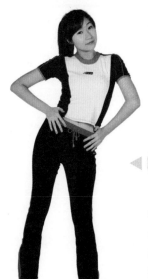

04　两侧活动骨盆

准妈妈自然站立，双脚分开与肩同宽，并稍微屈膝，先向右侧用力推骨盆，再向左侧用力推骨盆。该运动能强化骨盆与臀大肌。

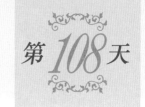
1. 当躺下休息时，要尽可能采取左侧卧位。这样可减少增大的子宫对腹主动脉、下腔静脉和输尿管的压迫，增加子宫胎盘血流的灌注量和肾血流量，减轻或预防妊高征的发生。

2. 如果醒来时发现自己没有采取左侧卧位，就改成左侧卧位；如果感到不舒服，就采取能让自己舒服的体位。

3. 感到舒服的睡眠姿势是最好的姿势，不要因为不能保持左侧卧位而烦恼。每个人都有自我保护能力，孕妈妈也一样。如果仰卧位压迫了动脉，回心血量减少导致供血不足，孕妈妈会在睡眠中改变体位，或醒过来。

4. 使用一些辅助睡眠的用品，如侧卧睡垫和靠垫。孕晚期孕妈妈的腰部会承受较大的压力，所以需要特别的保护。舒适靠垫和睡垫，可以贴合孕妈妈腰部的曲线，而且可以按摩腰部，减轻腰部压力，缓解腰部不适。

5. 不要长时间站立、行走或静坐；坐着时，不要靠在向后倾斜的沙发背或椅背上，最好是坐直身体。长时间站立和行走，会影响下腔静脉和腹主动脉供血，坐直身体可减少腹主动脉受到的压力。

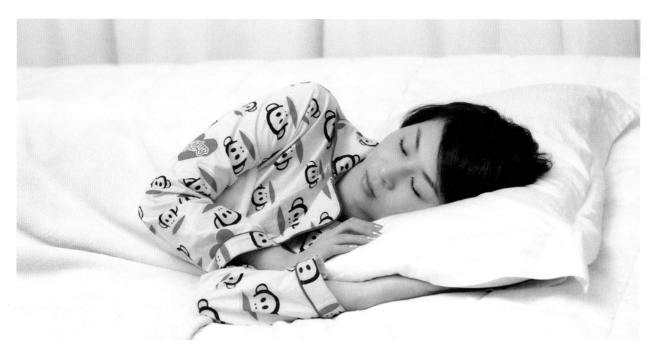

准妈妈要注意口腔卫生

第 15 周 +4 天　离宝宝出生还有 171 天

准妈妈要注意口腔卫生，每天至少刷牙两次，每次至少 3 分钟，正确的刷牙能清除口腔中 70% 的细菌。要给宝宝一口好牙，妈妈在怀孕时还要注意补充足够的营养。

❊ 准妈妈　　的口腔卫生很重要

怀孕会引起生理上的一连串变化，口腔部分也会因为内分泌及生活饮食习惯的改变而使准妈妈患许多口腔及牙龈的病变。在怀孕 1 ~ 3 月期间因胎宝宝发育易受药物影响而导致畸形儿，这段时间尽量不要使用药物。一般的口腔手术，手术前后都须服用治疗药剂，如果需要手术治疗的，一旦时间过长或刺激口腔，会导致准妈妈流产。

❊ 做好口腔检查

准妈妈除了要做常规的血常规检查、尿常规检查、肝肾功能检查、超声检查外，本月准妈妈最好还要进行口腔检查。当准妈妈进入孕期的时候，很容易发生口腔疾病。所以当准妈妈发生口腔疾病时，不仅容易引起并发症，还会影响胎宝宝的正常发育。另外，为了保护胎宝宝的发育，准妈妈还不能使用药物，这会加大口腔疾病给准妈妈带来的痛苦。

❊ 保持口腔卫生

1	早晚必须各刷一次牙。餐后及时用漱口水漱口。刷牙可根据自己的情况来选择牙膏，如果有龋齿，要选用含氟或含锶的牙膏；齿龈出血、水肿者，宜选用消炎止血的药物牙膏；若是由于吃酸性零食过多而引起的牙齿过敏，可以嚼含川椒粒，或选用脱敏牙膏
2	在孕期经常去口腔科进行检查，彻底洗牙。如果牙齿有龋、牙龈炎、牙周炎，应及早进行治疗
3	如果患有口腔炎、口角炎，应充分摄取维生素 B_2；牙龈出血，多吃富含维生素 C 的食物
4	当需要拔牙时，时间一定选择在怀孕的 3 个月以后、7 个月以前的时间进行。因为在怀孕的前 3 个月拔牙，容易诱发流产并加重孕吐；而在怀孕 7 个月后，因身体笨重不便与医生配合，而且有引发早产的可能。不是治疗上必需，一定不要拍牙齿 X 线片。必须拍时，应在腹部围上 "铅橡皮围裙"，以防放射线危害准妈妈和胎宝宝
5	平时可做上下叩齿动作。这样不仅能增强牙齿的坚固性，同时可增加口腔唾液分泌量，其中的溶菌酶具有杀菌、洁齿作用

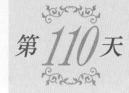
　　威廉·阿道夫·布格罗（1825—1905）是法国画家，19世纪法国学院派绘画的最重要人物。他的油画多以神话和寓言为题材，追求唯美主义，擅长创造美好的理想化境界。准妈妈现在要继续保持良好的心态，可以欣赏下面这幅古典主义油画，让内心获得宁静与舒适。

❖ 走进绘画

　　《抗拒爱神的少女》是威廉·阿道夫·布格罗1880年创作的油画。画家精细刻画了少女的心理状态，这是一种在其纯洁的、自持的少女状态和爱的世界的痛苦之间的矛盾冲突。她带着微笑和爱神保持着距离。

　　这幅画高80厘米，宽55厘米，现藏于美国洛杉矶保罗格蒂博物馆。

❖ 唯美视觉

　　精致细腻的画面，完美无瑕的画风，正是学院派绘画的典型特征。在观赏这幅画的同时，要暗示自己："我沐浴在温暖的阳光和清新的空气中，感受到温馨、宁静与爱，我情不自禁地笑了起来，今天真是美好的一天！"

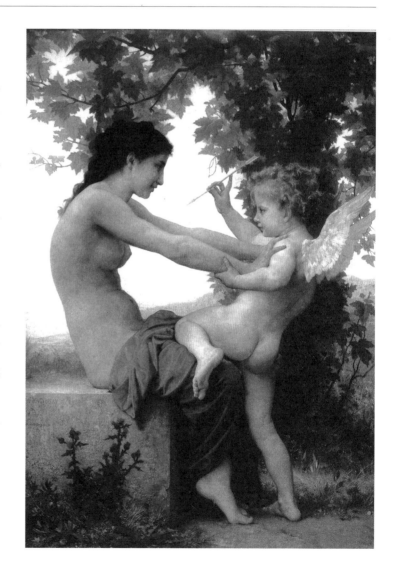

《抗拒爱神的少女》

/ 威廉·阿道夫·布格罗（法国）

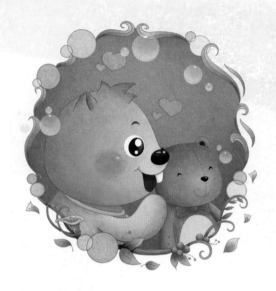

轻轻一扫
码上会说话

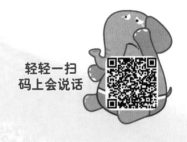

贝瓦有一个玩具熊。

贝瓦很喜欢玩具熊。

贝瓦跟玩具熊一起吃饭。

一起做游戏，一起睡觉。

贝瓦觉得玩具熊是他最好的朋友。

有一天，玩具熊摔跤了。

玩具熊的身上都是泥水。

贝瓦伤心地流下了眼泪。

妈妈说："小熊太脏了，把它丢了吧。"

贝瓦说："不！它是我最好的朋友，不能丢。"

贝瓦决定给玩具熊洗个澡。

洗干净的玩具熊看起来好了一些。

可是，玩具熊身上的好多

毛毛不见了。

妈妈看着玩具熊摇摇头说："小熊还是很难看。"

贝瓦说："多难看它都是我的好朋友。"

晚上，妈妈拿出一个小摇篮给贝瓦。

妈妈说："让玩具熊在小摇篮里休息吧。"

妈妈把小摇篮挂在贝瓦房间的窗子上。

小摇篮里的玩具熊可以看着贝瓦。

贝瓦还是可以跟玩具熊一起睡觉。

贝瓦悄悄对玩具熊说："你永远是我最好的朋友。"

晚安，小熊。晚安，贝瓦。

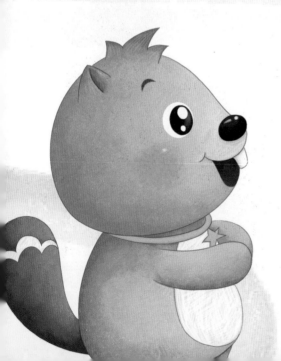

孕 **5** 月

胎动带来的惊喜

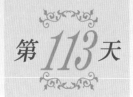

第113天 胎宝宝只有一个梨子那么大

第16周+1天　离宝宝出生还有167天

在今后的3周内，胎宝宝将经历一个飞速增长的过程，重量和身长都将增加两倍以上。

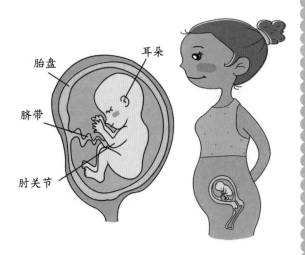

胎盘
耳朵
脐带
肘关节

小贴士

1. 此阶段早孕反应已经减轻，准妈妈食欲大增，是体重开始增加的时候，在饮食上一定要有所节制。

2. 本周按部就班地进行胎教，要适时适量，了解胎宝宝的活动规律，一定要选择胎宝宝觉醒时进行胎教，且每次不超过20分钟。

胎宝宝的发育

17周的胎宝宝身长大约有13厘米，体重150～200克。宝宝此时的骨骼都还是软骨，可以保护骨骼的"卵磷脂"开始慢慢地覆盖在骨髓上。

胎宝宝17周的时候可以借助听诊器听到他强有力的心跳。胎宝宝有力的心跳可以减少准妈妈对分娩的恐惧，使准妈妈信心倍增。同时准妈妈那颗因怕宝宝在怀孕时受到伤害的心可以暂时放下了，宝宝强有力的心跳说明了一切，从此可以通过听胎心音来确定宝宝的健康状况。如发现任何异常，要立即到医院寻求医生的帮助。

准妈妈的变化

胎宝宝17周的时候，准妈妈的身体重心随着子宫的不断增大而发生着变化。这时候准妈妈可能会感到行动有些不方便，所以要注意衣服的舒适和随意，鞋要尽量选择软底平跟的。

通常在怀孕14～18周的时候，建议到医院做一次产前的检查和诊断。如果怀孕时你的年龄已在35岁以上，并曾有过流产和死产史，通过检查可以对胎宝宝先天性和遗传性疾病做出判断。

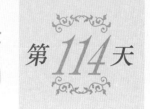

准妈妈机体的功能情况会在指甲上有一定的反映。准妈妈平时只要注意观察指甲上的微妙变化，便可预测自己的健康状况。

❧ 看指甲的形状

如果准妈妈的指甲形状像一把小匙子，甲色苍白，那么就有贫血的可能。如果发现你的指甲是这样的话，要及时去医院检查，接受专业的治疗。

❧ 看指甲的颜色

如果准妈妈的指甲无光并且全部是白色的，这可能是妊娠合并有肝部疾病的征兆，也许是缺乏锌元素及维生素 B_6 不足的征象。准妈妈会常觉得手脚发凉、精神很差、易疲劳，而且皮肤干燥、粗糙，毛孔粗大。一方面要增强血液循环，减少代谢产物和毒素对肝脏的损害。另一方面，饥、饱不匀的不良饮食，会引起消化液分泌异常，导致肝脏功能失调。所以白指甲准妈妈产检的时候别忘了化验肝功能。

❧ 看指甲的质地

如果准妈妈的指甲发黄，很容易折断，做家务的时候轻轻碰撞一下，指甲就会整片掉下来，那就要警惕妊娠期糖尿病了。妊娠期糖尿病将危及准妈妈和胎宝宝的健康，普通人患糖尿病的明显症状是三多一少，多饮、多食、多尿和消瘦，准妈妈却没有什么明显症状，不易发现，通常要靠抽血筛查和做糖耐量试验。

❧ 看指甲的表面

如果准妈妈的指甲上出现凹痕，那么显示缺钙就比较严重了。如果孕期摄钙不足会造成肌肉痉挛、骨头酸痛，还可导致准妈妈骨质疏松，引起骨软化症。

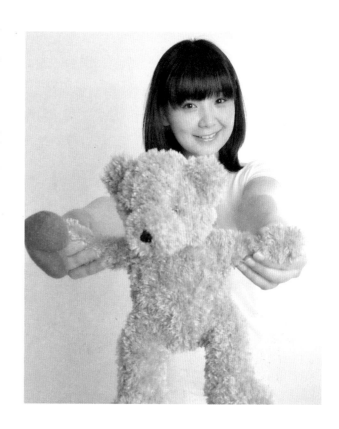

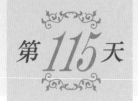

第115天 拍拍肚皮，晒晒太阳

太阳光中的紫外线照到人体的皮肤上，可穿透皮肤表面，作用于皮下的脱氢胆固醇，合成维生素D。维生素D可以促进肠道对钙的吸收，从而帮助骨骼生长，预防小儿佝偻病。

巧晒太阳吸收钙

准妈妈应注意适当进行室外活动，多进行日光照射。特别是冬春季怀孕的准妈妈，每天有意安排自己多晒太阳，使身体摄取充足的维生素D，让胎宝宝的骨骼和牙齿发育得更结实，消除先天佝偻病和龋齿的因素。

准妈妈如何晒太阳

● 不要隔着玻璃晒太阳

阳光中的紫外线有利于合成维生素D，但紫外线无法穿透普通的玻璃。坐在屋子里隔着玻璃晒太阳，实际上只是得到了阳光的温度，却拒绝了阳光的营养。

● 保证每天的日晒时间

准妈妈要把晒太阳作为每日必修课，晒太阳要足量，冬季每天不少于1个小时，夏季每天不少于半小时。特别是那些久坐办公室或在地下室等场所工作的准妈妈更为重要。另外，紫外线还有杀菌功效，半个小时左右的日晒就能起到对皮肤和房间空气消毒的作用。

● 掌握最佳日晒时间

上午9-10时，下午4-5时，这是每日最佳日晒时间。而在中午，阳光中的紫外线过强，长时间日晒会对皮肤造成伤害。

● 注意季节性

晒太阳也要考虑季节因素。如果处于夏季，则要尽量避免暴晒，适当减少晒太阳时间。在夏季准妈妈尽量避免直晒，可以在树荫下享受散射，外出衣着尽量透气、轻便。

● 选择最佳防晒品

准妈妈晒太阳时要摘掉帽子和手套，尽量将皮肤暴露在外，让阳光与皮肤亲密接触。但由于准妈妈对阳光中能使人晒黑的UVA更为敏感，遭遇阳光后，会比其他人产生更多的色素沉着，面部雀斑也会加重，甚至有些色素痣还可能变成黑色素瘤。

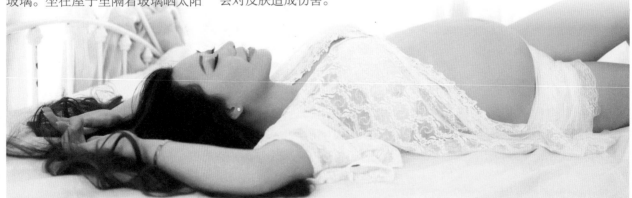

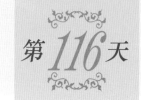
❖ 普拉提运动

对那些想苗条的准妈妈来说，做普拉提练习是不错的选择。请按照下列提示进行练习。

01　自然平躺

背躺在地板上，脖子放松，保持脊椎的自然弯曲。

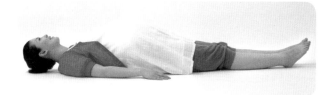

02　收腹抬上体

吸气5拍，慢慢吐气5拍，同时收缩腹部并抬起上体。

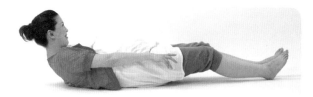

03　提膝靠上身

背部贴紧地面，脖子放松。呼气时把脖子梗起来，使头部离开地面，同时提膝盖并靠近上身。

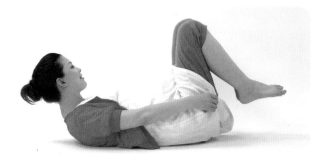

04　收腹提臀

腹部、臀部收紧，身体躯干呈一条直线，静止20秒。

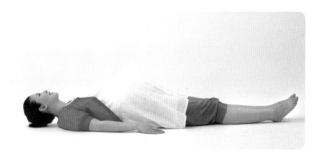

05　摆动身体

身体中心躯干轻轻地上下移动，抬起、放下，反复做12～15次。做这一步时，明显感觉到腹部的肌肉收紧。

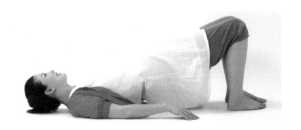

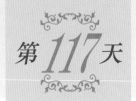
孕期一定要找到合适的方法保证充足而良好的睡眠，这既是为准妈妈的身体健康着想，也是对胎宝宝的健康发育负责。

❀ 清洁功课要做足

进入睡眠状态前，我们的身体会通过排汗的方式降低体温。排汗自然能排除体内有害物质，但脸上的油和汗被枕头又吸回去了，睡在这样的枕头上面只会恶性循环，导致痘痘的生长。所以，不但要在睡前彻底卸妆，还应每周更换一次枕套，同时要注意选用透气和吸汗的纯棉质地的床上用品。

❀ 睡前心情要平静

准妈妈不应该在睡前做剧烈活动或令准妈妈感到兴奋和疲劳的事情，可以简单地冲个热水澡或用热水泡脚，喝杯温热的牛奶来舒缓绷紧的神经。

❀ 睡姿很重要

右侧卧位或仰卧位时，准妈妈对胎宝宝的血液供给都会减少，而左侧卧位则可以供给胎宝宝较多的血液。胎宝宝在准妈妈肚子里也会比较安逸，不会产生局促的胎动，打扰到准妈妈的睡眠。因此，无论从胎宝宝的健康出发，还是准妈妈的睡眠质量出发，都应该选择左侧卧位。

❀ 脚部适当垫高

随着胎宝宝的日益增大，准妈妈脚部的负担也日渐加重，双脚容易疲劳或抽筋。尤其是发生下肢水肿或静脉曲张的准妈妈，睡眠时可以将脚部适当垫高，以预防腿部抽筋，还能有助于改善血液循环。

❀ 准妈妈，你用过侧卧垫吗

可调节的侧卧垫使身体与垫子科学地贴合，保护腹中的胎宝宝，有效支撑准妈妈的背部，让准妈妈保持舒适睡姿，提高睡眠质量。怀孕后期，双腿肿胀的现象普遍存在，用它垫高双脚，可促进血液回流心脏，缓解肿胀现象。高质量的睡眠非常重要，它不但能给准妈妈带来好气色，更能让准妈妈在新的一天精力充沛，心情愉悦。

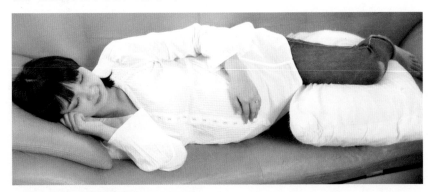

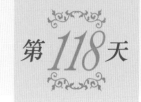
孕中期是胎宝宝身体各项功能发育的重要时期，准妈妈提供的营养关系到胎宝宝能否茁壮成长。因此，合理补充营养尤为重要。

❀ 营养补充重质不重量

本阶段胎宝宝开始形成骨骼、牙齿、五官和四肢，同时大脑也开始快速发育。胎宝宝的大脑开始划分专门区域，嗅觉、味觉、听觉、视觉及触觉都开始发育。为适应孕育胎宝宝发育的需要，准妈妈体内的基础代谢会加大，子宫、乳房、胎盘也会迅速发育，因此需要适量补充蛋白质和能量。

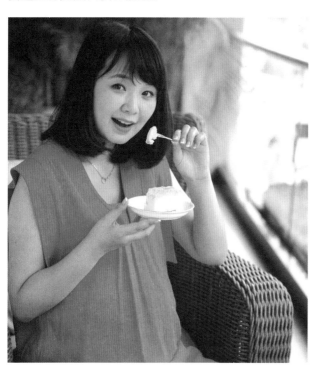

❀ 不要过量吃甜食

糖类在人体内的代谢会消耗大量的钙，孕期钙的缺乏，会影响胎宝宝牙齿、骨骼的发育。过多食用巧克力也不好，这样会使准妈妈产生饱腹感而影响食欲，结果身体胖了，而必需的营养素却缺乏了。

❀ 少吃含有添加剂的食品

罐头食品含有的添加剂，是导致畸胎和流产的危险因素，所以准妈妈要远离罐头食品。油条在制作过程中添加的明矾，是一种含铝的无机物，铝可以通过胎盘侵害胎宝宝。

❀ 一日食谱举例

时　间	食物种类
早餐	番茄鸡蛋面 1 碗，酱猪肝少许
加餐	酸奶 1 杯，坚果类适量
中餐	米饭 100 克，木耳娃娃菜 100 克，清炒蚕豆 50 克，糖醋排骨适量
加餐	桃子 1 个，坚果类适量
晚餐	奶酪烤鸡翅 50 克，腊肠炒荷兰豆 100 克，红薯汤 1 碗，米饭适量

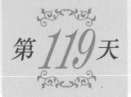

准妈妈可以一边播放清新的音乐，一边学着制作花艺。尤其是当准妈妈感到心情烦躁时，给自己营造一个美好的环境十分重要。暂时忘掉那些不愉快吧！亲手插出唯美的小花，让身边的人和胎宝宝都感染到这份艺术魅力吧！

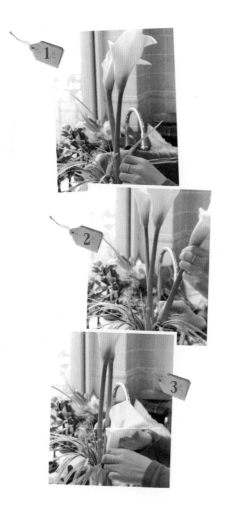

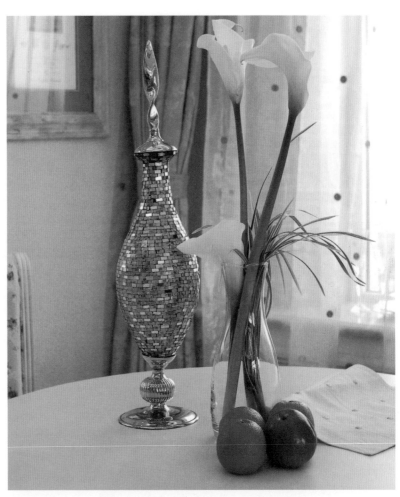

1. 先放入两枝最长的马蹄莲。

2. 再将一枝短一些的马蹄莲顺瓶口轻轻插入花头至瓶口处。

3. 插入兰花草并加以调整使其起到固定三枝主花的作用。

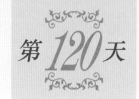
对 18 周的胎宝宝来说，他现在的"房子"非常大，所以他会非常活跃，频繁地变换姿势，做各种动作。准妈妈，快去细心体会这幸福的时光吧！

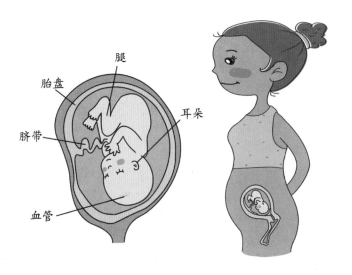

腿

胎盘

脐带

血管

耳朵

🌸 **小贴士**

1. 高龄准妈妈要做羊水穿刺检查，以判断胎宝宝是否染色体异常、精神管缺陷等疾病。

2. 孕中期胎宝宝发育比早期快，对各种营养物质的需求会相应增加，准妈妈要根据自身情况适量补充钙、铁、锌和各种维生素。

🌸 胎宝宝的发育

18 周的胎宝宝身长大约有 14 厘米，体重约 200 克。胎宝宝此时小胸脯一鼓一鼓的，这是他在呼吸，但这时的胎宝宝吸入呼出的不是空气，而是羊水。

胎宝宝 18 周的时候，如果是女孩，她的阴道、子宫、输卵管都已经各就各位；如果是男孩，他的生殖器已经清晰可见。当然有时因胎宝宝的位置的不同，小小的生殖器也会被遮住。

🌸 准妈妈的变化

由于准妈妈的腹部在不断增大，其他脏器也随着子宫的增大和胎宝宝的发育发生一定的位移。子宫的顶部呈现圆形，同时也在拉长。子宫的位置在肠道的上前方，一些准妈妈会在站立时轻易地触摸到膨隆起来的腹部。可以开始进行乳头的保养，做些授乳前的准备。准妈妈应注意体重，准备一个人体秤，一星期称一次。孕中期，每周体重增加不应超过 500 克。

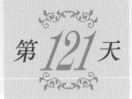

第121天 孕期痔疮"可以没有"

第17周 +2天　离宝宝出生还有159天

　　由于腹内压力的增加，增大的子宫对下腔静脉造成压迫，影响下腔静脉及盆静脉回流，造成静脉曲张、瘀血，致使很多准妈妈出现痔疮，或使原有的痔疮症状加重，严重影响正常生活和行动。如何改善便秘症状，摆脱痔疮困扰呢？

调整饮食是关键

　　准妈妈日常饮食中应多吃新鲜蔬菜、水果，尤其应注意多吃些富含粗纤维的食物，如芹菜、韭菜、苦瓜、萝卜等，也要多吃些粗粮，如玉米、地瓜、小米等。这些食物除了含有丰富的营养物质外，还能刺激肠蠕动，防止粪便在肠道内堆积。准妈妈应该注意不吃或少吃辛辣刺激性的食物和调味品，少喝碳酸饮料。

养成定时排便好习惯

　　准妈妈要养成定时排便的好习惯。排便时间要相对固定，一般可定在某一次进餐后为好。排便习惯一旦形成，不要轻易改变，一旦有要大便的感觉就不要忍着，排便时也不要太用力，不要在厕所蹲太长的时间，因为这会对直肠下端造成压力而出现痔疮。千万不要蹲在厕所里看书、看报，否则会增加腹压和肛门周围血流的压力，导致痔疮或加重痔疮。如果大便干燥，排便困难时可遵医嘱用些润肠通便的药物。

适当活动和保健

　　准妈妈应防止久坐不动，提倡适当的户外活动，如散步、做准妈妈操及打太极拳等。睡觉时尽量采取左侧卧位，这样能减轻直肠静脉的压力，有助于身体下半部的血液回流。适量的体力活动可增强体质，促进肠蠕动而增进食欲，防止便秘。每日早晚可做两次缩肛运动，每次30～40遍。这样有利于增强盆底肌肉的力量和肛门周围的血液循环，有利于排便和预防痔疮。还可经常做肛门按摩来改善局部的血液循环。

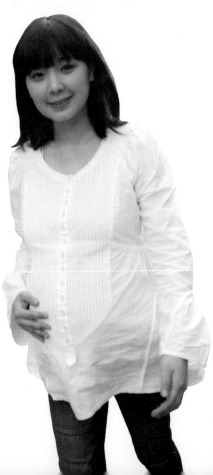

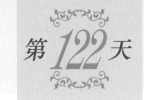

由于胎宝宝在子宫内通过胎盘接受母体供给的营养和母体神经反射传递的信息，使胎宝宝脑细胞在分化、成熟过程中不断接受母体神经信息的调节与训练。因此，孕期母体"七情"的调节与子女的智商有很大的关系。

❤ 胎宝宝的记忆训练

当一个新生儿呱呱坠地时，其实他对这个世界并不陌生。因为他在娘胎里已有好多时间用来习惯四周环境，例如听声音，区别不同的嗓音，熟悉音乐以及其他声响。

• 对胎宝宝各种潜能进行训练

胎宝宝对外界有意识的激动行为，感知体验，将会长期保留在记忆中，直到出生后。对婴儿的智力、能力、个性等均有极大影响。

因此，对胎宝宝潜能进行及时合理的训练，母亲时刻保持着愉快、平和、稳定的心态，才能对胎宝宝大脑的全面发展提供有利的基础，也是促进胎宝宝记忆发展的有力手段。

• 训练胎宝宝对刺激的适应能力

专家在实验中，采用了重复振动和声学相结合的适应技术，对25 个妊娠期在 37～40 周的胎宝宝进行了刺激试验，并用超频率音响扫描仪对他们的反应进行了观测。研究人员指出，当胎宝宝的肢体在刺激发生后的 1 秒钟内运动的话，说明他具有积极的反应能力，如果在连续进行了 4 次刺激后，胎宝宝不再有反应，则说明他对刺激已经适应了。

实验中还发现，在进行了初次刺激以后，过 10 分钟或 24 小时再进行第 2 次刺激，胎宝宝同样表现出对刺激的适应能力，这就说明在这段时间内，胎宝宝能够记住这一刺激。于是科学家们推断出胎宝宝具有 10 分钟短期记忆力和 24 小时长期记忆力。

• 胎宝宝是有记忆的

准妈妈是生命之舟，但她的作用不仅仅在此，在整个怀孕期间，她和胎宝宝之间都存在着持久的、强烈的感情上的交流。有些在母亲子宫里留下的无意识的记忆，甚至到孩子长大成人时还记忆犹新。

由于胎宝宝在子宫内，通过胎盘接受母体供给的营养和母体神经反射传递的信息，促使胎宝宝脑细胞分化。在大脑成熟的过程中，不断接受着母体神经信息的调整和训练。因此，怀孕期间母亲喜、怒、忧、思、悲、恐、惊七情的调节与胎宝宝才能的发展有很大关系。胎宝宝是有记忆的，胎宝宝不是无知的小生命，孩子的聪明才能的启蒙，是应从胎宝宝期就开始着手的。

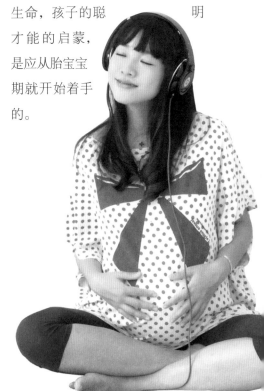

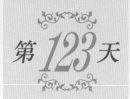

第123天 准爸爸孕中期应做什么

第 17 周 +4 天　离宝宝出生还有 157 天

夫妻间常犯的一个错误是总希望对方能猜中自己的心思。但是，怀孕可是他根本无法体会的经历，所以，关键是你首先要告诉他该怎么做。

准爸爸应做的事情

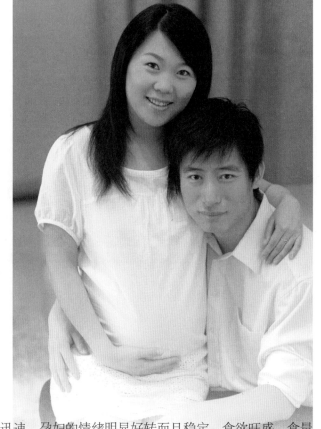

|---|---|
1	带太太买孕妇装，若太太脚水肿、变大，还要换一双合脚的鞋
2	可以开始胎教了，让胎宝宝听柔和的音乐、跟胎宝宝说话、提醒太太养成良好的生活习惯及饮食习惯
3	可以规划一个轻松、安全的旅游
4	陪太太参加产前妈妈教室，多了解孕期及分娩知识
5	给宝宝起名字
6	太太可能出现乳房肿胀和妊娠纹，帮她按摩乳房、在她的肚子上擦乳液
7	与其他父母交换育儿经验

给准爸爸的小提醒

孕妇到了孕中期，由于早孕反应消失，胎宝宝发育迅速，孕妇的情绪明显好转而且稳定，食欲旺盛，食量增大，因此做丈夫的就需要在孕妇的饮食上下功夫了。

首先，不要讥讽妻子饭量大。其次，亲自动手为妻子选购、烹调可口的佳肴。最后，注意计算每日妻子饮食的营养量，保证营养平衡，并根据孕妇的健康状况，适当调整饮食。

此期是胎宝宝发育的重要时期，丈夫应该帮助妻子做好孕期保健和自我监护，共同关心小宝宝，既有利于胎宝宝的生长发育，又可以增进夫妻感情。

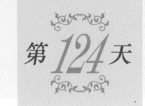
在 18 周左右时，准妈妈需要去做一次产前检查，这样可以发现胎宝宝是否存活，是否多胎，还能鉴定胎宝宝是否有畸形。

❀ 详细超音波检查

孕 20 周时做超声波检查，主要看胎宝宝外观发育上是否有较大的问题。医师会仔细量胎宝宝的头围、腹围、看大腿骨长度及检视脊柱是否有先天性异常。

准妈妈在 16 周时，已可看出胎宝宝性别，但在 20 周时，准确率更高。至于最令准妈妈期待的首次胎动，会在 18 ～ 20 周出现。

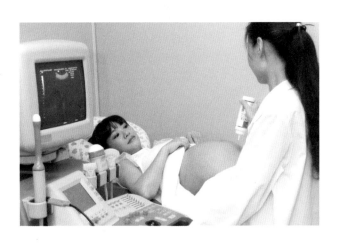

❀ 羊水检查可预测的疾病

羊水检查是产前诊断常用的有创伤性的一种方法。利用羊水检查，可预测多种新生儿疾病：

● 染色体或遗传代谢疾病

可以用羊水中胎宝宝脱落下来的细胞做培养实验，细胞培养后可检测染色体疾病或遗传代谢病，这种检测方法比较科学和准确。

● 无脑儿或开放性脊柱裂畸形

可以通过检查羊水中甲胎蛋白的含量来判断胎宝宝是否患有疾病。当正常怀孕 15 ～ 20 周时，羊水中甲胎蛋白的含量在 10 微克 / 毫升以下。若偏离此数值，就有可能发生无脑儿或开放性脊柱裂畸形等。

有时甲胎蛋白的含量会有所增高，甚至会高出 20 倍以上。就可能会出现 Rh 溶血病、先天性食管闭锁、先天性肾病等。

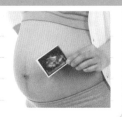

本月 B 超检查显示

宝宝成长到约 19 厘米，体重约 200 克。心脏跳动明显，宝宝四肢动着，在子宫内健康成长。

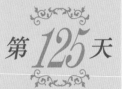

第125天 胎教故事《如果我有一支魔法笔》

第17周 +6天 离宝宝出生还有155天

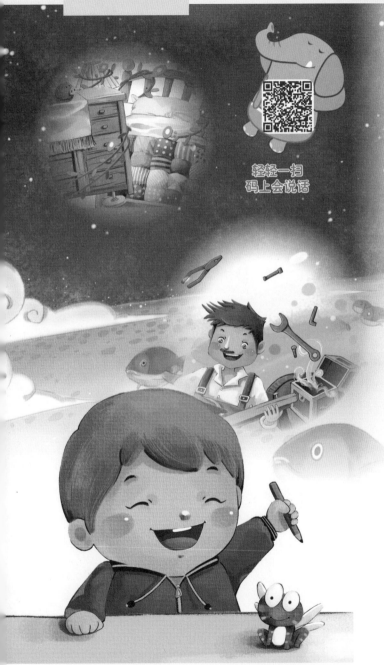

轻轻一扫
码上会说话

乐乐正在写作业，看着手中能写出字的笔，他突然有了一个奇妙的想法："如果我有一支魔法笔该有多好！"

如果，我有一支魔法笔！我要把房间里的家具都画出叶子。

我要把路边的高楼都画出花朵，我要把奔跑的汽车都画成蓝莓的样子。

我要把街上的人都画成童话里的角色。最后，给自己画一对翅膀，可以自由飞翔。

如果，我有一支魔法笔！我要把池塘里的青蛙画上天空。

我要把鱼儿的梦里画满云朵，我要把彩虹画到地球的每一个地方。

我要把雨林画进世界的每一个角落。最后，给自己画一只帆船，可以四处漂泊。

我还要给爸爸画一个"百宝箱"。

我还要给妈妈画两只力大无穷的胳膊。

我还要给每一个宝宝的手里都画上各种各样的玩具。

我还要给每一位爷爷奶奶画出好多好多的欢乐。

当然，最后还要给自己画一个"我"，可以把心里话悄悄地对他说。

如果，我有一支魔法笔！那真不错！

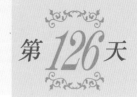
鲜蘑瘦肉汤

- 材料准备：鲜蘑150克，胡萝卜半根，猪瘦肉50克。
- 调料：姜2片，精盐、酱油、淀粉各少许。

1. 将鲜蘑洗净，去根，用手撕成条，用沸水焯一下，捞出控水。猪瘦肉切薄片，加入酱油、淀粉腌渍片刻。胡萝卜洗净，切大片。

2. 炒锅烧热，加入适量清水烧开，放入鲜蘑、姜片及胡萝卜片煮沸，再加入腌制好的肉片煮至熟烂，放入精盐调味，即可食用。

烹饪方法
▼
煮

烹饪时间
▼
20分钟

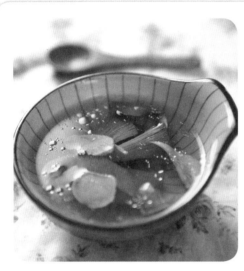

脊骨白菜煲

- 材料准备：白菜嫩叶500克，猪脊骨200克。
- 调料：精盐2小匙，鸡精1小匙，胡椒粉少许，清汤适量。

1. 将白菜嫩叶用清水洗净，撕成大块，放入沸水锅中焯烫一下，捞出用冷水过凉，沥去水分。

2. 将猪脊骨砍成大块，放入清水锅中烧沸，焯烫5分钟，捞出冲净，沥去水分。

3. 净锅置火上，加入清汤，放入脊骨块烧沸，转小火煮约1小时。

4. 再放入白菜叶，加入精盐、鸡精、胡椒粉煮约5分钟，出锅装碗即成。

烹饪方法
▼
煮

烹饪时间
▼
80分钟

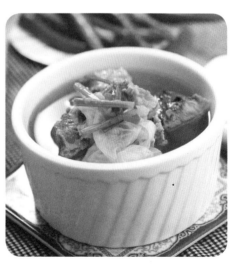

胎宝宝的听力发达起来了，他不停地捕捉着周围的声音，感到新奇又兴奋。快和胎宝宝说说话吧，他最喜欢妈妈温柔的声音了。

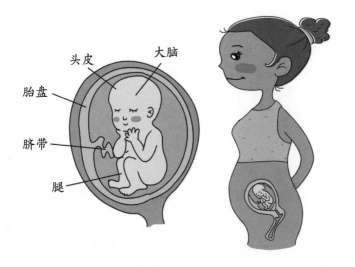

头皮　大脑

胎盘

脐带

腿

小贴士

胎宝宝的听觉开始形成，准妈妈要开始对胎宝宝进行有规律的声音胎教，以促进胎宝宝听力的发育。

胎宝宝的发育

19周的胎宝宝身长大约有15厘米，体重200～250克。胎宝宝此时开始能够吞咽羊水，肾脏已经能够制造尿液，头发也在迅速生长。19周的时候，宝宝最大的变化就是感觉器官开始按照区域迅速发展。味觉、嗅觉、触觉、视觉、听觉从现在开始在大脑中专门的区域里发育，此时神经元的数量减少，神经元之间的连通开始增加。

准妈妈的变化

胎宝宝19周的时候，准妈妈的子宫底每周会升高1厘米，每天准妈妈都会清楚地感到胎宝宝在不停地运动，甚至晚上因为他的折腾而使准妈妈无法入睡。现在准妈妈应该坚持有规律地数胎动了，时间最好固定，胎动一般平均每小时3～5次。每天坚持数胎动是一种直接的胎教。当准妈妈对胎宝宝高度注意时，可以想象胎宝宝的各种体态，胎宝宝也会回应准妈妈的感受，这样会增进母子之间的感情交流。

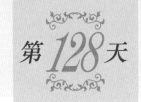

记忆力下降别担心

第128天

第18周+2天　离宝宝出生还有152天

怀孕后，由于内分泌的变化会导致准妈妈的记忆力有所下降，不是丢三落四就是很快忘记一些事情，如何缓解这种状况呢？

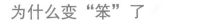

为什么变"笨"了

怀孕后，准妈妈的记忆力有可能会变差，不是很快忘记一些事情，就是丢三落四。这些变化可能与怀孕后内分泌的改变有关，孕期需要操心和考虑的事情比较多，再加上睡眠质量大不如前，所以脑力跟不上，记忆力就有所下降。

提高记忆力的方法

● 保持好心情

减少生活、工作的压力。压力会让大脑的记忆中心受损，做事情应该尽量慢慢来。如果工作压力让准妈妈不堪负荷，那么不妨先休息一段时间，不要因为压力而让心情处于低谷。

● 适度运动

除非有早产的顾忌，否则应该安排适当的产前运动。运动不但有助于分娩，还可以起到提振精神，增加专注力的作用。

● 听轻音乐

听轻柔的音乐可促进脑部血液循环以及纾解压力，不但对胎教有帮助，也能改善记忆力。

● 保证充足的睡眠

因受激素的影响及怀孕的烦恼，不少准妈妈不容易入睡或容易醒。可以在睡前做一些松弛运动、洗温水澡、听听轻柔的音乐等来改善。

● 善用笔记记录

准妈妈不妨用笔和纸有条理地将要做的事记录下来，这样就不会忘记了。

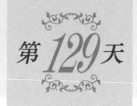

第129天 胎动的感觉真奇妙

第18周+3天 离宝宝出生还有151天

胎动是胎宝宝和准妈妈之间的亲密互动，第一次胎动会使准妈妈激动万分，准妈妈会感觉到胎宝宝是真实存在的。

❖ 胎动时，胎宝宝在做哪些运动

全身性运动：整个躯干的运动，例如翻身。这种运动力量比较强，而且每一下动作持续的时间比较长，一般为 3 ~ 30 秒。

肢体运动：伸伸胳膊、扭一下身子等，每一下动作持续时间一般为 1 ~ 15 秒。

下肢运动：也就是我们常常感觉到的胎宝宝的踢腿运动。这种动作很快，力量比较弱，每一下胎动持续时间一般在 1 秒以内。

胸壁运动：比较短而弱，一般准妈妈不太容易感觉得到。

❖ 胎宝宝这时最活跃

胎宝宝在晚上最活跃，一方面因为胎宝宝在此时比较有精神；另一方面，准妈妈通常在这个时间能静下心来感受宝宝的胎动，所以会觉得动得特别多。

吃饭以后：吃饭以后，准妈妈体内血糖含量增加，胎宝宝也"吃饱喝足"有力气了，所以胎动会变得比饭前要频繁一些。

洗澡的时候：因为在洗澡时准妈妈会觉得比较放松，这种情绪会传达给胎宝宝，他就比较有精神。

对着肚子说话的时候：准爸爸和准妈妈在和胎宝宝交流的时候，胎宝宝会有回应，用胎动的方式表达自己的感觉。

听音乐的时候：受到音乐的刺激，胎宝宝会变得喜欢动，这也是传达情绪的一种方法。

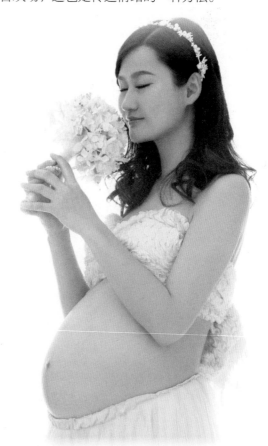

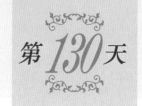

胎宝宝什么时候动得多，什么时候动得少，都是有规律的，每个阶段胎动的方式也是不同的。掌握胎动的规律可以帮助准妈妈判断胎宝宝的发育和生活情况。

❀ 孕 16 ～ 20 周：胎动不明显

胎动位置：此时胎动多发生在腹部下方中央，靠近肚脐的位置。

胎动感觉：这段时间准妈妈刚能感觉到胎动，胎宝宝的运动量不大，动作也不激烈，因此，准妈妈对胎动的感觉并不明显，有时会有"咕噜咕噜"的感觉。

❀ 孕 21 ～ 35 周：胎动最激烈

胎动位置：此阶段的胎动位置会升高，在靠近胃的地方，并扩大到胃部两侧。

胎动感觉：从这时候起，一直到接下来的十几个星期里，将是胎宝宝胎动最为活跃的时期，他正忙着在准妈妈的肚子里踢腿、翻筋斗呢。所以，准妈妈偶尔会感到肚子阵发性地一跳一跳。现在准妈妈的羊膜囊里容纳了多达 740 毫升的羊水，胎宝宝可以在里面自由地活动。一般

从 28 周开始，胎宝宝的生活节奏就比较明显了，他会有睡眠和觉醒的周期。醒着时，胎动较多，胎动的幅度也大；睡觉时，就显得很安静，即便有胎动，动作也很小。孕 29 周以后，胎动的幅度变小了，但胎动的频率会达到最高峰，胎动方式也变得多种多样了，准妈妈也能更加明显地感觉到胎动。

❀ 36 ～ 40 周胎动的感觉：胎动有所减弱

胎动位置：胎动遍布整个腹部，并随着胎宝宝升降而改变位置。

胎动感觉：随着胎宝宝越长越大，大翻身式的胎动不再那么频繁了。如果胎宝宝正在吮吸自己的拇指，突然发现"找不到"拇指了，他的小脑袋就会从一边转到另一边，试图找回自己的拇指。这时，准妈妈就会感到胎宝宝这一快速、突发的胎动。

❀ 一天之内的胎动规律

在正常情况下，一天之中，上午 8-12 时胎动比较平均，下午 2-3 时胎动最少，晚上 6 时以后胎动明显增多，晚上 8-11 时达到活跃最高峰。但每个胎宝宝胎动规律都不相同，准妈妈不能一概而论。

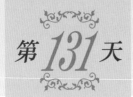

数胎动是判断胎宝宝安全与否的一种简单而直观的手段。因此，准妈妈要每天坚持记录。

胎动什么时候开始

第一胎的准妈妈通常在怀孕20周左右就可感觉到宝宝在肚子里移动了，第二胎的准妈妈更早可以感觉到胎动，大概在怀孕16周。

胎动多少算正常

胎动的强弱和次数个体差异很大。有的12小时多达100次以上，有的只有30～40次。但只要胎动有规律、有节奏，变化曲线不大，都说明胎宝宝发育是正常的。

怎样数胎动

一般从孕28周开始数胎动，直至分娩。每天早、中、晚固定一个自己最方便的时间数3次胎动，每次数一小时。数胎动时可以坐在椅子上，也可以侧卧在床上，把双手轻放在腹壁上，静下心来专心体会胎宝宝的活动。用纽扣或其他物品来计数，胎动一次放一粒纽扣在盒中，从胎宝宝开始活动到停止算一次，如其中连续动几下也只算一次。一小时后，盒中的纽扣数即为一小时的胎动数，将3次数得的胎动数相加，再乘以4，即为12小时的胎动数，将结果记录下来。

胎动异常怎么办

胎动突然减少	诊断原因	促进胎宝宝脑部和脊髓的发育，预防胎宝宝神经管畸形
	建议	1. 有流行性疾病发生时，要避免去人多的地方 2. 怀孕期间要注意休息，特别要避免感冒 3. 每天保持室内的空气流通和新鲜 4. 多喝水、多吃新鲜的蔬菜和水果
胎动突然加快	诊断原因	准妈妈受剧烈的外伤
	建议	1. 少去人多的地方，以免被撞到 2. 减少大运动量的活动
胎动突然加剧，随后很快停止运动	诊断原因	胎盘早期剥离，脐带绕颈或打结
	建议	1. 有原发性高血压病的孕妈妈，要定时去医院做检查，并依据医生的建议安排日常的生活起居 2. 保持良好的心态，放松心情，减轻精神紧张度 3. 一旦出现异常胎动的情况，要立即就诊，以免耽误时间 4. 准妈妈要细心监测每天的胎动，有不良感觉时，马上去医院检查

不良的情绪问题会呈现一种不稳定性的发展，准妈妈情绪沮丧，心情焦虑会增加胎宝宝在发育中的危险，所以准妈妈一定要控制好自己的情绪。

❖ 容易被忽视的孕期抑郁症

对大多数女性来说，怀孕期是一生中感觉最幸福的时期之一。但是幸福之中也有不和谐之音，有将近 10% 的女性，在孕期会感觉到不同程度的抑郁。

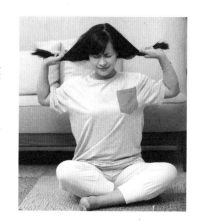

其实，孕期抑郁症与产后抑郁症一样普遍，但往往容易被忽视。如果没有得到充分重视和及时治疗，孕期抑郁症也具有相当的危险性，孕期的抑郁情绪得不到及时调整，就很容易增加产后抑郁症的概率。它还会使准妈妈照料自己和胎宝宝的能力受到影响，并给准妈妈和胎宝宝带来不良后果。

❖ 3 条小妙招，远离抑郁症

尽量使自己放松

在宝宝出生前就把一切事情都打理完是不可能的。准妈妈也许会觉得应该抓紧时间找好产后护理人员，给房间来个大扫除，或在休产假以前把手头的工作都结束了，其实这其中最重要的一条，那就是善待自己。一旦宝宝出生，准妈妈可能没有时间也没有精力来照顾自己了。所以怀孕的时候，应该试着看看小说；在床上吃可口的早餐；去树林里散散步；尽量多做一些会使准妈妈感觉愉快的事情。孕育一个健康可爱宝宝的首要前提就是先照顾好自己。

暂时离开令准妈妈郁闷的环境

消除烦恼的最直接办法就是暂时离开令准妈妈感到郁闷的环境。准妈妈也可以通过能引起自己兴趣的活动，如听音乐、看画册、郊游等，使情绪转向欢乐。

释放不良情绪

如果准妈妈感觉到郁闷的情绪久久不能散去，应该及时与准爸爸、亲密的朋友倾诉，或者是咨询医生。明确地告诉他们此时的感觉，受到了什么样的困扰。

当准妈妈处在怀孕的非常时期，需要爱人和朋友的精神支持，而只有当他们明白准妈妈的一切感受时，他们才能给予真正需要的安慰和帮助。

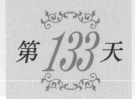

许多口腔疾病都容易在孕期发生或加重，一方面与身体变化有关，另一方面与准妈妈的饮食有关。想要拥有孕期好牙齿，一定要做好口腔卫生保健。

孕期牙病易发的原因

1. 怀孕后，女性体内孕激素增多，会使牙龈毛细血管扩张、弯曲、弹性减弱，以致血液瘀滞及血管壁通透性增加而造成牙龈炎。

2. 准妈妈由于饮食习惯和身体状况的改变，容易忽略口腔卫生，这也是牙病的重要诱因。

孕期常见的牙周病

疾 病	原 因
妊娠牙周病	孕期受激素分泌的影响，牙龈充血肿胀，容易引发牙周炎。其次还会产生牙周水肿、牙齿松动、肿疡等
蛀牙	由于孕期饮食习惯的改变，很容易忽略个人口腔卫生，产生蛀牙；此外，孕期唾液分泌量增加，使口腔内呈酸性，也容易生成蛀牙
牙齿敏感	由于生理上的改变，准妈妈尤其爱吃甜性、酸性食物，这些食物都会腐蚀牙齿，形成敏感性牙齿

护牙爱齿开始行动

● 营养和运动

蔬菜、水果、米饭、鱼、肉、蛋、乳类都要均衡摄取。另外，准妈妈在平时可做上下叩齿动作。这样不仅能增强牙齿的坚固性，还能增加口腔唾液分泌量。

● 有效刷牙

准妈妈在每餐后必须刷一次牙，通常提倡"三三三刷牙法"，即每次在饭后 3 分钟之内刷牙，每颗牙的内侧、外侧、咬合面都要刷，每次刷牙不能少于 3 分钟。

● 针对性保健

如果准妈妈由于吃酸性零食过多而引起牙齿过敏，可以嚼含川椒粒或使用脱敏牙膏。如果出现龋齿出血或水肿，最好使用能消炎止血的药物牙膏。如果有龋齿，要选用含氟或含锶的牙膏。

孕期牙齿诊疗注意事项

● 药物

治疗牙齿的病症，大多采用局部使用麻醉剂，让病人放轻松。但是准妈妈应避免深度麻醉。其他的药物，如止痛药、镇静剂、抗生素，应该在医生指示下小心使用。

● 照射 X 射线

任何牙科放射线检查的剂量都很小，且远离腹部，应该都在安全范围内，不过准妈妈最好尽量避免。但若准妈妈因急诊需要照射 X 射线时，务必穿着防护铅衣，并特别覆盖住下腹部。

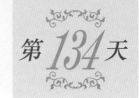

恭喜啦！现在你已经走过了一半的孕程。胎宝宝会通过血液"邮递员"收到妈妈送给他的一件礼物——免疫抗体，它会帮助宝宝在出生后的最初一段时间内抵抗疾病。

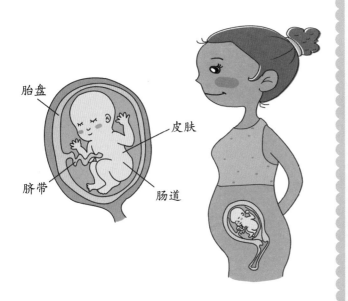

胎盘　皮肤　脐带　肠道

小贴士

1. 在 20 周的时候准妈妈应当开始建立教育计划了：多浏览些育儿书籍，参考他人育儿经验，针对自己情况制订计划，多和宝宝交流，在闲暇时和宝宝说话，观察他的反应。

2. 准妈妈的腹部更加凸出，出行变得更加困难，因此要格外小心。

❀ 胎宝宝的发育

20 周时的胎宝宝生长趋于平稳，身长已达 16.5 厘米，体重达到 250 克。胎宝宝的感觉器官进入成长的关键时期，大脑开始划分专门的区域，进行嗅觉、味觉、听觉、视觉以及触觉的发育。胎宝宝的视网膜形成了，开始对光线有感应，这时可以用手电照射腹部进行光照胎教，胎宝宝对强光的反应会很大。胎宝宝经常喝羊水，吸收水合物和营养，在羊水里呼吸和排尿。

❀ 准妈妈的变化

准妈妈的子宫顶部现在已经达到了肚脐的位置，体重可能已经增长了 4.5 千克。从现在起，预计每周准妈妈会平均增重 0.45 千克左右。如果准妈妈怀孕之前体重偏轻，此时需要多增加一些；如果孕前准妈妈的体重偏胖，此时需要少增加一些。要确保准妈妈摄入足够的铁，这种矿物质主要用来制造血色素，即红细胞中携带氧气的部分。在孕期，准妈妈的身体需要更多的铁来满足胎宝宝的发育和胎盘的需要，同时配合准妈妈血容量增加的要求。富含铁的食物包括瘦肉、禽类、鱼、扁豆和其他豆类、谷物等。

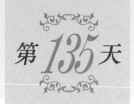

第135天 鼻出血，别紧张

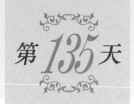

第19周+2天　离宝宝出生还有145天

孕妇鼻出血，是一种生活中较为常见的现象。孕妇鼻出血常见的部位是鼻中隔前下方的黏膜血管区，临床上称尼氏区。此区血管丰富，位置表浅，引起孕妇鼻出血常见的原因是鼻中隔偏曲、空气干燥。

鼻出血怎么办

孕期流鼻血是怀孕期间较常见的一种现象，在怀孕的早期、中期、晚期都会出现，尤其是在怀孕的中晚期会更严重，所以请准妈妈不用着急。准妈妈怀孕后，卵巢和胎盘会产生大量雌激素，尤其是怀孕7个月后，经卵巢进入血液中的雌激素浓度可能超过怀孕前20倍以上，血液中大量的雌激素可促使鼻黏膜发生肿胀、软化、充血，如果血管壁的脆性增加，就容易发生破裂而引起鼻出血。尤其是当准妈妈经过一个晚上的睡眠，起床后，体位发生变化或擤鼻涕，更容易引起流鼻血。

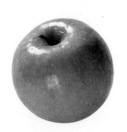

鼻出血应如何预防

●注意饮食结构

在孕中期，可多吃些富含维生素E类的食物，比如白菜、青菜、黄瓜、番茄、苹果、红枣、豆类、瘦肉、蛋类等，这样可以增强血管弹性。不吃或少食油煎、辛辣等燥性的食品。气候干燥时，要适当多饮些水。

●少做挖鼻孔等动作

避免因损伤鼻黏膜血管而造成出血。

●每天坚持按摩鼻部

每天最好用手轻轻按摩鼻部、颜面肌肤1～2次，可以促进血液循环和营养供应，还能增加抗寒、抗刺激能力。

●室内要保持一定湿度

在冬季，如果准妈妈平时就有较严重的鼻腔疾病或鼻出血多而频繁时，要保持室内湿度，严重者最好及时到医院请医生进行诊断。

●涂抹软膏

当鼻血被控制后，在鼻内涂一些维生素E软膏。如果没有维生素E，可用少许抗生素或类固醇软膏代替，一天涂2～3次。维生素E软膏可促进伤口愈合，而抗生素或类固醇软膏可破坏鼻腔内的葡萄球菌，不仅止痒，也防止黏液干硬（以免诱发挖鼻孔的冲动）。

鼻出血应如何处理

准妈妈一旦出现鼻出血时，应该迅速仰卧，用拇指和示指压鼻翼根部，持续5～10分钟，然后再用冷湿毛巾敷额或鼻部，一般出血可止住。如果出血较多，可以请别人对着准妈妈的双耳连吹3～5口长气，也能起止血作用。其次，重视饮食保健有助于预防鼻出血。

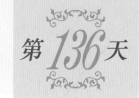

雪耳花生仁汤

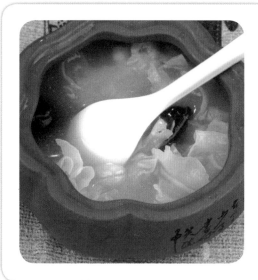

- 材料准备：雪耳 20 克，花生仁 100 克，蜜枣 10 粒，红枣 10 粒，洋薏米 15 克。
- 调料：盐。

1. 红枣去核；蜜枣洗净；洋薏米清水浸过；将雪耳浸开，洗净；花生仁热水浸过，去皮。

2. 用清水煲滚，放入花生、蜜枣、红枣同煲，待花生煲好时，放雪耳、洋薏米同煲。

3. 煲好后下盐调味，即可食用。

烹饪方法
▼
煲

烹饪时间
▼
60分钟

青瓜拌玉米笋

- 材料准备：玉米笋罐头 1 罐，黄瓜 1 根。
- 调料：精盐 1 小匙，葱油 2 小匙。

1. 将罐装玉米笋倒出，用清水冲洗干净，用沸水焯熟，捞出控水；黄瓜洗净，去皮，切粗条。

2. 将玉米笋、黄瓜条、精盐、葱油拌匀入味，即可食用。

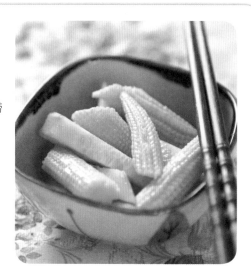

烹饪方法
▼
拌

烹饪时间
▼
10分钟

我是爷爷的跟屁虫，

爷爷去哪，我就去哪。

爷爷喝水，我也喝水。

爷爷喝一大口，

我也喝一大口。

爷爷散步，我也散步。

爷爷一走一大步，

我也一走一大步。

爷爷浇花，我也浇花。

爷爷拿起大水壶，

我拿起小水壶。

爷爷看书，我也看书。

爷爷一看一大本，

我一看一小本。

可是，有一天，爷爷生病了。

他哪也去不了了。

我陪爷爷看书。

我帮爷爷浇花。

我给爷爷倒水。

我扶爷爷起床。

我去哪，爷爷就在哪。

爷爷成了我的跟屁虫！

有一天，爷爷的病好了。

我又成了爷爷的跟屁虫。

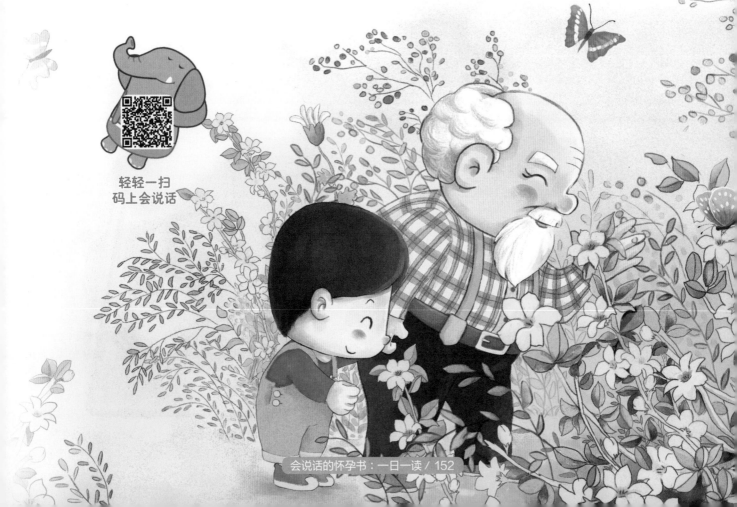

轻轻一扫
码上会说话

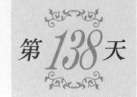
　　制作百合花最关键的一步,将花瓣用圆珠笔卷起,漂亮的百合花就完成了。

1. 准备一张正方形纸,沿虚线向箭头方向折叠。

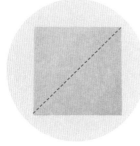

2. 沿虚线向箭头方向折叠,折成双菱形。

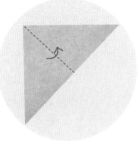

3. 先折成双菱形,之后下面两角再向上折。

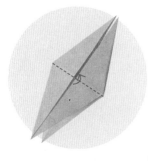

4. 两侧沿虚线向中心折。

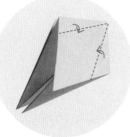

5. 背面也一样,同步骤 4。

6. 沿虚线向箭头方向折叠。

7. 沿虚线向箭头方向折叠。

8. 将纸角用圆珠笔向后卷曲成花瓣形。

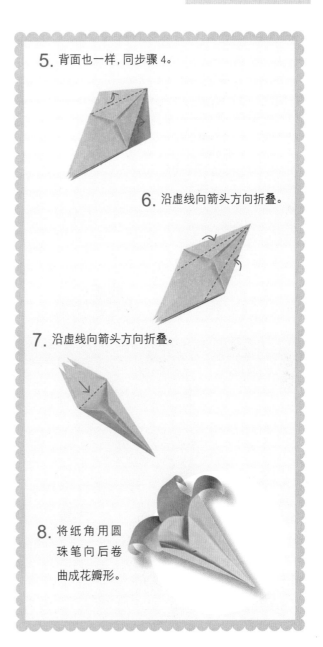

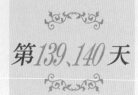

轻轻一扫
码上会说话

贝嘟嘟走在回家的路上，突然他听到了"叽叽""叽叽"的声音。他顺着声音传来的方向找去，他看见一个黄色的、毛茸茸的东西，这是什么呢？原来是一只小鸡哭了。

"小鸡为什么哭呀？冷了，饿了，还是想妈妈了？"贝嘟嘟在心里想着。"小鸡一定是太冷了。"贝嘟嘟把小鸡抱进自己蓝色的、圆圆的帽子里。

小鸡还在哭，"它一定是饿了。"贝嘟嘟想，贝嘟嘟将红红的、甜甜的浆果送给小鸡。

一颗一颗的浆果也没有止住小鸡的哭声，贝嘟嘟想："它一定是想妈妈了，我们带它去找妈妈吧。"

贝嘟嘟带着小鸡回到了它妈妈的身边，小鸡靠在妈妈怀里，开心地笑了！

贝嘟嘟也开心地笑了！

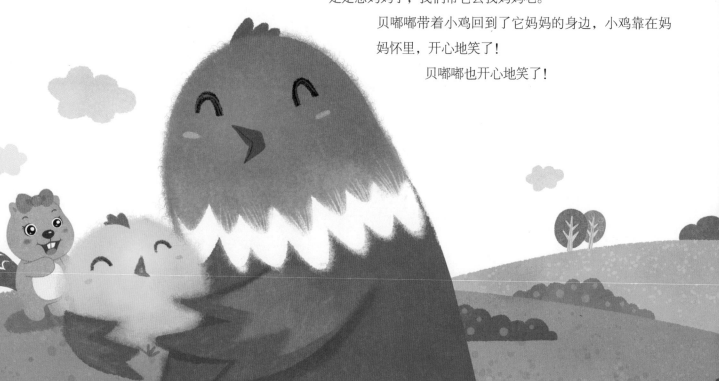

孕 **6** 月

真实感受到
胎宝宝的存在

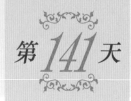

第141天 胎宝宝能听到妈妈的声音了

第 20 周 +1 天　离宝宝出生还有 139 天

胎宝宝现在可以称得上是个小运动健将了，平均一个小时要动 50 次，差不多是一分钟就要动一次呢！

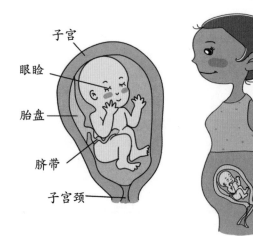

子宫
眼睑
胎盘
脐带
子宫颈

胎宝宝的发育

21 周的胎宝宝现在身长大约 18 厘米，体重 300 ~ 350 克，这个时候的胎宝宝体重开始大幅度增加。眉毛和眼睑清晰可见，手指和脚趾也开始长出指甲。

21 周的胎宝宝听力达到一定水平，已经能够听到准妈妈的声音了。那么，现在就开始和宝宝讲话吧。可以选择一些好听的故事讲给胎宝宝听，也许将来这些故事会是宝宝出生后最喜欢的呢！

准妈妈的变化

准妈妈现在应当彻底摆脱了孕早期的身体不适，开始发现自己异常能吃，而且很多以前不喜欢的食物现在反倒最喜欢。好好利用这段时间，加强营养、增强体质，为将来分娩和产后哺乳做准备。此外还可以适当参加一些准妈妈学习班或自己买些相关的书籍来恶补产后喂养、照顾宝宝的知识。

小贴士

1. 包围着胎宝宝的羊水每 3～4 小时更换一次，因此准妈妈需要多喝水来帮助羊水更换，使胎宝宝在妈妈腹中生活得更加舒适。

2. 有些准妈妈唯恐胎宝宝缺乏维生素，每天服用许多各种维生素。当然，在胎宝宝的发育过程中，维生素是不可缺少的，但盲目大量地服用只会对胎宝宝造成损害。

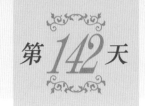

在孕中期，准妈妈不仅需要补充各种营养，还要有意识地减少能导致肥胖的热量。那么食物如何制作才能减少热量呢？

营养均衡最重要

● 热能

每天主食摄入量应达到或高于400千克，并且精细粮与粗杂粮搭配食用，热能增加的量可视准妈妈体重的增长情况、劳动强度进行调整。

● 优质蛋白质

每天比孕早期多摄入蛋白质，动物蛋白质应占全部蛋白质的一半以上。

● 脂肪

准妈妈应适当增加植物油的摄入量，也可适当选食花生仁、核桃、芝麻等含必需脂肪酸较高的食物。

● 维生素

主食要有米、面并搭配杂粮，保证准妈妈摄入足够的维生素。部分准妈妈缺乏维生素D，应注意多吃海水鱼、动物肝脏及蛋黄等富含维生素D的食物。

● 无机盐和微量元素

孕中期，准妈妈应多吃含钙丰富的食物，如乳类及乳制品、豆制品、鱼、虾等食物。每日应摄入钙不少于1 000毫克；摄入足量的锌和铁也是同样重要的，建议准妈妈每日锌摄入量为20毫克，铁摄入量为25毫克。

这样吃，长胎不长肉

● 肉类

肉类富含蛋白质，一般情况下，鸡肉的热量比牛肉和猪肉低一些。同一种肉类比较，瘦肉部分比肥肉部分热量低一些，在烹饪过程中可切除多余脂肪。如果是鸡蛋，水煮蛋的热量要比煎蛋少很多。

● 鱼类

鱼类中热量比较低的种类有：比目鱼（偏口鱼）、鳕鱼等白色鱼种。通常鱼的背部蛋白质含量高，腹部的脂肪含量高。在烹调鱼类的时候，应尽量避免油炸，可以选择烤的方式。

● 蔬菜类

蔬菜属于低热量食品，而且很容易产生饱足感，它富含维生素、无机物、纤维等成分。

● 水果类

通常像香蕉、葡萄、菠萝等比较甜的水果热量较高，而柑橘类和水分多的水果热量相对较低，如西瓜、柚子、草莓、梨等。

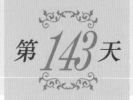
音乐胎教是通过生理和心理共同起作用来达到效果的，对促进准妈妈和胎宝宝的身体健康和智力发育影响颇深。

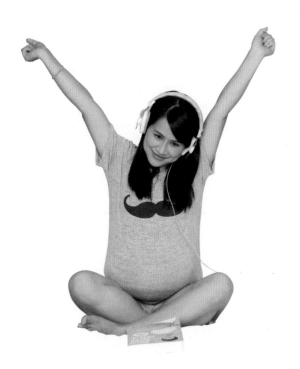

小贴士

准妈妈的说话声音和胸腔的振动都可以传递给胎宝宝，会对胎宝宝产生一定的影响，因此，准妈妈要特别注意说话的音调、用词和语气，给胎宝宝一个良好的刺激。

❀ 用音乐开发阳光宝宝

音乐能使准妈妈心旷神怡，改善不良情绪，消除忧虑。准妈妈将其美乐心境通过多种途径传递给腹中的胎宝宝，让胎宝宝得到同样美满而又幸福的享受。优美的音韵会给胎宝宝的大脑留下美好的记忆，使他朦胧地感知世界的美好，并把"爱"深深地印刻在脑海里。

❀ 音乐胎教开始时间

怀孕16周后，胎宝宝的听力就已经形成了，孕20周时，胎宝宝的听觉功能已经完善，孕24周后，胎宝宝的听力几乎和成人接近，完全能够听到来自外界的声音。因此，从孕16周开始，准妈妈就可以有计划地对胎宝宝实施音乐胎教。

❀ 音乐胎教实施方法

选择适合胎宝宝听的乐曲，装入小录音机，放在距准妈妈腹壁1米处播放，准妈妈和胎宝宝一同欣赏。音量不能太大，也不宜过小，以65～70分贝为度；时间由短到长逐渐增加，但不宜过长，以15～20分钟为宜，每天定时播放1～2次。选择在胎宝宝觉醒有胎动的时候进行。

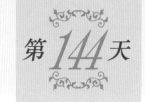
音乐胎教的方式多种多样，选择在胎宝宝觉醒有胎动的时候进行，晚上临睡前也比较合适。

❖ 大自然音乐会

在一个风和日丽的天气里，带着胎宝宝一起去户外，听听来自大自然的天籁之音吧！和准爸爸手牵手，听小鸟啁啾，听小溪潺潺的声音，听树叶沙沙的低语……

❖ 家庭音乐会

4 个月的胎宝宝即可对外界环境的声音有所感知，准妈妈可以每天聆听有利于孕育胎宝宝的古今中外的音乐。

1. 在胎动时进行音乐胎教效果更好。

2. 选择胎教音乐时，必须衡量音乐的质量，不要选择频率过高，节奏过强的音乐，否则会对胎宝宝的大脑和听觉造成伤害。

推荐曲目

《小太阳》《秋日私语》《仲夏夜之梦》《春天来了》《梦幻曲》。

❖ 听妈妈唱

准妈妈每天可以给胎宝宝哼唱几首歌曲，要轻轻哼唱。唱给胎宝宝听时，妈妈应该心情舒畅，富于感情，就像对着尚未谋面的宝宝倾诉一番母爱柔情，相信胎宝宝也会感觉"世界多美好"。

1. 开始唱歌之前先告诉胎宝宝，妈妈要给他唱首歌。

2. 小声哼唱就可以了，不必放声大唱，以免对胎宝宝和自己造成不利影响。

3. 哼唱时可以随着音乐轻轻摆动，但动作不宜过大。

推荐曲目

《世上只有妈妈好》《小宝贝》《绿岛小夜曲》《摇篮曲》。

❖ 听爸爸唱

准爸爸的声音浑厚、深沉，对于胎宝宝来说，爸爸的歌声可是一种全新的体验呢。

1. 唱歌要声情并茂，也不能太过忘情而唱走了音。

2. 在给宝宝唱歌时，要尽量回避男人比较喜欢的重金属音乐。可以载歌载舞，虽然宝宝看不见，但他一定能感受得到。

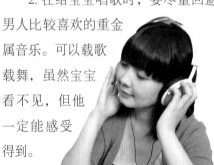

推荐曲目

《北国之春》《亲亲我的宝贝》《好爸爸坏爸爸》

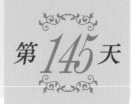
❀ 预防妊娠纹

● 妊娠纹的构造

怀孕前的皮肤构造：由表皮、真皮、皮下组织等构成。

准妈妈出现妊娠纹后的皮肤变化：真皮和皮下组织的一部分跟不上皮肤的急剧伸展，出现皲裂，产生波浪状花纹。

● 预防妊娠纹的妙方

1	从孕早期即可选择适合体质的乳液、按摩霜，在身体较易出现妊娠纹的部位，勤加按摩擦拭，以增加皮肤、肌肉的弹性以及血流的通畅
2	怀孕期间注意多吃一些富含胶原蛋白和弹性蛋白的食物，如动物蹄筋和猪皮等，也有一定的预防效果
3	将2粒美容用的维生素E胶囊剪开，滴入强生婴儿润肤油里，盖上盖子摇匀，让两者充分混合。怀孕期间，经常涂抹在容易长妊娠纹的部位，就能有效预防妊娠纹

● 预防妊娠纹的有效按摩

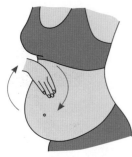

1. 左右手交替以画圈的方式，按顺时针方向对腹部进行按摩。对小腹进行轻轻挤按。

2. 用双手抵住两肋，从下向上进行推拿。

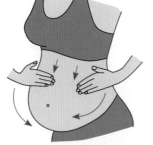

3. 用手从上腹部（胸部以下）开始向下进行推拿。经两肋一直到小腹。

4. 用双手抵住右侧肋骨，向腹部进行推拿。左侧也按同样方式进行。

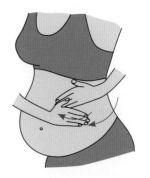

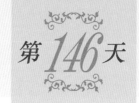
人参、燕窝、鹿茸、蜂蜜都是传统的滋补佳品，也是现代人进补时的选择对象。准妈妈孕育着一个家庭未来的希望，为了后代的健康，一番大补往往是免不了的。面对传统的滋补佳品，准妈妈应该何去何从？

❀ 人参

人参具有补虚扶正等多方面的药理功效。如果体质虚弱的准妈妈出现少量阴道出血、腰酸或下腹隐痛，有流产可能时，以人参补气固摄，往往可收到很好的安胎效果；当孕吐厉害、准妈妈身体虚弱时，可以用人参配合健脾胃药物调理。

怀孕后期的准妈妈一般体质偏热，此时如果滥服人参，有可能加重怀孕不适症状，出现兴奋激动、烦躁失眠、咽喉干痛、血压升高等不良反应，有流产和死胎的危险。因此，孕后期服用人参，弊多利少，必须慎重。最佳的处理方式是准妈妈与医生讨论后再服用，避免发生不必要的麻烦。

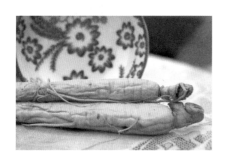

❀ 燕窝

燕窝是滋补珍品，含有丰富的活性蛋白及各种维生素、氨基酸、矿物质和钙、铁、磷、碘等微量元素，多种营养成分易被人体吸收。

孕中期是准妈妈和胎宝宝都已安定的时期。可用燕窝配合各种美食食谱，一人吃两人补。建议每次食用 3 ~ 5 克，每天一次。早晚空腹食用均可。

孕 28 周以后要避免过度疲劳，此时进食燕窝时注意不要摄盐过多，建议早上食用燕窝，以免晚上等待空腹时间过长，引起疲劳。建议每次食用燕窝 3 ~ 5 克，每天或隔天一次食用。

❀ 鹿茸

鹿茸是名贵药材，含有磷脂、糖脂、胶脂、激素、脂肪酸、氨基酸、蛋白质及钙、磷、镁、钠等成分，有较好的强身作用。

准妈妈最好也不要滥用。因为经常服用鹿茸，会加剧孕吐、水肿、高血压、便秘等症状，甚至引发流产或死胎。

❀ 蜂蜜

蜂蜜可促进消化吸收，增进食欲，镇静安眠，提高机体抵抗力，对促进宝宝的生长发育有着积极作用。准妈妈睡前饮一杯蜂蜜水，有安神补脑、养血滋阴之功效，能够治疗多梦易醒、睡眠不香。在冬季每天喝上 3 ~ 4 汤匙蜂蜜，既补充营养，又可保证大便通畅，但要适量饮用，以免摄入过多糖分，引发妊娠期糖尿病。

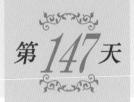

腹胀是孕期特有的生理现象，有时它只不过是子宫肌肉收缩运动的结果，我们把缓解腹胀的秘密告诉准妈妈，做到有备而无患。

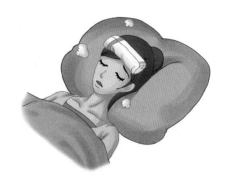

中药也并非绝对安全

许多准妈妈认为中药相对于西药来说，不良反应小，对自身和胎宝宝影响不大，实则不然。中药多为复方药，成分不明，对机体的作用机制更是复杂，而且不同的药物有不同特性，对准妈妈和胎宝宝的损害程度也不尽相同。

准妈妈需慎用的外用药

● 莫匹罗星软膏

是一种抗生素外用软膏，广泛用于治疗皮肤感染，妊娠期最好不要使用该药。因为药膏中所含的聚乙二醇会被人体吸收且蓄积，可能会引起一系列不良反应。

● 阿昔洛韦软膏

属抗病毒外用药。对人体细胞的 DNA 聚合酶有抑制作用，会影响人体 DNA 的复制。所以，孕期在使用各种抗病毒外用药时应慎重。

● 皮质激素类药

如皮炎平等，这类药具有抗炎、抗过敏的作用，广泛用于荨麻疹、湿疹、药疹、接触性皮炎等的治疗。孕期准妈妈大面积或长期外用时，可造成胎宝宝肾上腺皮质功能减退。

● 风油精

风油精含有樟脑，正常人体内的葡萄糖磷酸脱氢酶会很快与之结合变成无毒物质。但准妈妈体内的葡萄糖磷酸脱氢酶的含量降低，若过多使用风油精，樟脑就会通过胎盘屏障进入羊膜腔内作用于胎宝宝，严重时可导致流产或胎宝宝死亡。

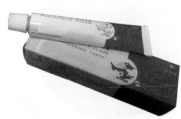

小贴士

在用药问题上，应该分清主次矛盾。当准妈妈出现危机情况必须用药时，还是应该把生命安全放在第一位，不要一味拒绝用药。

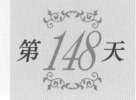

胎宝宝现在看起来像一个"小人儿"了，只是脸上皱巴巴、红红的，头上、脸上布满了胎毛。胎宝宝清醒的时间越来越长，他喜欢听来自外界的音乐、谈话。

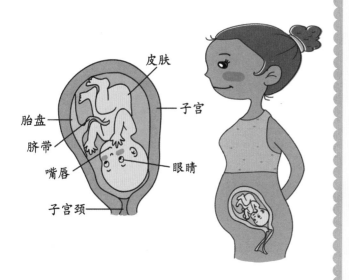

皮肤

子宫

胎盘

脐带

嘴唇

眼睛

子宫颈

胎宝宝的发育

22周的胎宝宝身长大约19厘米，体重350克，胎宝宝的体重开始大幅度增加，看上去已经很像小宝宝的样子了。由于胎宝宝体重依然偏小，此时的皮肤依然是皱的、红红的，样子像个小老头，当然这皱褶也是为皮下脂肪的生长留有余地。22周的胎宝宝看上去滑滑的，像覆盖了一层白色的滑腻的物质，我们称之为胎脂。胎脂可避免皮肤在羊水长期的浸泡下受到损害。很多胎宝宝在出生的时候身上还都会带有这样的胎脂。此外，宝宝的牙齿在此时也开始发育了，主要是恒牙的牙胚在发育。

准妈妈的变化

准妈妈的身体越来越重，体重大约以每周250克的速度在迅速增长。由于子宫日益增高压迫肺，准妈妈会在上楼时感到吃力，呼吸相对困难。因此在这时候要注意穿宽松的衣服和鞋。本周去医院产检的时候可以发现胎宝宝的胎动次数有所增加，胎宝宝的心跳十分有力，好好享受这一时刻吧！

小贴士

1.本周开始，胎动变得频繁且有规律了，要继续严密监测胎动状况，以便出现异常情况时可以及时发现。

2.有些准妈妈会感觉到皮肤瘙痒，如果瘙痒严重，也可能是局部皮肤过敏、皮炎等疾病，要及时到正规医院皮肤科进行相关检查，查明原因后，对症治疗。

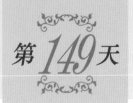

食物中维生素的含量较少，人体的需要量也不多，却是绝不可少的物质。膳食中如缺乏维生素，就会引起人体代谢紊乱，以致发生维生素缺乏症。

❖ 孕 6 月要补充维生素

孕 6 月时，准妈妈体内能量及蛋白质代谢加快，对 B 族维生素的需要量增加，要重点增加维生素的摄入量，但此类维生素根本无法存储在体内，所以只有供给充足才能满足身体的需要。

❖ 富含维生素的食物

维生素在体内的含量很少，但在人体生长、代谢、发育过程中却发挥着重要的作用。

富含维生素A的食物	动物肝脏，奶与奶制品及禽、蛋，绿叶菜类、黄色菜类及水果等
富含维生素B_1的食物	谷物皮、豆类、坚果类、芹菜、瘦肉、动物内脏、小米等
富含维生素B_2的食物	动物肝脏如肝、肾、心，猪肉、小麦粉、羊肾、鸡肝、大米、黄瓜等
富含维生素B_6的食物	肉类食物如牛肉、鸡肉、鱼肉和动物内脏等，全谷物食物如燕麦、小麦麸、麦芽等，豆类如豌豆、大豆等，坚果类如花生、胡桃等
富含维生素B_{12}的食物	只有肉类食物中才含有维生素B_{12}，所以准备的食物一定要荤素搭配均匀。主要食物来源为肉类、动物内脏、鱼、禽、贝壳类及蛋类等
富含维生素C的食物	新鲜的蔬菜和水果。野生的苋菜、苜蓿、刺梨、沙棘、猕猴桃、酸枣等维生素C含量尤其丰富
富含维生素D的食物	自然界中只有很少的食物含有维生素D。动物性食品是非强化食品中天然维生素D的主要来源，如含脂肪高的海鱼和鱼卵、动物肝脏、蛋黄、奶油和奶酪中相对较多

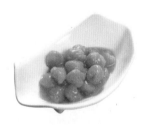 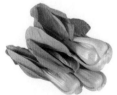 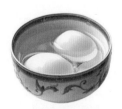 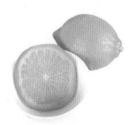

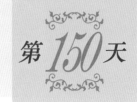

进入这个月，准妈妈和胎宝宝的营养需要猛增。为预防贫血，准妈妈要注意对铁元素的摄入，并保证营养的全面均衡。由于准妈妈会比之前更容易感到饿，少食多餐是这一时期饮食的理想之举。

增加维生素

孕中期由于热量的增加，物质代谢增强，相应地需要增加 B 族维生素和烟酸的摄入量。为了防止巨幼红细胞性贫血的发生和胎宝宝发生神经管畸形，维生素 B_{12} 和叶酸的摄入量亦需要增加，为了胎宝宝骨骼的发育，维生素 A 和维生素 C 需要量都需要加大。为此，孕中期准妈妈应在主食中加粗粮、杂粮，经常选用动物内脏，多食用新鲜蔬菜和水果。

继续补充铁

对于贫血，准妈妈不可掉以轻心。在这个月，准妈妈的循环血量增加，容易出现生理性贫血。因此，继续补充含铁丰富的食物对准妈妈来说很重要。含铁丰富的食物有动物肝脏、蛋类、瘦肉、黑木耳、黑芝麻等。

多吃含钙的食物

为了避免腿部抽筋，应多吃含钙质食物，如牛奶、鱼骨等。五谷、果蔬、奶类、肉类食物都要吃，并合理搭配。

要做到规律饮食

即三餐定时、定量、定点。最理想的吃饭时间为早餐 7-8 时，午餐 12 时，晚餐 6-7 时，吃饭时间最好控制在 30 ~ 60 分钟。进餐的过程要从容，心情要愉快。三餐都不宜被忽略或合并，尤其是早餐，分量要足够。

多吃抗斑食物

如果准妈妈的饮食中缺少谷胱甘肽，皮肤里酪氨酸酶的活性就会增强，极有可能使得妊娠斑增加。准妈妈要多吃具有抗斑的食物，如番茄、带皮的谷物、牛奶等。

摄取强化肠胃功能的食物

准妈妈应该多吃强化肠胃功能的食物，比如生姜、大米、牛肉、羊肉、红枣、鲫鱼等。这些食物有利于胎宝宝的肌肉、骨骼形成和促进骨髓造血的功能。

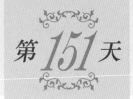
都说怀孕了要多吃蔬菜水果增加营养，特别是进入怀孕中后期，为了预防便秘，更要多吃水果。但什么水果都来者不拒可不行，下面提到的蔬菜水果，你要小心了。

水果的性质分类

性　质	水　果
热性水果	大枣、山楂、樱桃、石榴、荔枝、青果、榴莲、木瓜、橘、柑、白果等
凉性水果	西瓜、甜瓜、梨、香蕉、桑葚等
中性水果	葡萄、苹果、桃、杏、菠萝、龙眼、甘蔗、乌梅等

一些水果不能多吃

● 山楂

山楂能活血化瘀通经，对子宫有一定的收缩作用，在孕早期应注意要少量食用，有流产史或有流产征兆的准妈妈应忌吃，即使是山楂制品也不能大量食用。

● 荔枝、桂圆

怀孕之后，体质一般偏热，阴血往往不足。此时，一些热性的水果应适量食用，否则容易产生便秘、口舌生疮等上火症状。

● 西瓜

吃过多西瓜容易造成准妈妈脱水、胎动不安和胎漏下血，有早产症状者的准妈妈要忌吃。而且西瓜含糖量较高，吃多了容易造成妊娠期糖尿病。

● 柑橘

因为柑橘味甘性温，补阳益气，过量食用反于身体无补，容易引起燥热而使人上火，发生口腔炎、牙周炎、咽喉炎等。

● 猕猴桃

猕猴桃性寒，故脾胃虚寒者应慎食，经常性腹泻和尿频者不宜食用。有先兆性流产现象的准妈妈千万不要吃猕猴桃。

● 菠萝、香蕉、葡萄、石榴和杏

这些水果都要适量吃。菠萝、香蕉、玫瑰香葡萄等水果含糖量都较高，肥胖、有糖尿病家族史的准妈妈也应少吃为妙，以免摄入过多糖分。如果孕妇贫血，还应该少吃石榴和杏。

每天不要超过500克

水果普遍含糖量较高，如果过多食用，会使准妈妈体重增长过快，胎宝宝过大，增加分娩的难度，还会使准妈妈体内的糖代谢发生紊乱，易患妊娠糖尿病。因此，每天摄入水果的总量不要超过500克。

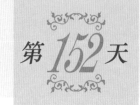
爱美的准妈妈总是有些担心怀孕后自己白皙的脸庞会被黄褐斑"入侵"。黄褐斑的形成与孕期饮食有着密切关系，如果饮食中缺少谷胱甘肽，皮肤内的酪氨酸酶活性就会增加，引起黄褐斑的可能性就会增加。

❉ 准妈妈必吃的扫斑食物

爱美的准妈妈总是有些担心怀孕后自己白皙的脸庞会被黄褐斑"入侵"。有研究表明，黄褐斑的形成与孕期饮食有着密切关系，如果准妈妈的饮食中缺少一种名为谷胱甘肽的物质，皮肤内的酪氨酸酶活性就会增加，引起黄褐斑的可能性就会增加。下面推荐几种对防治黄褐斑有很好疗效的食物，爱美的准妈妈不妨试试。

• 牛奶

抗斑指数：★★★★

牛奶可以起到改善皮肤细胞活性、延缓皮肤衰老、消除小皱纹、

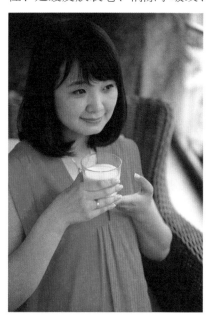

增强皮肤张力的功效。喝牛奶还能促进睡眠安稳，对各种因睡眠引起的疾病有效果。

• 新鲜胡萝卜

抗斑指数：★★★★

胡萝卜含有丰富的维生素 A 原。维生素 A 原在体内可转化为维生素 A。维生素 A 具有滑润、强健皮肤的作用，并可防治皮肤粗糙及雀斑。

• 猕猴桃

抗斑指数：★★★★

猕猴桃被誉为"水果金矿"，能有效抑制皮肤内多巴醌的氧化作用，使皮肤中深色氧化型色素转化为还原型浅色素，干扰黑色素的形

成，预防色素沉着。有助于消除皮肤上已有的雀斑。

• 柠檬

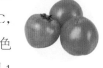

抗斑指数：★★★

柠檬中所含的枸橼酸能有效防止皮肤色素沉着。使用柠檬制成的沐浴剂洗澡能使皮肤滋润光滑。

• 番茄

抗斑指数：★★★

番茄含有的番茄红素、维生素 C，能够有效抑制黑色素形成。每日喝 1 杯番茄汁或经常吃番茄，对防治雀斑有较好的作用。

第153天 音乐欣赏《睡美人》

第21周+6天　离宝宝出生还有127天

《睡美人》是一部著名的芭蕾舞剧，作者彼得·伊里奇·柴可夫斯基将本剧中的5个精彩片段改编为一套组曲，称为《睡美人》组曲。准妈妈可以一边欣赏音乐，一边想象《睡美人》童话中的故事情节。

❀ 走进音乐

原剧为一出童话剧，其故事梗概为：美丽的奥洛拉公主受到邪恶的妖婆卡拉波斯的诅咒，在16岁时被纺锭刺伤手指而死。但由于代表善良与智慧的精灵里拉用魔杖赶走了妖婆，使得奥洛拉公主幸免一死，而以沉睡100年来代替死亡。100年之后，恰逢白马王子狄吉列经过这一城堡，他依照里拉的指示，用热吻唤醒了奥洛拉公主。故事的结尾是王子与公主举行了盛大的婚礼。

❀ 作者介绍

彼得·伊里奇·柴可夫斯基又被译为柴科夫斯基（1840—1893），他是19世纪伟大的俄罗斯作曲家、音乐教育家，被誉为伟大的俄罗斯音乐大师；他的音乐是俄罗斯文化在艺术领域内的最高成就之一；其风格直接和间接地影响了很多后者；主要音乐作品有6部交响曲、3部钢琴协奏曲、小提琴协奏曲、幻想序曲《罗密欧与朱丽叶》《黑桃皇后》、芭蕾舞剧《天鹅湖》《胡桃夹子》《睡美人》等。

聆听旋律

柔婉抒情的主旋律生动地表现出公主优雅大方、彬彬有礼的舞姿。

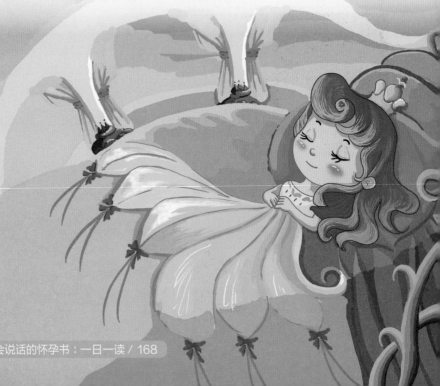

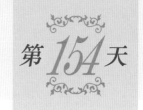
由于孕期体内激素水平的变化，准妈妈皮脂分泌增加。油性发质的准妈妈的头发会比平时更油一些；而干性发质的准妈妈也不会像平常那样干涩，看起来格外油黑发亮。怀孕期间准妈妈的发质会变得非常好，但也会比平时油些，仍需要注意头发的清洁哟。

❀ 根据发质清洗头发

● 油性发质

油性发质要保持1~2天洗1次。洗头时不能将洗发水直接倒在头发上，应将洗发水倒在手心，揉出丰富的泡沫后再清洗头发。

● 中性发质

2~3天洗1次即可。不必要特别选择去油或滋润配方。可以选用婴幼儿专用的洗发水，减少对头发和皮肤的刺激。

● 干性发质

建议使用质地柔和的洗发水，并用护发素护理头发。3~5天洗1次头即可，频繁地洗头会使头发变得更加干枯。

❀ 这样的姿势最省力

准妈妈应该尽量采取靠背坐姿，膝盖弯曲90°，双脚自然张开，头及上身前倾约45°，双手肘支撑在洗脸台、澡盆边或大腿上，请丈夫帮忙用喷头慢慢冲洗头发。

❀ 洗发步骤和方法

步 骤	方 法
1	先将头发倒着梳通，切忌用力拉扯头发
2	用37℃~40℃的温水冲洗头发，冲掉灰尘和污垢
3	将洗发水倒在手上，加少量水揉搓出丰富的泡沫，均匀地涂抹在头发上，用指腹轻轻按摩头皮。不要用指甲抓挠，按摩后停留5分钟，然后用温水冲洗干净
4	洗完后用吸水性较好的毛巾尽量吸去水分，不要用毛巾反复搓头发

❀ 日常护理别忽视

● 出门戴帽子

头皮构造和皮肤一样，如果长时间暴露在户外，遭受紫外线的刺激也会变得干枯。所以头发防紫外线最简洁有效的办法是戴帽子。

● 多食海藻类食物

富含维生素的海藻类食品对头发大有好处，平时可以多吃裙带菜、羊栖菜等。另外，还要注意营养均衡。

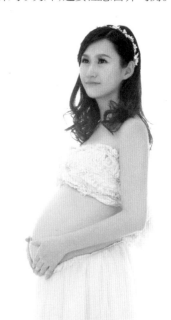

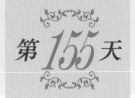

胎宝宝真的像一个婴儿了。他的骨骼、肌肉已经长成，身材也很匀称。胎宝宝每天大量地喝羊水，过滤后通过尿液排出。

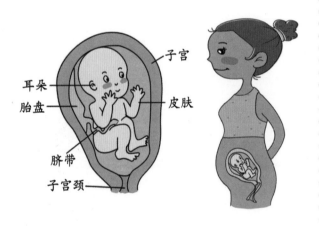

子宫
耳朵
胎盘
皮肤
脐带
子宫颈

胎宝宝的发育

23周的胎宝宝身长可达19厘米，体重400克左右。胎宝宝的听力基本形成，他已经能够辨认准妈妈的说话声音、心跳声音、肠胃蠕动发出的声音。令人惊喜的是，胎宝宝的视网膜已经形成了，具备了微弱的视觉功能。胎宝宝肺中的血管已形成，呼吸系统正在快速地建立。胎宝宝在这时候还会不断地吞咽，但是他还不能排便，直到出生后他才会自己独立完成这件事情。

23周的胎宝宝比较喜欢听抒情幽雅的古典音乐，如果放一些节奏快、声音响的音乐，胎宝宝的反应会很剧烈，胎动幅度加大；当音乐换成轻柔舒缓时，胎宝宝会安静下来，可见胎宝宝对音乐和声音的敏感程度。

准妈妈的变化

准妈妈体重增加了5～7千克，家人和朋友可能会告诉准妈妈太胖或太瘦了，在做出任何饮食改变前，请咨询医生。此阶段子宫扩展到肚脐上方约3.6厘米处，由于子宫刚好在膀胱上，准妈妈可能会发觉有液体渗漏到内裤，有时很难分辨究竟是羊水还是尿液。如果漏液没有味道，要即刻与医生联系。

小贴士

1.胎动的次数和强度明显增加，在胎动出现时，准妈妈要一边抚摸肚子一边和胎宝宝讲话。

2.如果这时候准妈妈出现多饮、多食、多尿、体重减轻的症状，不排除妊娠糖尿病的可能性，要及早去医院进行排查。

如果准妈妈缺铁，对胎宝宝来说是非常不利的，严重时会造成流产、早产、胎宝宝宫内窒息等。因此，孕期一定要补充足量的铁。

缺铁会导致贫血

进入孕中期，准妈妈的血容量会迅速增加，到了孕晚期，血容量比孕前增加30% ~ 45%，约1300毫升。但是由于红细胞的造血量跟不上增加的血液总量，血液被稀释，就会出现贫血现象。孕期贫血虽然是正常现象，但如果置之不理，准妈妈就会出现疲劳、头晕、体力下降等情况，严重时会导致胎盘供氧不足，胎宝宝发育迟缓。

食补是最佳补铁方式

孕早期，准妈妈需要补铁15毫克／天，孕中期需要补铁25毫克／天，孕晚期需要补铁35毫克／天。通过饮食是补铁的最佳方式。

多吃富铁食物

多吃瘦肉、家禽、动物肝脏及血（鸭血、猪血）、蛋类等富含铁的食物。豆制品含铁量也较多，肠道的吸收率也较高，要注意摄取。主食方面则多吃面食，面食较大米含铁多，肠道吸收也比大米好。

多用铁炊具烹调饭菜

做菜时尽量使用铁锅、铁铲，这些传统的炊具在烹制食物时会产生一些小碎铁屑溶解于食物中，形成可溶性铁盐，吸收于体内。在用铁锅炒菜时，可以适当加一点醋，使铁转化为二价铁，提高身体对铁的吸收利用率。

口服补铁剂

如果准妈妈缺铁比较严重，日常饮食无法满足准妈妈对铁的需求，那就有必要根据医生的处方，通过服用补铁剂来补充铁了。如果经过医生检查，缺铁情况并不严重，则没有必要服用补铁剂。

维生素C能够与铁形成螯合物，促进体内对铁的吸收。因此，准妈妈在补铁的同时要多吃一些富含维生素C的食物，新鲜的蔬菜和水果维生素C的含量都很高，如番茄、橙子、草莓、西蓝花等。

感受到小生命在体内跃动的时候，是不是有一种油然而生的喜悦和自豪。可是，如果准妈妈在孕期生病了，那该怎么办呢？可以打针吃药吗？别急，现在就让我们一起来看看吧！

✿ 配置准妈妈的小药箱

在怀孕期间生病，应该在医生指导下服用药物。绝对不吃或者滥用中药都是误区。

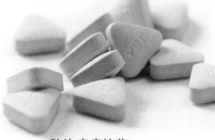

● 防治痔疮的药

孕后期，腹压增加及子宫增大压迫和影响静脉回流，则痔静脉易曲张，因而加重痔疮的发生和发展，症状明显。加之孕期常有便秘，尤其习惯性便秘者更为严重，甚至影响休息和睡眠。所以必要时可服用缓泻剂软化大便，可选用乳果糖、甘油。局部热水洗涤后敷鞣酸软膏。此方面中药一般性较凉，不宜选用。

市面上常见的痔疮膏，一般由麝香、牛黄、珍珠等药物组成，具有清热解毒、消肿止痛、止血生肌的作用，但因为有些痔疮膏中的麝香具有活血散结、止疼和催生下胎的作用，药理研究表明麝香对子宫有明显的兴奋作用，准妈妈使用后容易诱发流产或早产，不用为好。

● 补血药

怀孕时，准妈妈的血容量增加，对铁的需要量相应增加，单靠每日的饮食补充是不够的，应添加常规补铁剂，如硫酸亚铁 0.3 克，每日 1 ～ 3 次口服，以防贫血的出现。

● 助消化药

多数准妈妈早期常有恶心、呕吐、消化不良等症状。可服干酵母或多酶片 2 ～ 3 片，每日 3 次。也可服健脾胃的中药，如大山楂丸、加味保和丸。

● 补钙药

准妈妈在整个怀孕期间需要 40 克钙，其中绝大部分是在怀孕后 3 个月内积聚的。这 3 个月内每天需要补钙 1.2 克。1 千克牛奶中含钙 1.2 克。我国女性如果每天能摄入 250 ～ 500 毫升牛奶，摄入的钙量就足够了，选用药物补钙需要注意很多事项：

1	任何药物均应在医生的指导下服用
2	能少用的药物绝不多用；可用可不用的则不要用
3	必须用药时，则尽可能选用对胎宝宝无损害或影响小的药物。如因治疗需要而必须较长期服用某种可致畸形的药物，则应终止妊娠
4	根据治疗效果，尽量缩短用药疗程，及时减量或停药
5	服用药物时，注意包装上的准妈妈慎用、忌用、禁用字样
6	准妈妈误服可能致畸的药物后，应找医生根据自己的怀孕时间、用药量及用药时间长短，结合自己的年龄及胎次等问题综合考虑是否要终止妊娠

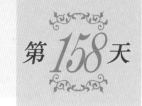

音乐胎教是通过生理和心理共同起作用来达到效果的，对促进孕妈妈和胎宝宝的身体健康和智力发育影响颇深。

用音乐开发阳光宝宝

音乐能使孕妈妈心旷神怡，改善不良情绪，消除忧虑。孕妈妈将其美乐心境通过多种途径传递给腹中的胎宝宝，让胎宝宝得到同样美满而又幸福的享受。优美的音韵会给胎宝宝的大脑留下美好的记忆，使他朦胧地感知世界的美好，并把"爱"深深地印刻在脑海里。

音乐胎教开始时间

怀孕 16 周后，胎宝宝的听力就已经形成了，孕 20 周时，胎宝宝的听觉功能已经完善，孕 24 周后，胎宝宝的听力几乎和成人接近，完全能够听到来自外界的声音，因此，从孕 16 周开始，孕妈妈就可以有计划地对胎宝宝实施音乐胎教。

音乐胎教实施方法

选择适合胎宝宝听的乐曲，装入小录音机，放在距孕妈妈腹壁 1 米处播放，孕妈妈和胎宝宝一同欣赏。音量不能太大，也不宜过小，以 65 ~ 70 分贝为度；时间由短到长逐渐增加，但不宜过长，以 15 ~ 20 分钟为宜，每天定时播放 1 ~ 2 次。选择在胎宝宝觉醒有胎动的时候进行。

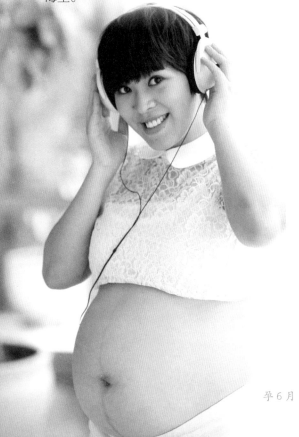

小贴士

孕妈妈的说话声音和胸腔的震动都可以传递给胎宝宝，会对胎宝宝产生一定的影响，因此，孕妈妈要特别注意说话的音调、用词和语气，给胎宝宝一个良好的刺激。

怀孕后逛街就不能像孕前那样随心所欲了。怀孕后尽量少逛街，如果必须逛街也最好有人陪同。

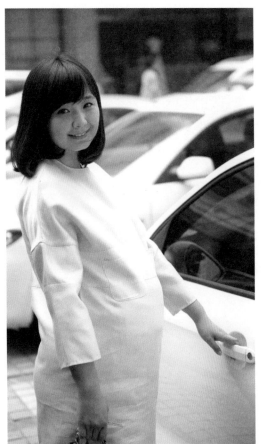

全面做好准备工作

● 衣着

逛街时难免要长时间走动，因此要穿着宽松舒适的衣服和轻便、弹性好的运动鞋。

● 防护

夏天做好防晒工作，出门前涂抹防晒霜，戴上帽子、太阳镜和遮阳伞。冬天做好保暖工作，戴好帽子、围巾和手套。

选择安全的交通工具

乘坐公交车要请司机或售票员提醒乘客为自己让座，不要坐拥挤的公交车，最好能够乘坐私家车或出租车出行，乘车时系好安全带。

避开人流高峰期

不要选择人流高峰期逛街。准妈妈对拥挤环境的适应性差，外出时要尽量避开人流高峰，免受拥挤之累。尤其不要在节假日时跑出去凑热闹。

缩短购物时间

上街购物要有计划，减少在一些拥挤场所的逗留时间。每次逛街最好不要超过两小时。尤其是在一些密闭的商场或娱乐场所，更不要久留，要注意呼吸新鲜空气，及时补充身体所需的氧气。也可在逛街途中选择一些街心花园或人静境幽处休息一会儿。

购物归来及时换洗

逛完商场后回到家里应当及时洗手、洗脸，换下外衣。购回的物品要合理存放，外包装要妥善处理。也可坐定后闭目养神或听听优雅音乐，以消除躯体疲劳，缓解紧张情绪。

小贴士

不要去刚装修完的商场长时间停留，以免装修材料中的污染物刺激到准妈妈的眼、鼻、咽喉及皮肤，引起流泪、咳嗽、喷嚏等反应。

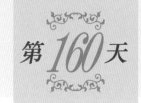
怀孕之后，不少妈妈会因为肚子鼓鼓胀胀的而感到不舒服，连胃口也跟着变差了。胀气不但影响妈妈的心情，还可能让宝宝营养不足、健康打折，但是也不用太担心，孕期胀气只是暂时性的。

少量多餐

孕中期的准妈妈可采用少量多餐的进食原则，每一餐不要吃太饱，从每日三餐的习惯，改至一天吃六至八餐，以减少每餐的分量。准妈妈可多吃含丰富纤维素的食物，如蔬菜、水果，以及含丰富纤维素的食品，纤维素能帮助肠道蠕动。流

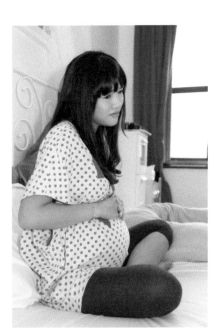

质的食物虽然较好进食，但并不一定好消化，因此准妈妈可选择半固体的食物。

细嚼慢咽

吃东西时应细嚼慢咽，进食时不要说话，避免用吸管喝水，不要常常含着酸梅或咀嚼口香糖等，这些都可避免让不必要的气体进入腹部。

避免吃产气食物

如果有较严重的胃酸逆流情况，则应避免吃甜食，以清淡食物为主，并可吃苏打饼干以中和胃酸。胀气状况严重时，应避免吃易产气的食物，如豆类、蛋类及其制品、油炸食物等。

多喝温开水

准妈妈每天至少要喝 1500 毫升的水，充足的水分能促进排便。每天早上起床后可以先补充一大杯

温开水，也有促进排便的功效。不要喝冷水、汽水、咖啡、茶等饮料，汽水中的气体容易造成胀气。另外，在喝水的时候可以加入少量的蜂蜜，能促进肠胃蠕动，防止粪便干结。

保持适当运动

为了减轻孕期腹胀，准妈妈应适当增加每天的活动量，饭后散步是最佳的活动方式。建议准妈妈可于饭后 30 分钟至 1 小时，到外面散步 20 ~ 30 分钟。

适度缓和按摩

温热手掌后，以顺时针方向从右上腹部开始，然后以左上、左下、右下的顺序循环按摩 10 ~ 20 圈，每天进行 2 ~ 3 次。按摩时力度不要过大，避开腹部中央的子宫位置，用餐后也不适宜立刻按摩。

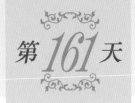

第161天 怀孕时常会抽筋怎么办

怀孕后小腿抽筋多是由缺钙引起的，补钙的同时补充维生素 D、镁、磷等营养素，能够促进钙质更好地吸收。

❖ 引起腿部抽筋的原因

孕期抽筋是孕期不适症候群中的一种病态现象。准妈妈腿部肌肉负担增加，体内钙与磷比例不平衡。怀孕期间走太多路、站得太久，都会令小腿肌肉的活动增多，以致准妈妈体内的钙不敷使用，因而引起腿部痉挛；另外，血液循环不良或寒冷也是引起抽筋的原因。

❖ 预防抽筋的关键

1. 睡觉时脚不要伸直。如果是仰卧，在膝盖下垫一个软枕头；侧卧时，可将软枕夹在两膝之间。这样有助于血液流回心脏。

2. 坐姿时可将脚垫高，在家里可把脚放在茶几上。上班时，可在桌下放一把小凳或木箱垫脚。

3. 为保证腿部血流畅通，准妈妈不要穿高跟鞋或过紧过硬的鞋子，应选择平稳舒适的软底鞋。

4. 最关键的是平时增加钙的摄入量，尤其是牛奶、虾皮、紫菜、海带、大豆和豆制品。吃这些食物时要少吃菠菜，因为菠菜中草酸含量较多，会形成草酸钙，影响钙的吸收。

5. 准妈妈平时要多晒太阳，若抽筋频繁，可以遵医嘱口服钙片。

❖ 放松——缓解抽筋症状

1. 抽筋时按摩抽筋的肌肉或让丈夫抻拉，以促进血液循环。

2. 抽筋时起床活动，走一走或站着，做伸展运动。

3. 如果抽筋很严重，则可以躺在床上，抓住疼痛的那一只腿的脚趾保持膝盖伸直并尽可能地贴近床，按住朝准妈妈头部方向慢慢拉。

如果水桶般的肚子使准妈妈无法弯向前去抓到脚趾，那么可以伸直腿，压住膝盖使其贴近床并且将脚趾弯向头部。

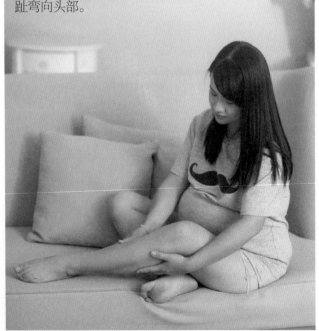

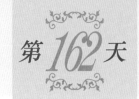
　　10 月的孕程过去一大半了，胎宝宝表现得非常好，要和妈妈一起继续加油！

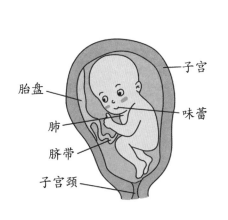

- 子宫
- 胎盘
- 味蕾
- 肺
- 脐带
- 子宫颈

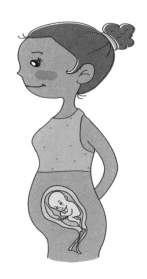

小贴士

　　1. 在这个阶段可能会发生早产，要尽量从饮食和运动上避免这种情况的发生。

　　2. 本阶段准妈妈的体重会迅速增加，要注意饮食的控制，加强锻炼，不要让体重增长过快、过多。

胎宝宝的发育

　　24 周的胎宝宝身长可达 25 厘米，体重 500 克左右。宝宝这时候在妈妈的子宫中占据了相当大的空间，开始充满了整个空间。胎宝宝在此时身体的比例开始匀称，皮肤薄而且有很多的小皱纹，浑身覆盖了细小的绒毛。

准妈妈的变化

　　24 周时候的准妈妈身体越来越沉重，脸上和腹部的妊娠斑更加明显并且增大。有时准妈妈还会感觉眼睛发干、畏光，这些都是正常的现象，不必担心。

　　在这个阶段，胎宝宝可能会发生早产。因此要尽量从饮食和运动上避免这种情况的发生，毕竟早产儿的先天条件不如足月儿。

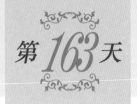

第163天 远离妊娠糖尿病

患有妊娠糖尿病的准妈妈多数没有任何症状，只有通过糖耐量测试才能检查出来。所以准妈妈一定要做糖尿病筛查。

❖ 妊娠糖尿病筛查

大部分妊娠糖尿病的筛检，是在孕24周做的。先抽取准妈妈的血液样本，做一项耐糖试验，此时准妈妈不需要禁食。喝下50克的糖水，等1小时后，再进行抽血，当结果出来后，血液指数若在140以下，即属正常；指数若在140以上，就要怀疑是否有妊娠糖尿病，需要再回医院做第二次抽血。此次要先空腹8小时后，再进行抽血，然后喝下100克的糖水，1小时后抽1次血，2小时后再抽1次，3小时后再抽1次，总共要抽4次血。只要有2次以上指数高于标准值的话，即代表准妈妈患有妊娠糖尿病。在治疗上，要采取调整饮食及注射胰岛素来控制，千万不可使用口服的降血糖药物来治疗，以免造成胎宝宝畸形。

❖ 哪些准妈妈易患妊娠糖尿病

1. 年龄超过30岁的高龄准妈妈。

2. 肥胖，妊娠前体重超过标准体重的20%，或者妊娠后盲目增加营养，进食过多，活动过少，体重增加太多的准妈妈。

3. 直系亲属中已出现过妊娠糖尿病病人的准妈妈。

4. 直系亲属中有人得糖尿病的准妈妈。

5. 以往妊娠时曾出现妊娠糖尿病的准妈妈。

6. 生育过巨大胎宝宝（体重大于4千克）的准妈妈。

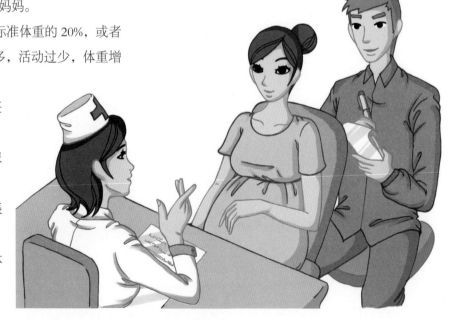

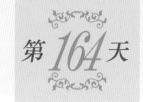

孕中期以后，准妈妈非常容易患缺铁性贫血。缺铁性贫血会影响腹中宝宝的健康生长，甚至可能引起胎宝宝宫内窘迫、早产等危险。

❣ 含有丰富铁元素的食物

为了保障孕妇给胎宝宝提供充足的血液，摄取丰富的铁是极其重要的。而要做到这一点，从孕早期就应注意在饮食中适当地补铁。

在摄入铁的同时也要补充维生素，可以提高铁的吸收率。

羊栖菜

含铁极为丰富，每10克中含有5.5毫克的铁。可煮着吃或做成酱汤等。

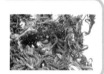

菠菜

含有铁元素等多种营养素，和动物性蛋白质一起摄取效果更好。

牡蛎

被称为"海洋牛奶"，营养价值极高，含锌丰富。作为正价铁，吸收率也很高。

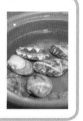

猪肝

除了正价铁，还富含维生素A、B族维生素，可以称得上是万能食品。

沙丁鱼干

含有丰富钙质，建议作为小点心之类食用。沙丁鱼干比生的沙丁鱼含铁量高出18倍。

❣ 准妈妈需摄取的维生素

维生素C

虽说维生素C不会直接生成红细胞，但一起摄取的话可以促进铁的吸收。在饭后吃水果即可摄取。

维生素B_{12}

可以促进红细胞生成，并在复制遗传因子时修复异常状况的维生素。在牡蛎和蛤蜊中含量较多。

叶酸

和维生素B_{12}一样，起着辅助生成红细胞的作用。此外，还可以促进胎宝宝脑和神经的发育。

彩色虾仁

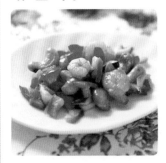

材料

虾仁300克，青辣椒、红辣椒各1个，香菇5朵，腰果适量，葱、姜各适量，精盐、胡椒粉、香油各1/2小匙。

步骤

1. 将青辣椒、红辣椒去蒂洗净，去籽后切成丁；香菇洗净，切成丁；葱、姜切末。

2. 炒锅烧热，加植物油，六成热时下葱末、姜末爆香，放入虾仁、辣椒丁翻炒，再加入料酒、精盐、胡椒粉，最后加香菇翻炒片刻，出锅前撒入腰果，淋香油，即可食用。

方便南瓜汤

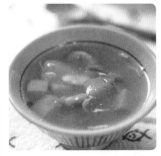

材料

南瓜1个，虾米50克，青蚕豆30克。葱花适量，高汤1/2杯，豆瓣酱、植物油各1大匙。

步骤

1. 将南瓜用水洗净，剖开两半，除去瓜子及瓜瓤，切成块。虾米用清水泡软。蚕豆洗净，用热水焯熟。

2. 炒锅烧热，加植物油，放葱花爆香，加豆瓣酱炒出香味，再放入南瓜块、蚕豆炒匀，倒入高汤。盖上盖，焖煮至南瓜软熟，即可食用。

茄汁炖双菌

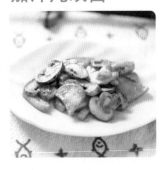

材料

口蘑500克，杏鲍菇1根，精盐、料酒、香油各1/2小匙，番茄酱250克。

步骤

1. 将口蘑、杏鲍菇分别洗净，切成厚度相仿的片，用沸水焯一下，捞出投凉。

2. 炒锅烧热，加香油，下入番茄酱炒至浓稠，再放入口蘑片、杏鲍菇片，加入精盐、料酒及适量清水，大火烧沸后转小火炖熟，即可食用。

蔬菜豆腐皮

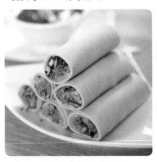

材料

豆腐皮1张，绿豆芽50克，胡萝卜20克，甘蓝菜40克，豆干50克，盐、香油各适量。

步骤

1. 先将甘蓝菜洗净、切丝，胡萝卜洗净、去皮、切丝，绿豆芽洗净，豆干洗净，切丝备用。

2. 将所有准备好的原料用热水烫熟，然后加盐和香油拌匀。

3. 将拌好的原料均匀放在豆皮上，卷起，用中小火煎至表皮金黄，待放凉后切成小卷，摆入盘中即可食用。

贝瓦和贝拉正坐在家里看电视，突然窗外下雨了。

"下雨喽，下雨喽！"贝瓦和贝拉开心地嚷嚷着。他们以最快的速度穿好雨衣和雨鞋，拿着小雨伞出门去了。

贝瓦和贝拉遇到了小青蛙、小鸭子，还有很多小朋友，它们都要到雨中去玩。只有小鸟不喜欢下雨天，飞快地回家去了。

小青蛙"呱呱呱"地唱着歌，它的歌声很清脆、很响亮，传得很远很远。小鸭子在水里自由自在地游泳，它们游得好看极了。

贝瓦摇摇小树，雨滴哗啦啦地落下来。贝拉转转小伞，小伞周围开出一朵花，这是一朵美丽的雨花。

贝瓦和贝拉在水里踩呀，踩呀，踩出了一朵又一朵水花。

"大家一起踩水花！"贝瓦开心地喊着。

真好玩儿！

贝瓦和贝拉正玩儿得开心，"阿嚏"，贝拉打了一个喷嚏。"我们该回家了。"贝瓦说。"不如我们坐着小伞漂回家吧！"贝拉说。"真是个好主意，就这么定了！"贝瓦说。

于是，贝瓦和贝拉坐在小伞上，一路唱着歌，飘飘荡荡地回了家。下雨天真好啊，他们今天真开心。"可是天空为什么会下雨呢？"贝拉问贝瓦，贝瓦说："我也不知道，不如我们回到家问妈妈吧。"

轻轻一扫
码上会说话

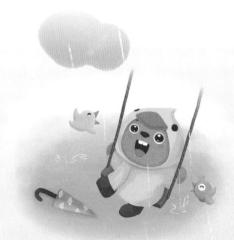

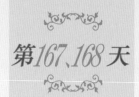
整个孕中期，准妈妈都有失眠的可能，入睡困难，或者醒来后就无法再入睡。有些准妈妈还会围绕着分娩或胎宝宝做噩梦。该怎么办呢？可以试用以下一些方法。

❀ 孕期失眠怎么办

● 注意睡眠的姿势

为了保证睡眠的质量，还应该注意睡眠的姿势。什么样的姿势才算好的呢？其实只要自己觉得舒服就可以。

● 坚持晚饭后散步

准妈妈应该保持一定的运动，可以选择运动量小的活动，比如可以怡然自得地散步，这也是一种很好的休息形式，可以坚持晚饭后就近到公园、广场、体育场、宽阔的马路或乡间小路散步。最好夫妻同行，边散步边聊聊天，除能解除疲劳外，也是调节和保持准妈妈良好精神状态的妙方。坚持散步对准妈妈和胎宝宝的身心健康均有裨益。

❀ 孕期多吃鱼

鱼是准妈妈怀孕期间的食补良药，但是怎样吃鱼更健康呢？有以下几点提示供准妈妈参考。

1. 多吃深海鱼类，如鲑鱼、鲭鱼等。

2. 烹调的时候尽量用水煮，清淡饮食比较好。

3. 对鱼类过敏的准妈妈，不妨改吃准妈妈专用的营养配方食品，这样可以减少胎宝宝过敏体质的产生。

4. 准妈妈最好不要吃鱼油，因为鱼油会影响凝血功能，吃多了可能会增加出血概率。

鱼肉含有丰富优质蛋白质，还含有两种不饱和脂肪酸，即二十二碳六烯酸（DHA）和二十碳五烯酸（EPA）。这两种不饱和脂肪酸对大脑的发育非常有好处。这两种物质在鱼油中的含量要高于鱼肉，而鱼油又相对集中在鱼头内。所以，准妈妈适量吃鱼头，有益于胎宝宝大脑分区发育。

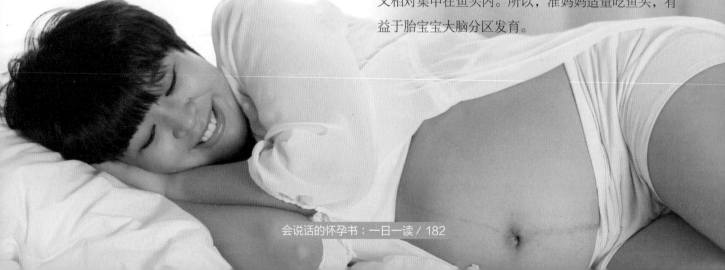

孕 **7** 月

带球跑的快乐日子

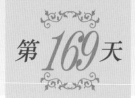
再过 3 个月，胖嘟嘟的小人儿就要"新鲜出炉"了，准妈妈要耐心等待啊！

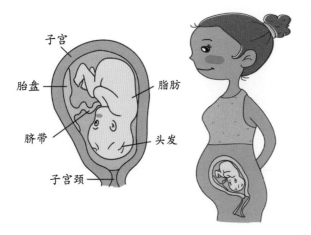

子宫
胎盘
脐带
子宫颈
脂肪
头发

胎宝宝的发育

25 周的胎宝宝现在身长可达 30 厘米，体重约 600 克。胎宝宝这时候在妈妈的子宫中占据了相当大的空间，开始充满了整个空间。胎宝宝在此时身体的比例开始匀称，皮肤薄而且有很多的小皱纹，几乎没有皮下脂肪，全身覆盖着一层细细的绒毛。25 周的胎宝宝舌头上的味蕾正在形成，所以胎宝宝在这时候已经可以品尝到食物的味道了。

25 周的胎宝宝大脑发育已经进入了一个高峰期，大脑细胞迅速增殖分化，体积增大。准妈妈在此时可以多吃些健脑的食物，如核桃、芝麻、花生等。

准妈妈的变化

由于胎宝宝越来越大，准妈妈会觉得更加疲倦，腰腿痛也会更明显，肚子上、乳房上会出现一些暗红色的妊娠纹，脸上也有妊娠斑。有的准妈妈还会觉得眼睛发干、发涩、怕光，这些都是正常现象，准妈妈不必过于担心。有的准妈妈因血压升高或贫血加重会引发头痛和头晕，心理负担和精神因素也会造成头痛，所以要注意保持心情愉快。

——小贴士——

1.加强营养，多吃一些健脑食物，为胎宝宝的大脑发育提供充足能量。

2.准妈妈的肚子变得更大，行动起来更加不方便，做任何事都要小心，不要过度劳累，避免发生早产。

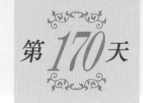
准妈妈总想着给肚里的胎宝宝补脑。促进胎宝宝智力发育的方法很多，最有效的方法莫过于饮食补脑。准妈妈要常食益于健脑的食物，远离伤害大脑发育的食品。

坚果健脑效果好

● 夏威夷果

果子中所含的营养素对大脑的神经细胞很有益处，能够改善脑部营养，准妈妈可以直接食用干果。

● 花生

花生中含有植物蛋白，更易被人体吸收利用，同时花生还具有养血、补血等功效，花生适宜生吃或煲汤喝。

● 松子

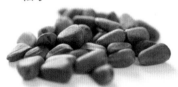

松子富含的营养物质对促进胎宝宝大脑发育很有功效，既可以生吃又可放入菜中或加入点心中食用。

● 榛子

榛子中不饱和脂肪酸、矿物质和维生素含量丰富，有开胃、健脑、明目的功效，其中的纤维素还有助于促进消化、预防便秘发生。

● 开心果

开心果富含不饱和脂肪酸以及蛋白质、微量元素和B族维生素，开心果属于低碳水化合物膳食。

哪些坚果要远离

坚果	危　害
杏仁	杏仁具有一定的毒性，很有可能诱发胎宝宝畸形
变质的干果	有可能引发流产；当坚果出现霉变或异味时，会增加癌症的诱发率，导致机体发生不良反应

这些食物可能伤害大脑

● 过咸食物

过咸食物不但会引起高血压、动脉硬化等疾病，还会损伤动脉血管，影响脑组织的血液供应，造成脑细胞缺血缺氧，导致记忆力下降、智力迟钝。

● 含鸡精多的食物

准妈妈如果在孕晚期经常吃鸡精会引起胎宝宝缺锌。

● 含过氧化脂质的食物

过氧化脂质会导致大脑早衰或痴呆，直接有损于大脑的发育。

● 含铅食物

爆米花、松花蛋、啤酒等食物中含铅量大。铅会杀死脑细胞，损伤大脑。

常吃含铝量高的食物，如油条、油饼等，会造成记忆力下降、反应迟钝，甚至导致痴呆。

小贴士

坚果不宜多吃。坚果类油性较大，而准妈妈的消化功能却相对有所减弱，如果过量食用坚果，很容易导致消化不良。每天食用坚果不宜超过50克。

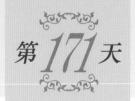
怀孕后，准妈妈就与曼妙身材暂时告别，现在特殊的身材和状态有可能是一生一次的珍贵体验，所以，越来越多的准妈妈开始加入到拍"大肚准妈妈照"的行列。

要征得家人的同意和支持

拍照前，一定要征得丈夫及家人的同意，让丈夫陪伴准妈妈一起去选定拍摄的套系风格。

预约在合适的天气和时间

准妈妈怀孕6～8个月是拍摄孕期照的最佳时间，最好选在温度适宜的天气和一天中自己精神状态最佳的时段去拍照。

最好带一些自用的化妆用具

尤其要注意用品卫生，最好用自己的化妆、卸妆工具。拍照后马上清洁面部。如果没有必要，不要化浓妆，淡淡的妆容反而显得更自然、亲切。

选择自己满意的场景和服装

在室内拍摄时，准妈妈最好选择温馨的暖色调背景，选择可爱的小道具。如果有外景拍摄，要选择空气清新、有阳光的地方。可以带上自己的衣服，拍出来的效果更加自然。另外，准妈妈宜穿着和衣服色调相配的平底鞋。

拍照前应注意3点

1. 拍孕期写真，最好选择孕期6～8个月的时候，因为那时候肚子已经很大了，照出来的效果会好些，而且身体和精神状态都比较好。

2. 拍照的前一天晚上不要喝太多水，睡觉不要太晚，以免第二天容易劳累。

3. 拍照时要量力而为，如果体力不支，就不要换太多套衣服，以免疲倦。

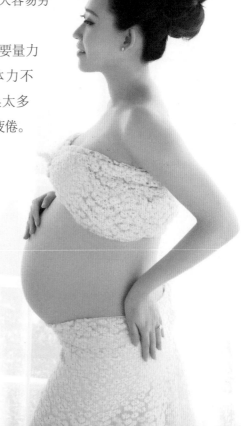

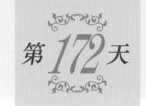

如果你是"糖妈妈",该怎么办呢?患有妊娠糖尿病的准妈妈的饮食与普通准妈妈相似,只需要控制每天糖分的摄取量以及密切监测血糖就可以了。

注意热量需求

孕早期不需要特别增加热量,孕中期和孕晚期必须依照孕前所需的热量,再增加 300 千卡 / 天。由于体重减轻可能会使母体内的酮体增加,对胎宝宝造成不良影响,故孕期中不宜减重。

注重蛋白质摄取

如果在孕前已摄取足够营养,则孕早期不需要增加蛋白质的摄取量,孕中期、孕晚期每天需增加蛋白质的量各为 6 克、12 克,其中一半需求来自高生理价值蛋白质,如:蛋、牛奶、深红色肉类、鱼类及豆浆、豆腐等黄豆制品。最好每天喝两杯牛奶,以获得足够钙质,但千万不可以将牛奶当水喝,以免血糖过高。

油脂类要注意

烹调用油以植物油为主,减少油炸、油煎、油酥的食物,以及动物皮、肥肉等。

多摄取纤维质

在可摄取的分量范围内,多摄取高纤维食物,增加蔬菜的摄取量,吃新鲜水果而勿喝果汁。如此可延缓血糖的升高,帮助血糖的控制,也比较有饱足感。但千万不可无限制地吃水果。

摄取正确糖类

糖类的摄取是为提供热量,维持代谢正常,并避免酮体产生,不应误以为不吃淀粉类便可以控制血糖或体重,应尽量避免食用含有蔗糖、果糖、葡萄糖、冰糖、蜂蜜、麦芽糖的饮料及甜食。应尽量选择纤维含量较高的粗粮主食,以糙米或五谷饭取代白米饭,选用全谷类面包或馒头等。患有妊娠糖尿病的准妈妈早晨的血糖值较高,因此早餐淀粉类食物的量必须较少。

注意餐次分配

为维持血糖值平稳及避免酮血症的发生,餐次的分配非常重要。因为一次进食大量食物会造成血糖快速上升,且母体空腹太久时,容易产生酮体,所以建议少量多餐,将每天应摄取的食物分成 5 ~ 6 餐。特别要避免晚餐与隔天早餐的时间相距过长,所以睡前要补充点心。

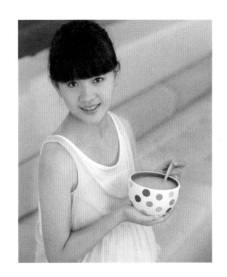

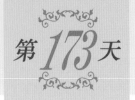

> 怀孕后，身体的全部重量都要靠双脚来支撑，因此，对脚部的护理尤其重要，一定要选择一双合脚的鞋。

❀ 孕期双脚发生了变化

随着怀孕月份的增加，准妈妈的体重不断增长，双脚承受的负担越来越重。从怀孕3个月开始，准妈妈的双脚就会出现水肿，怀孕6个月左右，双脚水肿会更加严重，整个孕期，脚部尺码会增加 1～2 码。在一天之中，脚部围度也会发生变化，脚长会随着准妈妈姿势的改变而改变。

❀ 从穿着入手保护双脚

● 首选棉布鞋子

相对于皮革和塑料材质，棉布透气性和吸汗性更好，质地也更柔软，行走起来比较省力，适合孕晚期穿着。但棉布的保暖性较差，只适合春秋季节穿着。皮革鞋首选柔软的牛皮和羊皮。

● 款式选择很重要

准妈妈鞋子要选择圆头、肥度较宽的款式，尺寸要比脚长多出 1 码。下午 3~4 时是一天中脚部肿胀最严重的时间，因此买鞋的时候应以这个时间脚部大小为主。

准妈妈不能穿拖鞋。拖鞋的防滑性差，又不能完全跟随脚，因此行走的时候需要更多的力量抓住拖鞋，极易造成重心不稳，导致摔倒。再次，拖鞋的材质多以塑料和橡胶为主，透气性很差，容易引起脚部发炎。

● 鞋跟高度别忽略

准妈妈鞋跟高度以 2 厘米为宜，后跟要宽大、结实、弹性好。最好不要穿完全没有跟的鞋，因为怀孕后，准妈妈的重心会向后移，穿平底鞋行走，脚跟会先着地，脚尖后着地，不能维持足弓吸收震荡，容易引起肌肉和韧带拉伤。如果准妈妈患有扁平足，可以使用一些调整的产品，如调整袜子，能够将多余的压力调整到最小。

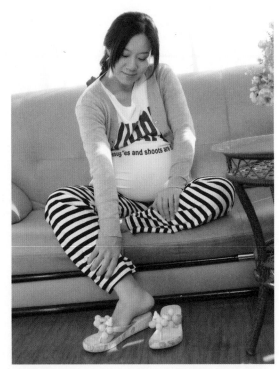

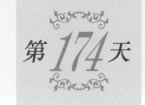
腹式呼吸简单来说就是深呼吸，经常进行腹式呼吸对准妈妈很有好处。在第一次练习腹式呼吸时要请专业人士进行指导，以免方法不当影响胎宝宝健康。

❉ 腹式呼吸的优势

进入孕晚期，胎宝宝发育越来越快，在准妈妈体内的居住环境越来越拥挤，准妈妈的耗氧量也明显增加，经常会感觉到呼吸困难，这时推荐准妈妈采用腹式呼吸法。腹式呼吸法不仅能给胎宝宝输送新鲜的氧气，还能使准妈妈保持镇静，消除疲劳与紧张，对分娩也有缓解的作用。

❉ 腹式呼吸法这样做

1. 坐在椅子上，平静心情，告诉胎宝宝："妈妈给你输送新鲜空气来啦！"背部挺直靠紧椅背，全身处于放松状态。

2. 双手轻轻放在腹部，在脑海里想象胎宝宝此时正舒服地居住在一间宽敞的大房间里，然后鼻子慢慢地长吸一口气，直到腹部鼓起为止，最后缓慢呼出。每天练习 2 ~ 3 次，每次 10 ~ 20 分钟。

❉ 掌握腹式呼吸的要诀

1. 用鼻子吸气。吸气时要缓慢深长，尽量吸满，使肺部和腹部充满气体。

2. 用口呼气。吸满气后憋住几秒钟，然后将嘴缩成吹口哨的形状，慢慢将气呼出，呼气所用的时间是吸气时的 2 倍，吐气要连续，不能中断。

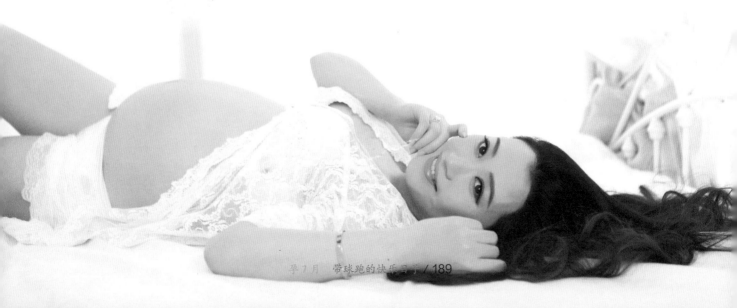

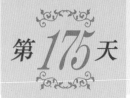
❀ 贫血的自我检测

1	有头晕的情况，尤其是坐着突然站起来的时候，两眼发黑，或是眼冒金星
2	经常感觉疲劳，即使活动不多也会感觉浑身乏力
3	偶尔会感觉头晕
4	脸色苍白
5	指甲变薄，而且容易折断
6	呼吸困难
7	心悸
8	胸口疼痛

❀ 贫血的原因和调理

随着胎宝宝的生长，所需要的营养也越来越多，容易导致准妈妈贫血。即使准妈妈在怀孕前已经检测没有贫血，到怀孕期也会有贫血症状的出现。为什么会造成这种情况呢？孕期缺乏铁、蛋白质、维生素 B_{12}、叶酸等都可造成贫血，而以缺铁性贫血最为常见。孕产期女性的总需铁量约为 900 毫克，而食物中的铁仅能吸收 10%，一般人每日从膳食中摄取的铁尚能基本维持收支平衡。但对准妈妈来说，因胎宝宝生长发育和自身贮备的需要，需铁量必然增多。每日食物中的需铁量应为 30 ~ 40 毫克，一般饮食不可能达到此量。于是，准妈妈体内贮备的铁被动用，若未能及时补充，或者入不敷出，就会出现贫血。

● 定期检查

在孕期里应定期检查血红蛋白、红细胞计数，有贫血症状及时发现。

● 饮食调理

多吃含铁丰富的食物，并保证维生素 B_{12}、叶酸的摄入。在准妈妈日常菜单中，多加入一些动物的肝、肉类、蛋类、豆类及豆制品、牛奶、绿叶蔬菜、水果等。补充铁元素，对于中度或重度贫血患者，光靠饮食调节是不够的。可在医生的指导下服用一些铁剂。

● 服用维生素C

维生素C能够促进铁元素的吸收，多吃含维生素C的蔬菜、水果，或者补充维生素片也是必不可少的。

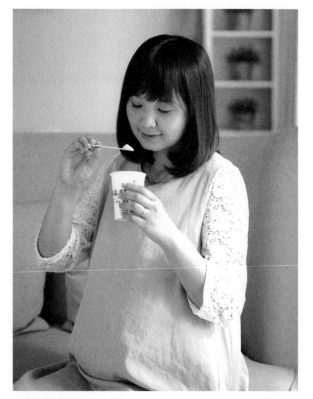

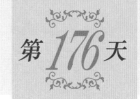
随着胎宝宝体积的增大，他的"小房子"开始显得拥挤了，但是他仍会频繁地"运动"，还会抓自己的小脚丫玩耍。

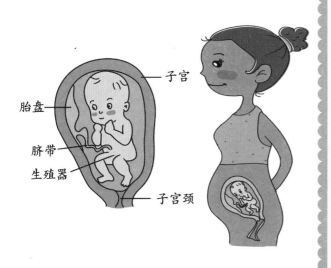

胎盘
子宫
脐带
生殖器
子宫颈

❋ 胎宝宝的发育

26 周的胎宝宝现在约 22 厘米长，体重约 800 克。胎宝宝的皮下脂肪已经开始出现，但此时的胎宝宝依然很瘦，全身覆盖细细的绒毛。26 周的胎宝宝开始有了呼吸，但呼出吸入的并不是真正的空气，主要是因为胎宝宝的肺部还没有发育完全。此外，胎宝宝已经可以睁开眼睛了，如果用手电筒照准妈妈的腹部，胎宝宝会自动把头转向光亮的地方，这说明胎宝宝视觉神经的功能已经开始在起作用了。

❋ 准妈妈的变化

本周准妈妈可以感觉到子宫的顶部大约在肚脐以上 6.25 厘米的地方。如果怀孕期间准妈妈坚持均衡饮食，体重大概增加 7 ~ 10 千克。此时将手掌轻轻放在准妈妈的腹部也可以感觉到胎宝宝的活动。此阶段寻求舒服的睡觉方式将是一个挑战，去卫生间、饥饿以及胎宝宝的运动都使准妈妈的睡眠支离破碎。所以准妈妈要努力获得充足的睡眠，白天有机会就打几个盹吧。

❀ 小贴士 ❀

1. 胎宝宝的视觉神经功能已经开始发育，此时可以用科学的方法进行光照胎教。

2. 此时准妈妈会出现水肿现象，通过饮食调理、按摩等方法可以缓解水肿，但如果水肿严重，要及时去医院检查。

第177天 贫血，适量补铁吧

第25周+2天　离宝宝出生还有103天

怀孕中晚期，准妈妈对铁需要量更大了，如果从食物中摄取不能满足需要，那么就容易导致准妈妈和胎宝宝贫血。

❖ 加强铁质的摄入

铁是人体生成红细胞的主要原料之一，孕期缺铁性贫血，不但可以导致准妈妈出现心慌气短、头晕、乏力，还可导致胎宝宝宫内缺氧，生长发育迟缓，出生后智力发育障碍。因此，在孕期应特别注意补充铁剂。

● 孕5月要加强补铁

由于怀孕到第五个月时，胎宝宝会以相当快的速度成长，血容量扩充，铁的需要量会成倍增加，因此准妈妈对铁的需求量也跟着增加。

● 富含铁的食物

种　类	食　物
谷类	糙米、小米、玉米、燕麦
豆类	绿豆、紫土豆、黑芝麻
菌藻类	紫菜、海带、口蘑、杵蘑、黑木耳
海产品	海蜇皮、海蜇头、虾米、虾皮等
蔬菜类	菠菜、芹菜叶、苦菜、马铃薯等
动物类	动物的肝脏，尤以猪肝、鸭肝含量为高

油菜炒虾仁

● 材料准备：虾仁200克，油菜250克，胡萝卜50克，莴笋150克。

● 调料：葱花适量，精盐1小匙，植物油1大匙，水淀粉2小匙。

烹饪方法

▼

炒

烹饪时间

▼

15分钟

1. 将胡萝卜、莴笋洗净，切成长条；虾仁挑去虾线，洗净；油菜择净，用清水洗净。

2. 将胡萝卜条、莴笋条、虾仁、油菜用沸水焯3分钟，捞出投凉。

3. 炒锅烧热，加入植物油，六成热时放葱花爆香，加入胡萝卜条、莴笋条、虾仁、油菜，加精盐翻炒均匀，出锅前用水淀粉勾芡，即可食用。

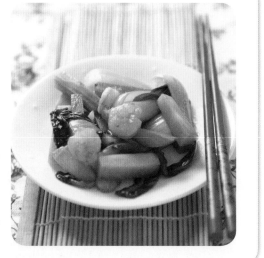

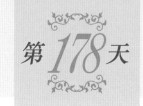

怀孕并不意味着可以让体重无限增长，身体越胖，越容易引发疾病，产后恢复也比较困难。因此，从孕中期开始，一定要控制好体重，做到合理增长。

❋ 每天称两次体重，掌握体重走向

建议准妈妈每天称两次体重，最好是早晨一次，晚上一次，并将每天的数据记录下来。细心的准妈妈还可以把每天吃的食物、数量记录下来，这样更容易清楚地掌握。

有些准妈妈为了控制体重而放弃主食，认为主食热量过高，而是每天用零食来填饱肚子，其实这种想法是错误的，这样更容易使体重增加。

❋ 每天散步 1 小时，创造锻炼的机会

散步是最休闲，也是最有效的消耗热量、帮助消化的方法，尤其是晚餐胃口比较好的准妈妈，要坚持散步。忙碌了一天，出去散步还可以缓解疲劳，增进和准爸爸的交流。

❋ 放松，不要积累压力

生活中难免会有一些不愉快的事情，所以准妈妈要学会放松自己，及时释放不开心的情绪。而且压力也不要积聚，这样反而对胎宝宝不好，要寻找适合自己的情绪出口。

❋ 规律的生活作息，避免晚睡晚起

规律的生活作息是必需的，即使休息在家也不能晚睡晚起，这样很容易使体重增加，而且准妈妈作息很容易影响到胎宝宝，小心他也是个小懒猫。

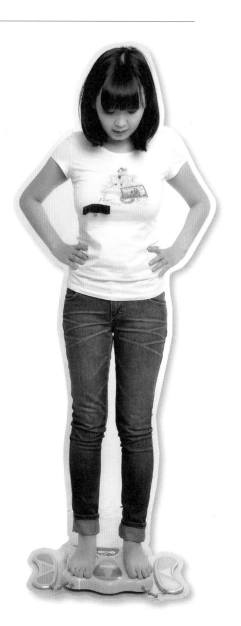

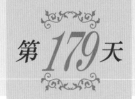
这个时候，你是否不经意间发现自己的腿变粗了，脚变胖了，穿鞋会很挤呢？其实，这是孕期水肿的表现。到了孕中期，增大的子宫压迫双腿回流血管，组织体液淤积而引起腿部水肿，这是正常现象，分娩后就会消退。

❀ 注意保暖

水肿，即水分积存。为了消除水肿，必须保证血液循环畅通、气息顺畅。为了做到这两点，除了安心静养外，还要注意保暖，在怀孕期间尽量避免穿着过紧的衣服。

❀ 充分休息

消除水肿最好的方法莫过于静养，研究表明，人在静养时，心脏、肝脏、肾脏等负担会减少，水肿自然会减轻或消失。

❀ 采取左侧睡姿

准妈妈可以采取左侧卧，这样可以避免压迫到下肢静脉，并减少血液回流的阻力，还可以减少对胎宝宝的压迫。

❀ 抬高双腿

建议准妈妈在睡前或午休时把双腿抬高15～20分钟，可以起到加速血液回流、减轻静脉内压的双重作用，不仅能缓解孕期水肿，还可以预防下肢静脉曲张等疾病的发生。

❀ 按摩双腿

1. 双手捏住小腿上的肌肉，一边捏一边从中间向上向下按摩，不断改变按捏的位置，重复做5次。

2. 双手一上一下握住小腿，左右拧小腿肌肉，从脚踝开始向膝盖处拧，重复做5次。

3. 双手握住小腿，拇指按住小腿前面的腿骨，从上向下按摩，重复3次。

4. 双手握住大腿，拇指放在膝盖上，边按压边按摩，重复5次。

❀ 食用低盐餐

怀孕后身体调节盐分、水分的功能下降，因此在日常生活中要尽量控制盐分的摄取，每日摄取量在10g以下。

忌

烟熏食物：牛肉干、猪肉脯、鱿鱼丝等。烟熏类食物中含有过多的盐分和其他不利于准妈妈健康的成分，尽量少吃。

腌制的食物：泡菜、咸蛋、咸菜、咸鱼等。孕期应注重营养的合理搭配，多喝水，多吃富含铁、叶酸等健康食物。如果水肿严重，可以多吃些利尿消肿的食物，如红豆水、冬瓜鲤鱼汤（清汤、无盐）等。

宜

富含钾的食物：香蕉、梨、柑橘等新鲜水果。

富含维生素C的食物：柠檬、草莓等水果和各种黄绿蔬菜。

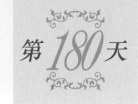
水肿属孕期正常现象，准妈妈不要过于紧张。消除下肢水肿除了不要过于劳累，经常变换体位以外，还可以通过饮食达到消肿的目的，一些富含维生素 C 的食物就能起到很好的消肿效果。

❧ 红豆

红豆适合于各种类型的水肿，不但具有利尿消肿、清热解毒的功效，还能够补血，是准妈妈的滋补佳品。准妈妈可以经常喝红豆汤，在煮红豆汤之前先浸泡 6 ~ 12 小时，以利于红豆熟烂。

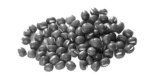

❧ 冬瓜

冬瓜是非常好的利水消肿食物，冬瓜含有丰富的维生素、蛋白质、膳食纤维以及钙、磷、铁等矿物质，其中钾元素含量很高，钠元素含量很低。此外，冬瓜所含的丙醇二酸能抑制糖类转化成脂肪，防止体内脂肪堆积。

❧ 芹菜

芹菜含利尿成分，能消除体内水钠潴留，利尿消肿。芹菜富含钾，尤其可有效预防下半身水肿的发生。芹菜中所含的膳食纤维具有很好的通便作用，尤其适合便秘的准妈妈食用。因为芹菜具有很强的降压作用，因此血压低的准妈妈不要多吃。

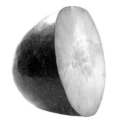

❧ 鲤鱼

鲤鱼的蛋白质作为营养补充到血液中之后，可以提高血浆的胶体渗透压，使水肿消退，对孕期水肿、胎动不安有很好的疗效。鲤鱼和红豆一起炖煮，效果更明显。

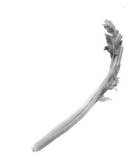
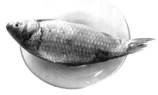

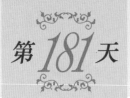

第181天 高度警惕妊娠高血压综合征

第25周+6天 离宝宝出生还有99天

进入孕中晚期，准妈妈患上妊娠高血压综合征的风险比较大。因此，一定要定期去做产检，通过测量血压，有异常的话会第一时间发现并进行治疗。

❀ 解读妊高征

妊娠高血压综合征简称妊高征，又叫子痫前期，是怀孕中晚期以高血压、水肿、蛋白尿、抽搐、昏迷、心肾衰竭等一系列症状的综合征，严重时会出现抽搐，甚至昏迷，严重影响母婴安全。

❀ 哪些准妈妈易患妊高征

1. 年轻初产妇（年龄小于20岁）及高龄初产妇（年龄大于35岁）。

2. 体型矮胖的准妈妈。

3. 双胎或多胎妊娠，以及羊水过多的准妈妈。

4. 营养不良，特别是伴有严重贫血的准妈妈。

5. 患有原发性高血压、慢性肾炎、糖尿病合并妊娠者，其发病率较高，病情可能更为复杂。

6. 家族中有妊高征史，如准妈妈的母亲有妊高征病史，准妈妈发病的可能性较大。

❀ 妊高征前期的表现

妊高征发病前，准妈妈会出现一系列的异常表现。

1	收缩压131～139毫米汞柱，舒张压81～89毫米汞柱。
2	孕中晚期每周体重增加超过0.5千克。
3	出现不易消退的水肿。

❀ 妊娠高血压综合征的运动操

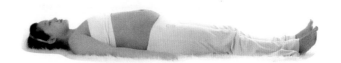

▲ **01** 仰卧，吸气时双腿并拢。

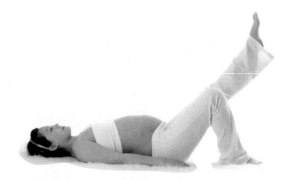

▶ **02** 呼气时左腿向斜前方伸出，吸气时收回。呼气同时换右腿。

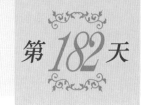
碳水化合物也称糖类化合物，是自然界存在最多、分布最广的一类重要的有机化合物。主要由碳、氢、氧组成。葡萄糖、蔗糖、淀粉和纤维素等都属于糖类化合物。

❀ 为什么需要碳水化合物

碳水化合物是人体的重要能源，也是脑的重要能源。大脑发育所需要的碳水化合物主要是葡萄糖，虽然脑的重量仅为全身重量的 2%，但脑所消耗的葡萄糖却占全身能量消耗总数的 20%。可见碳水化合物在脑活动中起着十分重要的作用。但因粮食中的碳水化合物已足够全身活动的需要，所以不必另外摄取。如果摄入糖过剩，使脑功能出现神经过敏、神经衰弱等障碍。所有碳水化合物在体内被消化后，主要以葡萄糖的形式被吸收，并能迅速氧化供给机体能量。

❀ 碳水化合物从哪里来

谷类、豆类及各种蔬菜和水果中均含有丰富的糖类。谷类含糖量较高，为 70% ~ 75%，薯类含糖量 25% 以下，大豆以外的干豆类所含的碳水化合物主要以淀粉形式存在；水果中碳水化合物多以双糖、单糖及果胶、纤维素形式存在；蔬菜主要含膳食纤维较多。

❀ 碳水化合物的摄入量

孕期的女性每天碳水化合物的需要量为 400 ~ 500 克，最好根据体重的增加情况调整每日热能的供给，妊娠全程体重应增加 12.5 千克左右，孕中晚期每周增重应为 0.3 ~ 0.5 千克。

排骨蘑菇汤

- 材料准备：排骨 500 克，鲜蘑菇 100 克，番茄 100 克。
- 调料：料酒、盐各适量。

烹饪方法
煮

1. 排骨用刀背拍松，再敲断骨髓，加适量盐、料酒腌约 15 分钟；番茄、蘑菇洗净切片备用。

2. 锅中加适量水，烧开后放入排骨，撇去浮沫，加入适量料酒，用小火煮约 30 分钟。

3. 倒入蘑菇片再煮 10 分钟，放盐调味后，加入番茄片，煮沸即可食用。

烹饪时间
60分钟

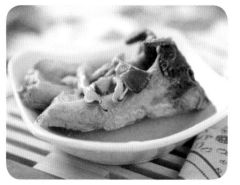

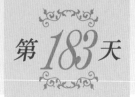
庆祝一下吧，胎宝宝的身体大得已经快碰到"小房子"的"墙壁"了。本周神经系统和感官系统将"全速前进"。

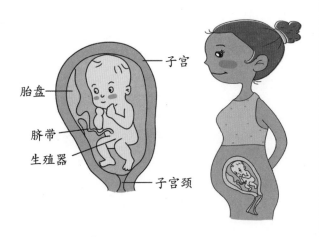

子宫
胎盘
脐带
生殖器
子宫颈

胎宝宝的发育

27周的胎宝宝现在身长可达38厘米，体重约900克。胎宝宝的眼睛已经能够睁开和闭合了，同时有了睡眠周期。胎宝宝有时也会将自己的大拇指放到嘴里吮吸。

再就是胎宝宝的大脑活动在27周时非常活跃，大脑皮层表面开始出现特有的沟回，脑组织快速增长。除此而外，胎宝宝在这时已经长出了头发。

准妈妈的变化

此时准妈妈可以感觉到胎宝宝运动的次数更多了，有的活动是因为胎宝宝在打嗝，这让准妈妈觉得胎动增多了。准妈妈都很关心胎宝宝的胎动次数是否正常，此阶段只需要大概对比即可。如果觉得胎宝宝活动次数比平常少，要及时咨询医生。从本周开始，准妈妈的体重增长幅度加大，准妈妈一定要注意饮食的质量，怀孕肯定不是减肥的好时机。

此阶段准妈妈的子宫接近了肋缘，因此有时候会感觉气短，这是正常的现象，不必担心。距离孕晚期越来越近了，适当地看些关于分娩的录像和参加分娩课程可以帮助准妈妈减轻生产前的精神负担。

小贴士

由于准妈妈的肚子越来越大，可能经常会感到腰酸背痛，这是正常现象。只要多注意日常行为的姿势，就能在一定程度上缓解不适感。

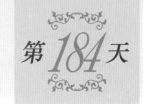

在怀孕时期，曲张的静脉不只出现在双腿，在身体其他部位，如颈部及会阴部，也可能会出现。

什么因素引发了静脉曲张

1. 怀孕后，子宫为了担负起孕育新生命的重任，需要大量的血液供应，这样就会使盆腔静脉和髂内静脉血液回流增加，导致静脉内的压力增大，也会使下肢薄壁静脉异常扩张。

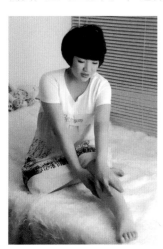

2. 随着胎宝宝的不断生长，子宫在骨盆内也要相应增大，容易压迫静脉，使血液回流受阻，造成下肢静脉曲张。

3. 孕后期，机体内产生的雌激素水平升高，从而导致会阴部静脉松弛，这也是造成孕期准妈妈会阴部静脉曲张的重要原因之一。

分娩后，静脉曲张会有所好转，即便情况没有好转，也有很多治疗的方法。

静脉曲张会影响准妈妈健康吗

静脉曲张在短期内通常对准妈妈本身和胎宝宝是无害的。但是会使准妈妈觉得发痒、疼痛、麻木和疲倦，而且可能也不美观。而会阴部的静脉曲张常伴有阴道和子宫颈静脉曲张，分娩时胎头经过，容易发生静脉破裂和出血。因此，当准妈妈发生外阴静脉曲张时要及时治疗，并且禁止过性生活和骑自行车。

预防静脉曲张七法则

1	不要提重物。重物会加重身体对下肢的压力，不利于症状的缓解
2	不要穿紧身的衣服。腰带、鞋子都不可过紧，而且最好穿低跟鞋
3	不要长时间站或坐。经常活动双腿，促进血液循环
4	睡觉时采用左侧卧位。在休息和睡觉的时候，采用左侧卧位有利于下腔静脉的血液循环，减轻静脉曲张的症状，并用枕头将腿部垫高
5	避免高温。高温易使血管扩张，加重病情
6	控制体重。如果超重，会增加身体的负担，使静脉曲张更加严重

民间流传一种说法：通过腹部的形状，可以判断胎宝宝的性别。这是不科学的。虽然腹部的形状并不能断定胎宝宝的性别，但仍可通过腹部的大小判断孕期异常。

决定腹部大小的因素

• 准妈妈的体型

准妈妈的体型不同，腹部大小看起来也有所不同。准妈妈的体型娇小，腹部就显得大，而且隆起的速度快。

• 腹部的形状

一般来说，腹部的形状可以决定腹部的大小。向两边扩展的腹部显得比较小，向前鼓起的腹部显得比较大。瘦削的准妈妈的腹部通常显得又大又圆。

• 羊水量

羊水量也会影响腹部的大小。羊水量与准妈妈体质有关。羊水过多或过少时，都会引起各种问题。

• 怀孕次数

有生育经验的经产妇身体变化比初产妇更快。经

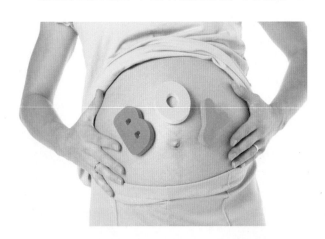

产妇的腹部曾经被扩张过，所以腹部会隆起得比较凸出。

通过腹部大小判断异常

• 胎宝宝越大越容易难产

大部分准妈妈认为，胎宝宝过大就容易难产，其实这种说法并不一定对。骨盆大小和胎头的大小是否合理，这才是决定难产与否的关键。如果产道和胎头一样宽，就不会影响分娩，而骨盆比胎头小时，就容易难产。

• 胎宝宝太小有可能是发育不全

受遗传的影响，胎宝宝可能很小。如果不是遗传原因，就应该注意是否患有妊娠高血压综合征等疾病。由于妊娠高血压综合征可能使胎宝宝发生供血供氧不足，很容易导致发育不全。正常情况下，胎宝宝在子宫内待的时间越多越安全，所以要慎重对照子宫环境和胎宝宝发育状态选择最佳时期进行诱导分娩。

• 怀有双胞胎时，腹部会隆起两倍

双胞胎等多胎情况下，从怀孕 4 个月开始，子宫的增大速度比一般准妈妈要快一个月以上，所以从表面上看，腹部显得特别大。由于子宫内有两个胎宝宝，因此每个胎宝宝都比较小。怀有双胞胎时，如果发生早产，就容易生下发育不全的胎宝宝。正常分娩时，虽然体重比普通胎宝宝小一些，但是发育很正常。

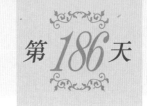
孕后期容易出现妊娠瘙痒症，这是肝内胆汁淤积造成的。所以准妈妈一定要注意保护肝脏，避免吃高盐分食物。

❖ 不可轻视的妊娠瘙痒症

妊娠瘙痒症又叫妊娠期肝内胆汁淤积症，顾名思义，发生此病时，胆汁不能正常排出体外，而是淤积在身体某些部位。淤积在末梢血管的胆汁刺激神经末梢，因此引起痒感。

然而妊娠瘙痒症并非仅仅引起皮肤发痒，它对胎宝宝有严重的潜在危险。胆汁淤积在胎盘，使胎盘的绒毛间隙变窄，胎盘血流量减少，准妈妈与胎宝宝之间的物质交换和氧的供应受到影响，引发早产、胎宝宝宫内发育迟缓、胎宝宝宫内窘迫，甚至死亡。

❖ 妊娠瘙痒症红色警报

孕期出现皮肤瘙痒时，如果同时存在下列情况之一，可能为妊娠瘙痒症，必须及时就医确诊。

1	瘙痒持续3天以上。在没有治疗的情况下，妊娠期瘙痒症通常将持续到分娩。所以当瘙痒持续3天仍没有消失时，必须去医院确诊
2	除了瘙痒，发痒处没有皮肤的损害。皮肤病一般局部有小疹子出现，而妊娠期瘙痒症没有
3	角膜有轻微的黄染或者小便有点黄。妊娠期瘙痒症引起肝功能轻微损害，产生黄疸。但一般黄疸的程度很轻，所以不容易觉察

❖ 防治妊娠瘙痒症

1. 保持皮肤卫生清洁，不穿不透气的化纤类衣服，不要长时间待在湿热的环境中。

2. 皮肤瘙痒时可以用热毛巾热敷、擦拭瘙痒部位，涂抹炉甘石洗剂，并认真记录胎动，密切观察胎宝宝的情况。一旦出现异常，要及时采取相应的措施。

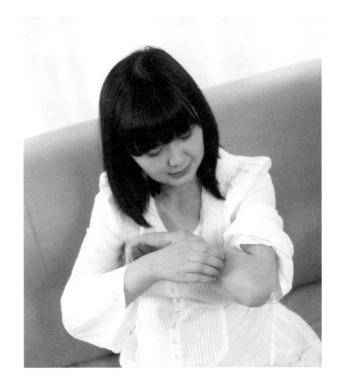

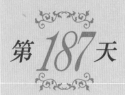

核桃仁炒西蓝花

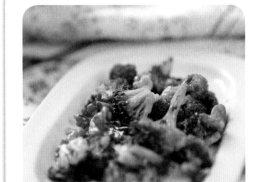

- **材料准备**：西蓝花200克，核桃仁50克。
- **调料**：植物油、蒜片、盐各适量。

1. 将西蓝花洗净后掰成小朵。

2. 锅中水开后，放入少许盐和植物油，再放入西兰花，水开后再焯几秒钟，捞出西蓝花放入凉水中过凉。

3. 凉锅凉油放入核桃仁，慢慢炒熟，盛出备用。

4. 锅中放油，油六成热时，放入蒜片、西蓝花、核桃仁，翻炒两分钟，加盐调味即可。

烹饪方法
▼
炒

烹饪时间
▼
15分钟

果蔬沙拉

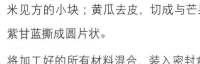

- **材料准备**：百合2个，芒果1个，黄瓜1根，紫甘蓝1/4个。
- **调料**：沙拉酱、原味番茄酱各适量。

1. 百合剥去外层的枯瓣，洗净；芒果去皮、去核切成2厘米见方的小块；黄瓜去皮，切成与芒果同等大小的块；紫甘蓝撕成圆片状。

2. 将加工好的所有材料混合，装入密封盒中，放入冰箱冷藏30分钟。

3. 取一个小碗，将适量的沙拉酱与番茄酱倒入混合的果蔬中，充分拌匀，即可食用。

烹饪方法
▼
拌

烹饪时间
▼
10分钟

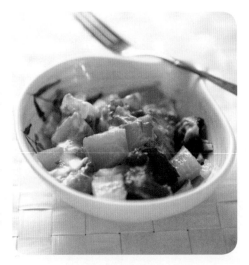

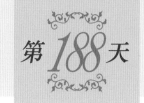
准妈妈运动关键问题是，孕妇的运动如何才算是合理的，合适的，这就需要我们从运动的时期、运动的时间、运动的方式以及运动时注意的问题等几个方面加以分析。

❀ 对身体有利的姿势

下面的姿势是准妈妈专门练习走路的，因此姿势一定要正确、优雅。不但在外出散步的时候保持姿势正确，在家里也应该时刻注意。

● 对身体有利的姿势

1 视线斜向上 45°

走路的时候眼睛不要看地面，视线应该呈斜上 45°，这样一来，能使视野更加开阔，同时也能看到很多美丽的风景。

2 下巴放松

3 嘴巴闭合，用鼻子呼吸

4 走路时扭动骨盆

感觉一下自己的双脚是直接长在胸部下面的，有了这样的感觉之后，走路的时候就能够自然扭胯。

5 脖子伸直

6 肩膀下沉，前后摆动

让肩膀下沉，不要弓背，手臂前后摆动。在这种状态下，背部的肌肉就可以得到很好的放松。

7 穿运动鞋

散步的时候，一定得穿休闲的运动鞋，这样可以减轻脚和膝盖的负担。

● 对身体不利的姿势

1 视线一直向下

如果视线一直向下，可能导致出现双下巴。

2 下巴紧绷

这样会导致颈部血液循环不畅，出现皱纹或斑点。

3 骨盆没有得到锻炼

走路时只是从大腿根部开始活动，即使很大幅度地走路，骨盆也得不到锻炼，将来在分娩时会有一些困难。

4 肩膀往里窝会引起驼背

走路的时候完全没有使用背部的肌肉，因此肩膀就会往里面窝，背也挺不直，出现驼背现象。

5 穿带跟的鞋子

即使不是高跟鞋，矮跟或是凉鞋也不可以，这样的鞋子都不适合做长距离的步行，会引起脚或膝盖的疼痛。

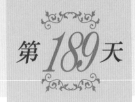
准妈妈还要注意避免异常情况的发生，因为宝宝在这个时候差不多已经发育比较全面，之后是一个完善的过程。要尽量保证胎宝宝在整个孕育过程中安全地度过噢！

孕中期异常情况的征兆有哪些

● 子宫颈闭锁不全

子宫由胎宝宝所在的体部、连接体部和阴道的颈管组成。子宫还没有收缩，而子宫颈管却已经像分娩时那样自动打开了，这种症状就叫作子宫颈闭锁不全。子宫颈闭锁不全是导致孕中期流产的主要原因。

症状

没有疼痛的情况下破水或者子宫颈管异常松弛而导致流产。若及时治疗，可继续妊娠。

对策

有孕中期流产或者早产经历的孕妇在怀孕4个月左右时要接受子宫颈管缝合手术，这样能防止子宫颈管的张开。这种缝合手术只需要20～30分钟，是非常简单的手术。到怀孕37周左右能够正常分娩时，需要拆除之前手术时的缝线。拆线之后，孕妇就能进行自然分娩。

● 流产

从孕中期开始，高血压、蛋白尿等是导致流产和早产的主要原因。孕中期，胎宝宝已经长到了一定程度，所以此时流产势必会影响到孕妇的健康，因此事先要好好预防流产。

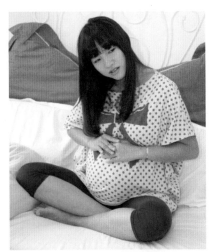

症状

怀孕6个月之内，伴随下身出血和下腹痛等症状，出现孕中期的先兆流产。

对策

如果出现流产症状，就要透过超声波检查确诊胎宝宝的成长状况。在超声波检查中，确认出胎宝宝的成长不正常时要进行终止妊娠的手术。如果超声波检查中确诊出胎宝宝的成长正常，即使有轻微出血症状，也要服用保胎的药物。

观察1周左右后，如果出血现象消失，就可以恢复正常的日常生活。

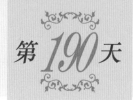
随着"小房子"内空间的变小，胎宝宝的活动范围变小了，胎动也在减弱。

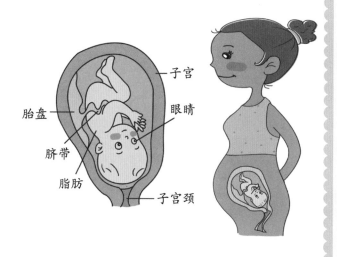

- 子宫
- 眼睛
- 胎盘
- 脐带
- 脂肪
- 子宫颈

小贴士

当准妈妈出现不正常水肿、昏迷等症状时，有可能患有妊娠高血压综合征，要马上去医院诊治。

胎宝宝的发育

28 周的胎宝宝坐高约 26 厘米，体重约 1200 克，这时的胎宝宝几乎占满了整个子宫，随着空间越来越小，胎动也在减弱。尽管胎宝宝现在肺叶还没有发育完成，可如果发生早产，胎宝宝在器械的帮助下也可以进行呼吸。

准妈妈的变化

28 周的时候，准妈妈偶尔会觉得肚子一阵阵发硬发紧，这是假宫缩，不必紧张。

准妈妈要避免走太远的路，不要长时间站立。认真记录每一次有规律的胎动。每次胎动，胎宝宝都会在妈妈的肚子中闹得天翻地覆，有时候胎宝宝还会自己翻一个身。准妈妈的肚子看上去凹凸不平，准妈妈很有意思，好好享受吧！越是临近分娩，准妈妈就会越来越感到活动不便，身体不适。适当参加一些分娩课程，多了解一些相关的知识，心里会踏实些，心情会舒展些。此外，从现在到分娩，最好多吃些豆类和谷类的食品，这不仅能满足准妈妈身体的需要，同时还可以满足胎宝宝在此阶段对营养的需要。

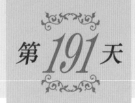
这一时期，很多准妈妈都会出现手脚肿胀，尤其是下肢水肿的现象。这是孕期正常反应，不是病理现象，以下这些方法可以帮准妈妈远离水肿。

❋ 饮食调节

要注意饮食调节，多吃高蛋白、低碳水化合物的食物，比如富含维生素 B_1 的全麦粉、糙米和瘦肉。饮食要清淡，注意限制盐分的摄取，多喝水。准妈妈不要因为水肿不敢喝水，水分会促进体内的废物排出，缓解水肿现象。

❋ 纠正穿衣习惯

为预防水肿，准妈妈不要佩戴戒指，不要穿紧身衣或者套头衫、紧身裤、长筒袜或到小腿的长裤，穿宽松的衣服及矮跟舒适的鞋子，保持血液畅通。

❋ 水肿异常要留心

怀孕期小腿轻度水肿属正常现象。如果水肿延伸到大腿、腹壁，经休息后不消退，则很可能发展为重度妊娠高血压综合征，一定要去医院确诊，避免危险的发生。

❋ 办公室也可以这样防水肿

● 把脚垫高

每天上班时，将双脚放在事先准备好的小凳子或小木箱上面垫高，能帮助腿部血液回流。

● 抖抖腿

工作时，可以将双脚脚尖踮起来，然后上下或左右抖动双腿，这样能加速体液循环。

● 站起来多走动

准妈妈可以利用工作的间隙站起来活动一下，这样不仅放松了腿部，也能让僵直的背部得到伸展。可以多去几趟卫生间或多打几次水，还可以在座位旁边做一会儿原地踏步的动作，也是不错的放松机会。

预防水肿的小窍门	
1	休息时垫高腿部
2	不要穿紧身的衣服
3	尽量避免长时间站立或坐着不动
4	多喝水，充分排出体内的沉积物
5	穿平底鞋或舒适的鞋子
6	不要穿紧身裤、长筒袜或者超过小腿的袜子
7	外出时，要穿准妈妈专用的高弹力长袜
8	维持规律的运动

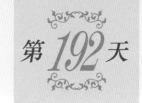
有的年轻准妈妈在怀孕后发现自己的容貌发生了变化，不仅面部出现了黑褐色的斑点或斑块，而且腹部、乳房、大腿等部位亦相继出现色素沉着和妊娠纹。为什么会这样呢？

该怎样认识孕期变丑

怀孕后，由于内分泌及代谢的影响，孕妇的身体，特别是皮肤上常发生各种变化。在这些变化中，有些可能使孕妇的形态"变丑"。许多年轻的孕妇或正准备怀孕的妇女为此担心，很想知道这些变化的"来龙去脉"和如何防治。其实，以下变化都是正常现象：

● 色素沉着

大约有 90% 的孕妇会发生不同程度的皮肤色素

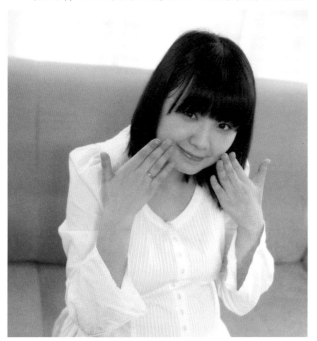

增加，最明显的部位是乳晕、外阴部和腹部白线区，其次是皮肤上原有的雀斑、色素痣和新鲜的瘢痕组织，可在妊娠期变黑。还有"蝴蝶斑"，主要发生在面部，表现为黄褐色素沉着。

● 多毛

多数孕妇可发生不同程度的多毛，以面部最明显，依次为手臂、小腿及背部等处。孕期头发生长更活跃，比平时浓密。

● 萎缩纹

怀孕 6～7 个月时，在腹部出现淡红色或紫红色线状萎缩纹，有时也可发生在胸部或腹股沟部。

● 蜘蛛痣

有些孕妇在孕 2～5 个月时，在眼皮及其他部位发生形状像蜘蛛样的"蜘蛛痣"，有些孕妇也可出现掌红斑。另外，40% 的孕妇可发生下肢静脉曲张。

● 皮肤颜色多变

许多孕妇怀孕后，皮肤对各种刺激，特别是冷热刺激，变得十分敏感，时而苍白，时而潮红，以面部为甚，严重时会出现暂时性斑样改变。

● 肥胖

约有半数孕妇，自妊娠 4～5 个月之后，会逐渐变胖，皮下脂肪增多明显，失去以往曲线美。

折叠兔帽的时候,在选择纸张大小时要注意一下,如果想佩戴在头上要尽量选择大一些的纸张。

工具小提示
正方形彩色纸、画笔

1. 准备一张正方形彩色纸,沿虚线向箭头方向对折。

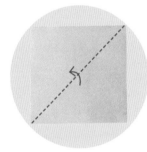

2. 折成三角形后,再沿虚线向箭头方向折叠。

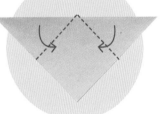

3. 又变成正方形,再沿虚线向箭头方向折叠。

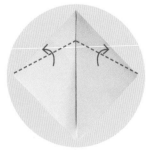

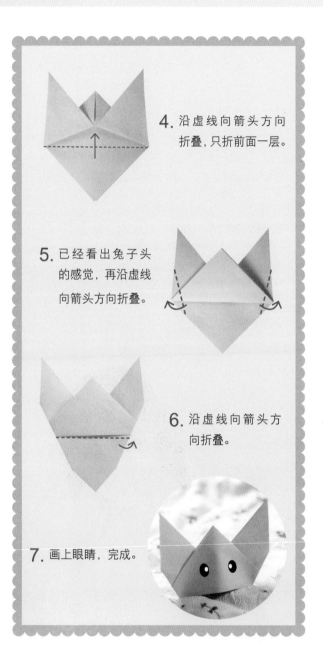

4. 沿虚线向箭头方向折叠,只折前面一层。

5. 已经看出兔子头的感觉,再沿虚线向箭头方向折叠。

6. 沿虚线向箭头方向折叠。

7. 画上眼睛,完成。

小老鼠有一把红色的大伞。瞧，它正躺在伞下休息呢。

"哎呀，下雨啦！怕什么，我有世界上最大的伞，快进伞里来。哎哟，哎哟，长长的伞把！"

"小老鼠，我能在这里避避雨吗？""当然可以，这是世界上最大的伞。"云云和小老鼠开心地躺在红伞下，听着下雨的声音。

"小老鼠，我能在这里避避雨吗？""当然可以，这是世界上最大的伞。"贝瓦、云云和小老鼠开心地坐在红伞下，听着下雨的声音。

"小老鼠，我能在这里避避雨吗？""当然可以，这是世界上最大的伞。"小猴子、贝瓦、云云和小老鼠开心地站在红伞下，听着下雨的声音。

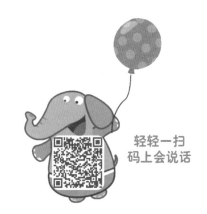

轻轻一扫
码上会说话

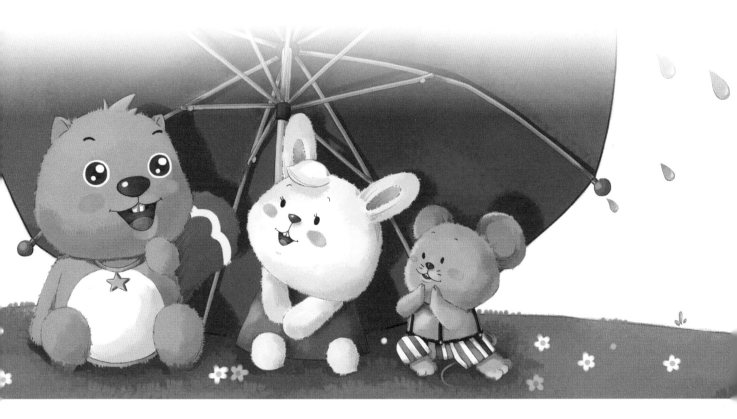

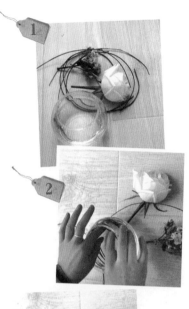

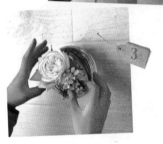

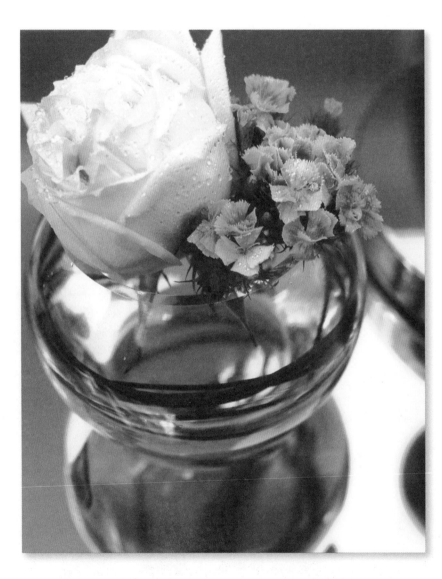

1. 将刚草旋转后放入花器内并注入适量的水。

2. 将白玫瑰斜插入水中。

3. 放一枝石竹梅在白玫瑰旁边，高度应低于白玫瑰。

孕 *8* 月

孕期不适又来袭

第197天　我知道是妈妈在放音乐

第28周+1天　离宝宝出生还有83天

从现在开始步入孕晚期了。还有两个多月就有一名新成员加入，你是不是感到非常兴奋和期待呢？

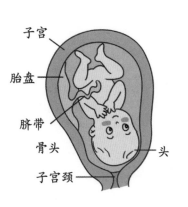

子宫
胎盘
脐带
骨头
子宫颈
头

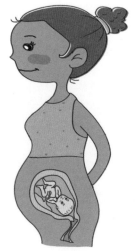

小贴士

孕晚期准妈妈仰卧时，容易出现头晕、胸闷、心悸、面色苍白、血压下降等症状，如果改为侧卧位时，一切症状就会迅速消失。

胎宝宝的发育

29周的胎宝宝现在坐高26～27厘米，体重约1300克。如果是男孩，他的睾丸已经从腹中降下来；如果是女孩，可以看到突起的小阴唇。胎宝宝这时大脑发育迅速，头也在增大，听觉系统也发育完成，对外界刺激反应也更为明显。如果在这时候给胎宝宝放些音乐，胎宝宝会对不同的音乐做出不同的反应。

准妈妈的变化

准妈妈的体重增加了8.5～11.5千克，子宫的顶部比肚脐高7.6～10厘米。准妈妈的内脏被增大的子宫挤压，同时由于胎宝宝体积的增大，准妈妈可以感受到胎宝宝更细微的动作。便秘、背部不适、腿肿及呼吸的状况可能会恶化。正确的姿势、良好的营养及适当的锻炼和休息将会改善这些问题。

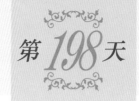
孕育进入最后的冲刺阶段，营养的贮存对准妈妈来说显得尤为重要。安全、健康、合理的饮食，是胎宝宝健康出生的必要前提。

补充必需脂肪酸

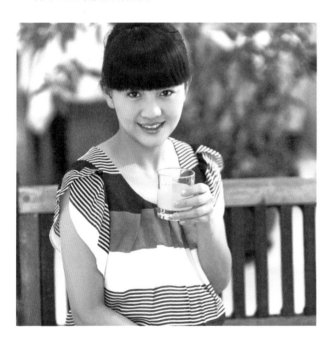

此时期是胎宝宝大脑细胞增殖的高峰，准妈妈需要提供充足的必需脂肪酸，以满足大脑发育所需，多吃海产品可利于 DHA 的供给。

鱼肉含有优质蛋白质，脂肪含量却比较低。鱼还含有各种维生素、矿物质和鱼油，有利于胎宝宝大脑发育和骨骼发育，是孕晚期最佳的蛋白质来源。而且鱼中富含 $\Omega-3-$ 脂肪酸，能有效防止早产。

餐次安排要合理

餐次安排上，随着胎宝宝的增大，各种营养物质需要增加，胃部受到挤压，容量减少，应选择体积小、营养价值高的食品。要少食多餐，可将全天所需食品分 5 ~ 6 餐进食，可在正餐之间安排加餐，补充孕期需要增加的食品和营养。另外，当机体缺乏某种营养时可在加餐中重点补充。热能的分配上，早餐的热能占全天总热能的 30%，要吃得好；午餐的热能占全天总热能的 40%，要吃得饱；晚餐的热能占全天总热能的 30%，要吃得少。

饮食少盐又少糖

孕后期，最危险的状况就是妊娠高血压综合征。为了预防妊娠高血压综合征，要减少盐和水分以及糖分的摄取量，为此要适当改变烹调方法和饮食习惯。制作沙拉时，最好用柠檬和食醋代替酱油和盐；吃面时，最好不要喝面汤。

饭后休息半小时

众所周知，饭后马上躺下就会妨碍消化，容易发胖，但是准妈妈例外。饭后 30 分钟之内，脸朝右侧卧，这样能把血液集中到腹部，可以给胎宝宝提供充分的营养。但是不能在这段时间内熟睡或在床上翻来覆去。

第199天 孕期尿频滴滴答

第28周+3天　离宝宝出生还有81天

孕早期可能有一半的准妈妈尿频，但是到了后期，有将近80%的准妈妈被尿频困扰，晚上会起床跑厕所，严重影响了睡眠质量。这种现象是由于膨胀的子宫压迫膀胱引起的。

❖ 尿频情况找上门

● 感染引起尿频

因为准妈妈分泌物较多，容易引起泌尿系统感染，有时也会表现出尿频，尿路结石或存在异物，都会引起尿频现象；膀胱中有炎症，神经感受阈值降低，尿意中枢系统处于兴奋状态，也会发生尿频。因此，当孕晚期尿频，并伴有尿急、尿痛、尿液混浊，就要及时就医，以防耽误病情，影响妊娠。

● 精神原因引起尿频

尿频并非全部是由疾病引起的，精神原因也能导致尿频。孕晚期，面临分娩，准妈妈精神紧张，每天担心害怕，导致尿频更加严重。

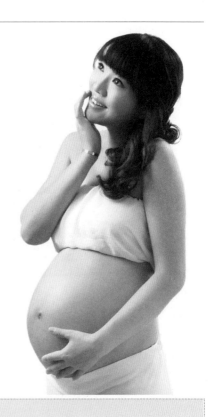

❖ 应对尿频现象的办法

● 从饮食着手

1	少量多次饮水，不要一次喝过多的水，临睡前1～2小时不要喝水
2	少吃西瓜、冬瓜等利尿的食物

● 从生活习惯着手

1	任何情况下都不要憋尿，有了尿意及时排尿，否则容易造成尿潴留
2	经常做会阴收缩练习，加强骨盆底肌肉的弹性和力量，有效控制排尿，减少分娩时产道的撕裂伤
3	外出时使用卫生巾或卫生护垫，避免找不到厕所，出现尿失禁的情况

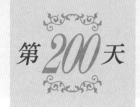
进食粗粮并非多多益善，如果摄入纤维素过多，反而会影响人体对蛋白质、无机盐以及某些微量元素的吸收。

适合准妈妈吃的粗粮

玉米：富含镁、不饱和脂肪酸、粗蛋白、淀粉、矿物质、胡萝卜素等营养成分。黄玉米富含镁，有助于血管舒张，加强肠壁蠕动，增加胆汁，促使体内废物排泄，利于新陈代谢。红玉米富含维生素 B_2，准妈妈常吃可以预防及治疗口角炎、舌炎、口腔溃疡等核黄素缺乏症。

红薯：富含淀粉、钙、铁等矿物质，所含氨基酸、维生素 A、B 族维生素、维生素 C 远高于精制细粮。还含有一种类似雌性激素的物质，准妈妈常食能令皮肤白皙、娇嫩。红薯所含的黏蛋白（一种多糖和蛋白质的混合物），能促进胆固醇排泄，防止心血管脂肪沉淀，维护动脉血管的弹性，有效保护心脏，预防心血管疾病，是准妈妈的营养保健食品。

荞麦：荞麦含丰富的赖氨酸，能促进胎宝宝发育，增强准妈妈免疫功能。铁、锰、锌等微量元素和膳食纤维含量比一般谷物丰富。富含维生素 E、烟酸和芦丁。芦丁能降血脂和胆固醇、软化血管、保护视力和预防脑出血。烟酸能促进新陈代谢，增强解毒能力，降低胆固醇。这些营养成分对准妈妈来说很有意义。

糙米：每 100 克糙米胚芽就含有 3 克蛋白质、1.2 克脂肪、50 毫克维生素 A、1.8 克维生素 E，锌、铁各 20 毫克，镁、磷各 15 毫克，烟酸、叶酸各 250 毫克，这些营养素都是准妈妈每天需要摄取的。

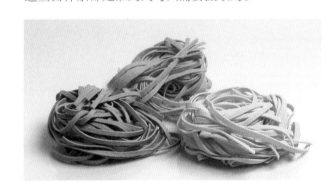

为何不宜过多吃粗粮

吃粗粮时应多喝水

因为粗粮中的纤维素需要有充足的水分做后盾，才能保障肠道的正常工作。一般多吃 1 倍纤维素，就要多喝 1 倍水。

循序渐进吃粗粮

突然增加或减少粗粮的进食量，会引起肠道反应。对于平时以肉食为主的准妈妈来说，为了帮助肠道适应，增加粗粮的进食量时，应该循序渐进，不可操之过急。

搭配荤菜吃粗粮

当我们每天制作食物时，除了顾及口味嗜好，还应该考虑荤素搭配、平衡膳食。每天粗粮的摄入量以 30 ~ 60 克为宜，但也应根据个人情况适当调整。

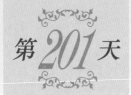

草莓蔬果汁

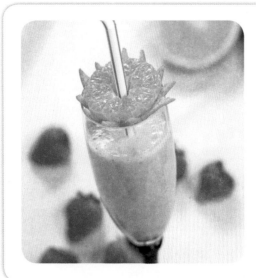

● 材料准备：草莓、芹菜各 50 克，胡萝卜 100 克，苹果 1/2 个。

1. 将草莓去蒂，洗净；苹果去皮、去核后切成小块；胡萝卜、芹菜洗净切成段。

2. 将草莓、苹果和切好的胡萝卜、芹菜放进榨汁机里，榨成汁即可。

烹饪方法
▼
榨

烹饪时间
▼
5 分钟

香蕉杂果汁

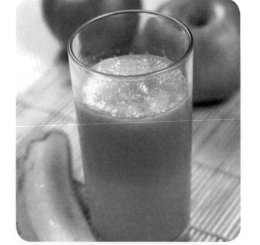

● 材料准备：香蕉 1 根，苹果、橙子各 1 个。

● 调料：蜂蜜 1 小匙。

1. 将苹果洗干净，去核，切成小块，浸于盐水中。

2. 将橙子剥皮，去除果囊及核。

3. 把香蕉剥皮，切成段。

4. 将所有材料放入榨汁机中，榨汁 30 ～ 40 秒钟即可。

烹饪方法
▼
榨

烹饪时间
▼
5 分钟

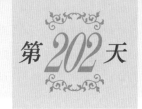
所谓羊水，是指怀孕时子宫羊膜腔内的液体。在整个怀孕过程中，它是维持胎宝宝生命所不可缺少的重要成分。在胎宝宝的不同发育阶段，羊水的来源也各不相同。

羊水过多过少都有害

● 羊水是如何形成的

在胎宝宝的不同发育阶段，羊水的来源也各不相同。在孕早期，羊水主要来自母体血清经胎膜的透析液；之后，随着胚胎的器官开始成熟发育，其他诸如胎宝宝的尿液、呼吸系统、胃肠道、脐带、胎盘表面等，也都成为羊水的来源。羊水中 98% ~ 99% 是水，1% ~ 2% 是溶质。羊水中也含有葡萄糖、脂肪和有机物。

● 羊水的量

一般来说羊水的量会随着怀孕周数的增加而增多，在 20 周时，平均是 500 毫升；到了 28 周左右，会增加到 700 毫升；在 38 周时最多，1000 ~ 1500 毫升；其后又逐渐减少。因此，临床上是以 300 ~ 2 000 毫升为正常范围，超过了这个范围则称为"羊水过多症"。

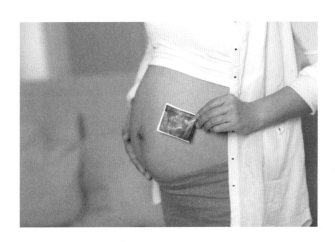

● 羊水的重要作用

1	在孕期，羊水能缓和腹部外来压力或冲击，使胎宝宝不直接受到损伤	5	在分娩过程中，羊水形成水囊，可以缓和子宫颈的扩张
2	羊水能稳定子宫内温度，使之无剧烈变化。在胎宝宝的生长发育过程中，胎宝宝能有一个活动的空间，因此，胎宝宝的肢体发育不会形成异常或畸形	6	在臀位与足位时，可以避免脐带脱垂
3	羊水可以减少准妈妈对胎宝宝在子宫内活动时引起的感觉或不适	7	在子宫收缩时，羊水可以缓冲子宫对胎宝宝的压迫，尤其是对胎宝宝头部的压迫
4	羊水中还有部分抑菌物质，这对于减少感染有一定作用	8	破水后，羊水对产道有一定的润滑作用，使胎宝宝更容易娩出

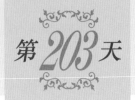

第203天 那些事不要做了

第28周 +7天　离宝宝出生还有 77 天

临近预产期，胎宝宝随时都可能出生，在日常生活中准妈妈要特别注意，一些事情要彻底停止了，一切为了胎宝宝的健康出发。

❀ 长途出行

这个时期，为了胎宝宝和准妈妈的安全着想，最好不要进行长途旅行。上下班尽量不挤公共汽车，不骑自行车，短途者以步行最为安全。这个时期准妈妈的身体重心继续后移，下肢静脉血液回流受阻，往往会引起脚肿。所以应避免穿高跟鞋，否则会因重心不稳而摔跤，造成早产，危及胎宝宝的生命和准妈妈本身的健康。

❀ 性生活

孕晚期，由于精神上的疲劳和不安以及胎动、睡眠姿势受限制等因素，准妈妈可能经常会失眠。不必为此烦恼，失眠时看一会儿书，心平气和自然能够入睡了。这个时期，为预防胎盘早破、感染和早产，性生活是被严格禁止的。仍需要继续保护好乳房，每天用温水洗乳头，如乳头短小，应每天用手轻轻向外牵拉。

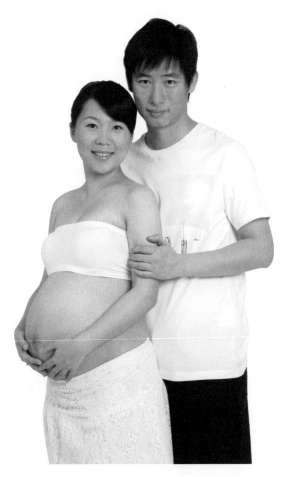

❀ 做家务

大部分准妈妈会在住院前彻底进行一次打扫和整理，以迎接新生命的到来，这很容易导致身体疲劳。孕晚期，繁重的家务会导致早产，所以要特别小心。保证充分的休息，同时保持规律的生活节奏，这在孕晚期非常重要。做家务时，如果觉得疲劳，就应该马上休息。

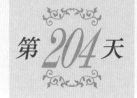

胎宝宝越来越大了，"小房子"里的羊水有所减少，他再也不能像小时候一样在羊水里自由自在地"游泳"了。

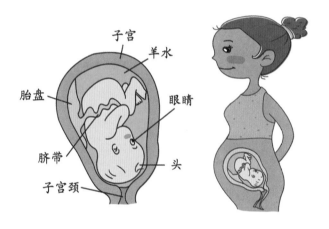

子宫
羊水
胎盘
眼睛
脐带
头
子宫颈

小贴士

此阶段是怀孕后负担加重的时期，容易出现一些并发症，尤其是患有内科疾病的准妈妈，要防范病情的加重。

❀ 胎宝宝的发育

30周的胎宝宝现在身高约44厘米，体重约1500克。胎宝宝的头部在继续增大，大脑发育也非常迅速。大脑和神经系统已经发达到一定的程度，皮下脂肪继续增长。这周胎宝宝的眼睛可以开闭自如，大概能够看到子宫中的景象，还能辨认和跟踪光源。但是并不能期待宝宝出生后就是个火眼金睛，通常宝宝在刚出生的时候只能看到近距离的东西，逐渐才能看到远处的物体和人。

❀ 准妈妈的变化

30周的时候子宫已上升到横膈膜，因此准妈妈会感到呼吸困难，喘不上气来，吃饭后胃部不适等，这些都是正常现象，不必担心。随着胎宝宝头部开始下降，进入骨盆，不舒适的感觉会逐渐减轻。

孕晚期白带会越来越多，护理不恰当就可能引起外阴炎和阴道炎，导致胎宝宝在出生经过阴道时被感染。因此，日常生活中要注意保持外阴清洁卫生。外阴出现瘙痒、白带增多、颜色及性状也发生了变化，并有不好的味道，不要使用碱性大的肥皂清洗外阴，要赶快就医，按医生指导护理。

临近预产期，准爸爸应该抽出更多的时间陪在准妈妈身边，给准妈妈更多的信心和勇气，让准妈妈远离产前焦虑。

产前焦虑来袭

由于临近预产期，准妈妈对分娩的恐惧、焦虑或不安会加重，对分娩"谈虎色变"。有些准妈妈对临产时如何应对，如有临产先兆，会不会来不及到医院等问题过于担心，因而稍有"风吹草动"就赶到医院，甚至在尚未临产，无任何异常的情况下，要求提前住院。

产前抑郁症请走开

● 了解分娩原理及有关科学知识

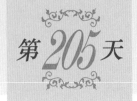

克服分娩恐惧，最好的办法是让准妈妈自己了解分娩的全过程以及可能出现的情况，对准妈妈进行分娩前的有关训练。现在许多地方都开办了"孕妇学校"，在怀孕的早、中、晚期对准妈妈及其丈夫进行教育，专门讲解有关的医学知识，以及准妈妈在分娩时应如何配合。这对有效减轻心理压力，解除思想负担以及做好孕期保健，及时发现并诊治各类异常情况等均大有帮助。

● 做好分娩准备

分娩的准备包括孕晚期的健康检查、心理上的准备和物质上的准备。一切准备的目的都是希望母婴平安，所以，准备的过程也是对准妈妈的安慰。如果准妈妈了解到家人及医生为自己做了大量的工作，并且对意外情况也有所考虑，那么，她心中就应该有底了。

孕晚期以后，特别是临近预产期，丈夫应留在家中，使妻子心中有所依托。

● 转移注意力

孕晚期，准妈妈可以适当做一些有利于健康的活动，以此转移注意力，避免出现产前抑郁。准妈妈可以选择自己感兴趣的事情，如唱歌、画画、做手工，晚上与丈夫一起散步，倾诉心中的疑虑和不安，获得老公的安慰。不要整日因为担心安全问题而闭门在家，独自胡思乱想，整日担心各种莫名的问题，更易导致精神紧张。

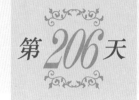

好了，别焦虑不安了，来畅想一下宝宝长得会像谁？看看遗传学怎么说。

半数以上概率的遗传

● 智商

智力的遗传相当复杂，它并非只是一个遗传单元，因此可能会从父母那里继承智力的方方面面。一般来说，智力受遗传的影响是十分明显的，父母的智力高，宝宝的智力往往也高；父母智力平常，宝宝的智力也一般；父母智力有缺陷，宝宝有可能智力发育不全。

● 身高

身高属于多基因遗传，而且决定身高的因素35%来自爸爸，35%来自妈妈，其余30%则与营养和运动有关。

● 鼻子

一般来说，双亲中有一个是鼻梁挺直的，遗传给宝宝的可能性就很大。另外，鼻子的遗传基因会一直持续到成人阶段。小时候呈矮鼻梁的宝宝，长到成人时期，还有变为高鼻梁的可能。

● 肥胖

体型也属于多基因遗传。据统计，父母均瘦，宝宝也多为瘦型，仅有7%会胖；父母之一肥胖，宝宝有40%肥胖；父母都肥胖，宝宝有80%肥胖。

● 青春痘

这个让少男少女耿耿于怀的容颜症，与遗传有关。因为父母双方若患过青春痘，子女的患病率将比无家族史者高出20倍。

接近百分之百的遗传

● 肤色

父母一方白、一方黑，那么子女就会产生不白不黑的"中性"肤色。

● 下颚

下颚是不容商量的显性遗传，有半数以上的遗传概率。即使父母任何一方有突出的大下巴，宝宝要想长个小下巴也是很难。

● 双眼皮

眼睛的形状遗传自父母，而且大眼睛相对小眼睛而言是显性遗传，只要父母双方有一个是大眼睛，生大眼睛宝宝的可能性就会大一些。

● 耳朵

耳朵的形状也是遗传的。而且大耳朵是显性遗传，小耳朵则为隐性遗传。父母中只要有一方为大耳朵，宝宝就极有可能也是一对大耳朵。

● 秃顶

秃顶是遗传的，而且在男性身上为显性遗传，在女性身上为隐性遗传。概括地说，秃顶大多是由爸爸遗传给儿子的。

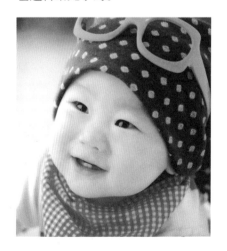

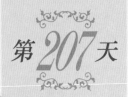

孕晚期重点营养素

第 29 周 +4 天　离宝宝出生还有 73 天

孕晚期子宫胀大对胃部有一定的挤压，使胃内容量相应减小，与营养素的需求增加相矛盾，为了保证营养素摄入充足，应尽量选择体积小，营养价值高的食品，不宜再增加主食的量。

营养素	作　用	每日需求量	缺乏的危害	补充方法
锌	增强子宫有关酶的活性，促进子宫收缩	15～20毫克	使胎宝宝精神系统发育异常，在分娩时子宫收缩无力，不能有效促使胎宝宝娩出宫腔，延长产程，增加自然分娩的难度	肉类、海产品、豆类、坚果类都富含锌元素
铁	预防缺铁性贫血	35毫克	准妈妈如果孕晚期缺铁，会烦躁不安、疲乏无力、心慌气短、头昏眼花、分娩时子宫收缩无力、滞产，严重时会导致新生儿贫血	多吃富含铁的食物或服用补铁口服剂
维生素 K	预防出血	14毫克	孕晚期缺乏维生素 K 可导致早产、死胎，或造成胎宝宝出血性疾病	富含维生素 K 的食物有鱼肝油、菜花、白菜、菠菜、莴笋、干酪、肝脏、谷类等
钙、磷	促进胎宝宝牙齿生长	钙的日需求量为1000～1200毫克，磷的日需求量为400毫克	如果此阶段饮食中钙、磷供给不足，就会影响今后宝宝牙齿的生长	含钙的食物有牛奶、蛋黄、海带、虾皮、银耳、大豆等；含磷的食物有动物瘦肉、肝脏、乳类、蛋黄、虾皮、大豆、花生等

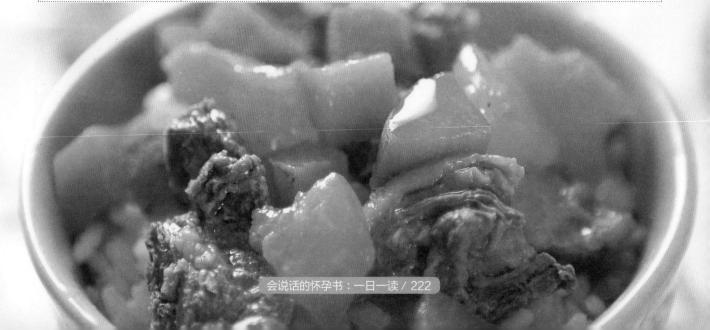

贝嘟嘟拿着一根棉花糖，悠闲地走着，突然，一只游隼俯冲下来，抢走了他的棉花糖。

鸵鸟来帮贝嘟嘟追棉花糖了。鸵鸟跑得好快！

跑呀，跑呀。豹子来帮贝嘟嘟追棉花糖了。豹子跑得好快！

跑呀，跑呀。豹子和鸵鸟说："休息，休息一下。"

雨燕来帮贝嘟嘟追棉花糖了，一大群雨燕飞过来。

贝嘟嘟抓住雨燕下方的丝线飞起来，贝嘟嘟飞起来了！

就快要追上游隼了，游隼一边飞一边吃棉花糖。

追上啦！贝嘟嘟伸手抓住棉花糖杆。

哎呀，棉花糖被游隼吃掉了。

轻轻一扫
码上会说话

贝嘟嘟虽然很难过，但还是对每一个帮助他的小伙伴说了谢谢。

贝嘟嘟对鸵鸟说："谢谢你，鸵鸟，虽然你不会飞，但是你为了帮我追棉花糖跑得像汽车一样快，谢谢你。"

贝嘟嘟对豹子说："我知道你跑得很快，但是你也会累啊，再说，你是陆地上的动物，也没有办法飞到天上去啊，还是要谢谢你那么努力地帮我。"

贝嘟嘟对雨燕说："你不愧是飞得最快的鸟，虽然棉花糖没有了，但是你带我体验了飞起来的感觉，我很开心，谢谢你。"

告别了大家，贝嘟嘟开心地回家去了。

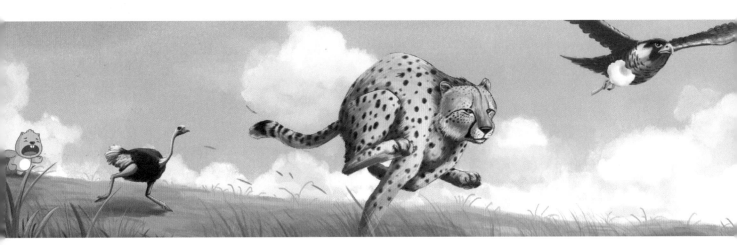

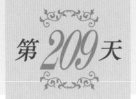

孕晚期，这些症状要注意

进入孕晚期后，由于内分泌变化和膨大子宫的压迫，会出现一些不舒服的症状。如果出现了下文中的急症症状，应立即去医院就诊。

❀ 身染疾病

孕晚期由于准妈妈的免疫力低下，常可患上某种疾病，尤其是病毒感染，如肝炎等。此外，还有甲状腺功能不全、妊娠合并糖尿病及妊娠合并阑尾炎、肺结核等。无论何种疾病，对准妈妈和胎宝宝都有一定影响。如出现了长期乏力、食欲缺乏及黄疸、恶心、呕吐等症状，应去医院进行全面检查。

❀ 胎膜早破

尚未到临产期，而从阴道突然流出无色、无味的水样液体，为胎膜早破。早期破水可刺激子宫，引发早产，并会导致宫内感染和脐带脱垂。

❀ 阴道出血

孕晚期的阴道出血，常见于临产征兆和无原因的、无痛的、反复多次出血的前置胎盘，突发持续性出血并伴有持续性腹痛的胎膜早破及有少量出血，突然一阵痉挛性剧烈腹痛后，宫缩立即停止并有休克体征，有子宫破裂等。

❀ 剧烈腹痛

在妊娠中晚期，由于外伤、负重或同房后突然出现剧烈腹痛，多为胎盘早期剥离，要去医院检查。另外，孕晚期如出现有规律的腹痛，这常是分娩前的征兆，要做好临产准备。

❀ 严重心悸

孕晚期因为子宫增大，心脏负担加重，可能出现心跳加快。若此时患上或原有心脏病，则会造成严重心悸心慌，气促不能平卧，使病情加重。准妈妈原有或孕晚期患有心脏病，对母子的生命威胁很大。

❀ 突然头痛

在孕晚期准妈妈突然出现头痛，往往是子痫的先兆，尤其是血压升高或出现严重水肿症状时更不可忽视，可能是患妊娠高血压综合征。如不及时诊断治疗，还会诱发抽搐、昏迷，甚至危及母子生命。

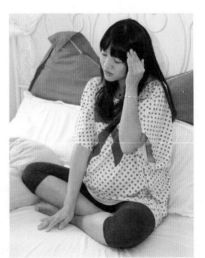

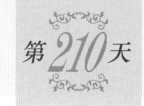
孕晚期心脏的工作量明显加大，再加上准妈妈体重的增加，更加重了心脏的负担，因此，常会有胸闷的感觉。不必惊慌，当准妈妈感到呼吸困难时可以深呼吸，休息一会儿即可缓解。

孕晚期为什么会胸闷

1. 孕晚期，全身的血容量比未孕时增加 40%～50%，心率每分钟增加 10～15 次，心血的排出量增加了 25%～30%，也就是说心脏的工作量比未孕时明显加大，会引起心血输出量不足，从而致使组织供氧不足，引起胸闷。

2. 孕晚期由于子宫体增大，使膈肌上升推挤心脏向左上方移位，影响到心脏的正常血液循环，导致胸闷。再加上增大的子宫和胎宝宝压迫肺部，影响呼吸功能，引起胸闷。

如何改善胸闷

● 穿宽松的衣服

过紧的衣服，特别是过紧的内衣，会使血液循环受阻，压迫胸肺部，导致胸闷。因此准妈妈要穿宽松的衣服，没有束缚，自由舒适。

● 采取侧卧姿势

避免采取仰卧的姿势，因为仰卧时，子宫的全部重量会压迫腹动脉和下腔静脉，使心、肺等组织器官得不到充足的供血量，从而引发胸闷。准妈妈的最佳睡眠姿势是左侧卧位。

● 深呼吸

深呼吸可以吸入更多的新鲜空气，为身体的组织器官提供充足的氧气，改善微循环和脏器的功能。因此深呼吸能在一定程度上缓解胸闷症状，还能清洁肺部，提高免疫力。

● 保持稳定的情绪

保持一份平静的好心情可以使准妈妈血压平稳，供血、供养充足，缓解胸闷。

● 吸氧

当胸闷比较严重时，最快速的缓解方法就是吸氧，可以向医生说明情况，医院里一般都提供吸氧设备。

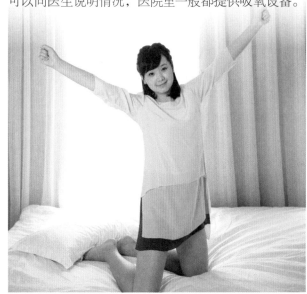

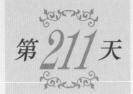
胎宝宝眼睛已经能转动，并能够辨别明暗，甚至能跟踪光源，在感觉到红光时瞳孔能放大。在接下来的两个月中，胎宝宝的身长增长会减慢，而体重会迅速增加，又将经历一个发育高峰，准妈妈要做好准备迎接胎宝宝的变化。

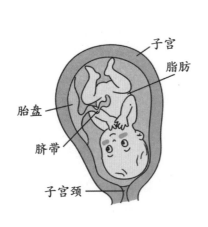

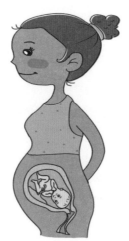

小贴士

1. 受孕激素的影响，准妈妈的骨盆、关节、韧带均会出现松弛，典型的症状就是耻骨联合疼痛。冰敷耻骨区或睡觉时将枕头置于双腿之间，能够在一定程度上缓解疼痛。

2. 每周量一次腹围，如果腹围增长过快，要警惕羊水过多。

❀ 胎宝宝的发育

31周的胎宝宝身体和四肢继续长大，直到和头部的比例相当，胎宝宝现在的体重约为2000克。皮下脂肪更加丰富了，皱纹减少，看起来更像一个婴儿了。这时候各个器官继续发育，肺和胃肠接近成熟，有呼吸能力并能分泌消化液。胎宝宝喝进去的羊水，经过膀胱排泄在羊水中，这是在为出生后的小便功能进行锻炼。

❀ 准妈妈的变化

31周的时候，准妈妈会发现胎宝宝胎动越来越少了，但是不用担心，只要感到胎宝宝在腹中偶尔的活动，就说明他很好。原因很简单，胎宝宝越来越大了，他活动的空间在减小，他的手脚不能自由地伸展了。

准妈妈本月体重增加了1300～1800克，在最后的几周内准妈妈的体重可能会增加很多，这是因为此时胎宝宝生长的速度很快。

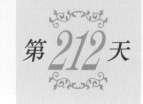

从小就让宝宝单独睡，容易培养他独立的性格，但是要在他不黏人、恐惧感降低的时候再让他独自睡。

儿童房的光线

儿童房内必须保持良好的光线与通风，而房间的方位在东方为好，因为光的能量能够充分进入室内，白昼与黑夜的体现较为完善。宝宝的房间向阳，阳光中的紫外线可以促进维生素 D 的形成，防止宝宝患小儿佝偻病，但应注意避免阳光直接照射宝宝的面部。

而如果在室内，则不要隔着玻璃晒太阳，因为玻璃能够阻挡紫外线，起不到促进钙质吸收的作用。此外，被褥要经常在阳光下曝晒，这样可以杀菌，以防止宝宝皮肤和呼吸道发炎。

儿童房的床位

婴儿床应该是独立的，放置在房间的中央，有利于家长的呵护，而且头北脚南的位置特别适合新生儿。

宝宝居住环境的要求不一定是高级住宅，只要用心布置，因陋就简，同样会使宝宝有一个良好的环境。房间要保持恒定的温度和湿度，夏季室温应在 24℃ ～ 25℃为宜，冬季在 18℃ ～ 22℃为宜，相对湿度在 40% ～ 50%。冬天可用暖气、红外线炉取暖，但一定要经常通风，保持室内空气新鲜，通风时注意风不要直接吹着宝宝，外面风太大时应暂不开窗。为了保持居室空气新鲜，应用湿布擦桌面，用拖把拖地，不要干扫，以免尘土飞扬。

儿童房的位置

由于宝宝出生后几乎都在睡觉，并且宝宝的身体功能均很稚嫩，因此绝对不能让宝宝住在刚刚装修好的房子里。儿童房应尽量避免外人来往，更不要在屋里吸烟，以减少空气污染。还要避免噪声和油烟，绝不能与厨房相对，以免受其影响。

宝宝的居室及周围应避免接触噪声。因为宝宝的耳膜十分脆弱，持续的噪声会破坏宝宝的听力，严重时还会影响宝宝的智力发育。

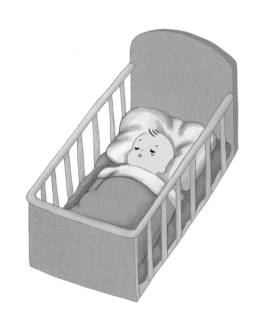

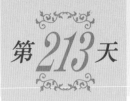
手指游戏

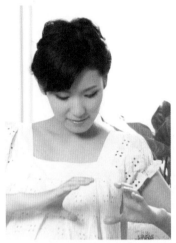

我是一个大苹果（指着自己双手张开表示"大"）。

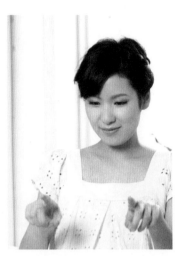

小朋友们都爱我（双手示指点着前面的人）。

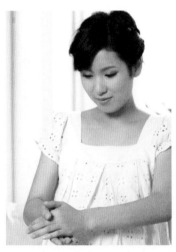

请你先去洗洗手（双手做洗手的动作）。

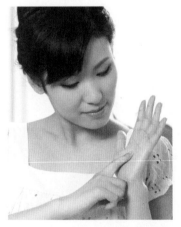

要是手脏（用右手示指点着左手手掌）。

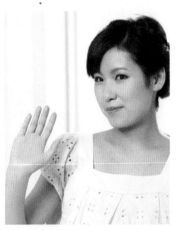

别碰我（挥动右手表示"不"）。

—— 小贴士 ——

伸出双手，一起来做手指操。

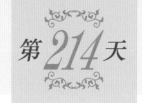
进入孕晚期，早产随时可能发生，如果准妈妈出现下腹部反复变软变硬，阴道出血以及早期破水等早产征兆，应马上卧床休息并及时就医。

可能引起早产的原因

● 感染

无论是呼吸系统、肠道等全身性感染，还是阴道炎、宫颈炎等生殖道感染，一旦波及羊膜，很容易引起胎膜早破，引起早产。

● 子宫发生问题

如多胞胎妊娠、羊水过多、前胎有子宫颈闭锁不全的现象或子宫颈曾接受过手术者，此次怀孕中曾接受腹部手术者，怀孕12周后出现阴道出血。

● 其他因素

长途旅行、气候变换、居住高原地带、家庭迁移、情绪剧烈波动等精神体力负担；腹部直接撞击、创伤、性交或手术操作刺激等。

早产有如下征兆

● 下腹疼痛

下腹部有类似月经来潮前的闷痛，规则的子宫收缩及肚子变硬，每小时6次或更多次的子宫收缩，每次至少持续40秒。

● 持续背酸

持续性的下背腰酸，阴道分泌物变多，或夹带红色血丝，如破水或出血、肠绞痛或不停腹泻等。

● 分泌物有异

分泌物增加，有水状或血状的阴道分泌物。

预防早产，生活细节要注意

注意事项	具体方法
避免性生活	保持愉快的心情，孕晚期禁止性生活
全面摄取营养	多喝牛奶、吃动物肝脏等，必要时补充铁、钙等制剂，防止铁、铜等微量元素缺乏引起早产
避免剧烈活动	少做弯腰等会增加腹部压力的动作
防止便秘	喝蜂蜜水，吃膳食纤维丰富的新鲜蔬菜、水果等，以免排便困难诱发早产

面临早产，沉着冷静是关键

一旦发现早产征兆，先放松心情，卧床观察与休息，补充水分，或打电话到医院询问。若有落红及破水现象，应立刻就医。

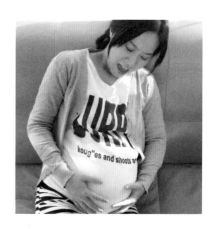

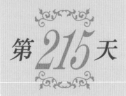

土豆鸡蛋卷

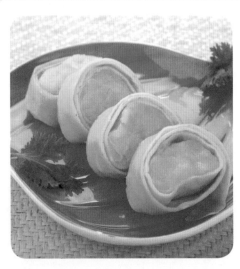

- **材料准备**：鸡蛋1个，土豆200克，牛奶15毫升。
- **调料**：植物油、黄油、盐、香菜各适量。

1. 将土豆煮熟；把鸡蛋打碎，放入黄油、盐调好。
2. 将煮熟的土豆捣碎，并用牛奶、黄油拌匀。
3. 把调好的鸡蛋糊用植物油煎成鸡蛋饼，然后把捣碎的土豆泥放在上面卷上即可。

烹饪方法
煎

烹饪时间
30分钟

海米拌油菜

- **材料准备**：油菜250克，海米25克。
- **调料**：香油、盐各适量。

1. 将油菜洗净，切成3厘米长的段。
2. 将油菜放入锅内氽烫一下，捞出沥去水分，加入盐拌匀，盛入盘内。
3. 将海米用开水泡开，切成粒，放在油菜上，淋入香油，拌匀即可。

烹饪方法
拌

烹饪时间
10分钟

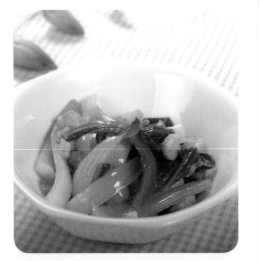

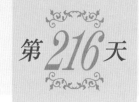
现在准妈妈的肚子越来越大，很多事情做起来变得非常困难，此时准爸爸要自告奋勇承担起丈夫的责任，表达对妻子和胎宝宝的爱。

准妈妈看不到脚了

从这时开始，准妈妈到了怀孕过程中最为烦恼的时候。因为子宫继续在向上增大，子宫底的高度达28～30厘米，已经升到心口窝。因此，心脏被挤得不能像以往那样自由自在活动，胃被挤得消化液分泌减少，而且，越来越沉重的子宫压在膀胱上。这一切，使得准妈妈常常感到喘不过气来，并且心跳加快，食欲开始减退，尿频更加明显了，甚至好多地方还长出静脉瘤。由于腹部还在向前挺进，子宫已经变得像一个西瓜大小了，肚子也更加突出，以至于低头都无法看见自己的脚了。

为妻子剪脚指甲

剪脚指甲、捡东西这种复杂的"工作"不如交给准爸爸来做。想象一下，丈夫亲手为自己剪指甲的画面，可能一辈子就这段时间能有这种经历，就算是麻烦也变成一种幸福的体验了。

穿袜子由丈夫代劳

准妈妈的身体变得异常笨拙，因为肚子大，准妈妈不能轻松地弯腰、侧身，很多日常小事也变得更加

困难了，比如穿鞋袜。因此，丈夫要更加疼惜妻子，肩负起为妻子穿脱鞋袜的工作。准妈妈的袜口不能太紧，否则会阻碍准妈妈腿部的血液循环，加重孕晚期水肿和静脉曲张。

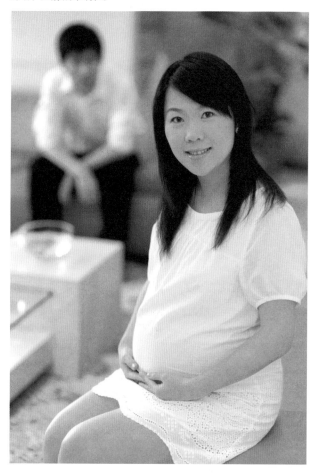

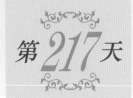

到了孕后期，肚子发硬伴有疼痛是宫缩的表现，也是分娩的先兆。宫缩的疼痛有的产妇是在腹部，有的在腰部。你千万不要紧张，被阵痛吓住。其实不强烈的宫缩可以没有感觉或者与来月经时的小腹疼痛一样。

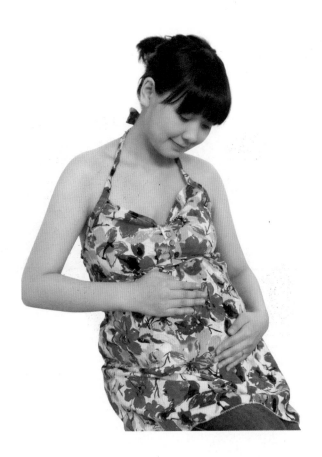

早产

早产是指妊娠未满 37 周准妈妈的非正常分娩。通常可发生宫缩，表现为下腹发紧、发硬，腹痛。

如果每 10 分钟内有 2～3 次宫缩，每次持续 30 秒以上，或伴有阴道血性分泌物排出，即为先兆早产，须去医院就诊。若子宫颈口有进展性扩张，并且宫口已开大于 2 厘米，则早产将不可避免。

假宫缩

这是发生在怀孕中的不规则的弱的子宫收缩，几乎不伴有疼痛。其特点是常在夜间频繁出现，翌日早晨即消失。

这和孕晚期的分娩阵痛表现为间隙短、有规则的渐进的腹痛不一样。大多数准妈妈可无不适感觉，但有些对痛觉敏感的准妈妈，可将子宫正常的收缩误认为临产宫缩。据估计，约有 1/3 的所谓先兆早产病例，并非真正临产，而是假临产。

感染及其他原因

早产发生的原因多见于感染，其中包括生殖道感染及羊膜炎等。但泌尿道感染、肠道感染也可诱发以上症状。另外，胎宝宝在腹中骚动频繁时某些准妈妈也会产生下腹发紧、发硬，有疼痛感。

预防这种症状的方法是采取左侧卧位休息，这样可增强子宫胎盘的血流量，防止或减少自发性子宫收缩。孕晚期应禁止性生活，预防尿路感染。

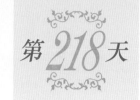
现在是不是见到胎宝宝的心情越来越迫切了？其实，胎宝宝也在为出生做着最后的准备，他在努力地成长噢！

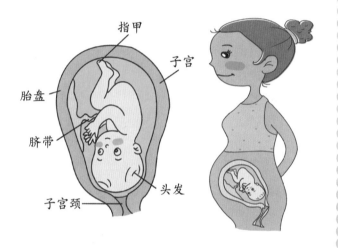

指甲

子宫

胎盘

脐带

头发

子宫颈

胎宝宝的发育

32 周的胎宝宝身长约 45 厘米，体重约 2000 克。如果胎宝宝是男孩，他的睾丸可能已经从腹腔进入阴囊，但是有的胎宝宝可能会在出生后当天才进入阴囊；如果是女孩，她的大阴唇明显隆起，左右紧贴。这说明胎宝宝的生殖器发育接近成熟。除此之外，胎宝宝已经长出一头的胎发，但头发稀少，不过胎宝宝出生后头发的浓密稀疏并不取决于这时候头发的密疏。另外胎宝宝的指甲已经长到了指尖。

准妈妈的变化

32 周的时候孕妇会发现胎宝宝的胎动越来越少了，但是不用担心，只要感到宝宝在你腹中偶尔的活动，就说明他很好。原因很简单，胎宝宝越来越大了，他活动的空间在减少，他的手脚不能自由伸展了。

孕妇这时每周体重增加约 250 克，感觉尿意频繁，这是由于胎宝宝头下降，压迫膀胱的缘故。沉重的腹部会让准妈妈不愿意走动，并且感到疲惫，这些都是正常的现象，但是为了在分娩时更加轻松些，您还是要适当进行活动。

小贴士

1.进入孕晚期，有很多不稳定因素会导致早产，因此准妈妈要稳定情绪，预防早产。

2.本周要注意的首要问题就是"胎位"，胎位正常与否十分重要，它关系到分娩能否顺利进行。

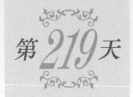
胎宝宝现在看起来已经像一个缩小的婴儿了，但皮肤仍然是红红的，皱巴巴的。心灵手巧的准妈妈在闲暇之余可以摆弄花草，把玫瑰、兰花草、金橘巧妙地搭配在一起，享受插花艺术的美好，与胎宝宝共度闲暇时光。

《红色火焰》

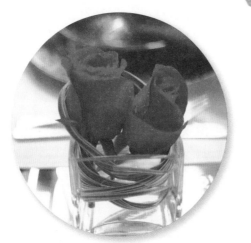

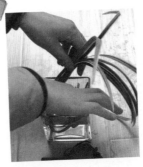

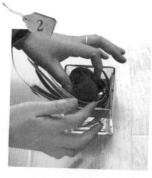

1. 先将兰花草的根部放入花器底部，然后顺着根部将兰花草向上旋转。

2. 再将剪好的红玫瑰依次放入兰花草围成的圆弧内。

《秋意浓浓》

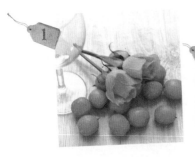

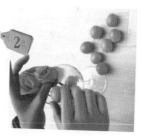

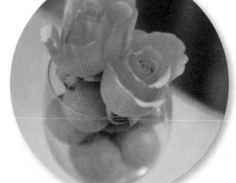

1. 将玫瑰花剪至相应的长度并准备适量的金橘（其他小水果也可以）。

2. 先将玫瑰花垂直放入酒杯内，并用手扶好。

3. 再将水果依次放入花茎周围至装满为佳。

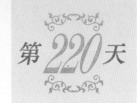

桃子完成后的效果是非常好看的，最后一步将其撑起的动作要非常小心，以免将其损坏。

工具小提示

剪刀，裁刀，彩色纸

1. 准备一张正方形纸，折成双三角形。

2. 沿虚线向箭头方向折。

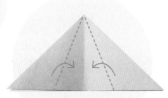

3. 背面也一样，沿虚线向箭头方向折。

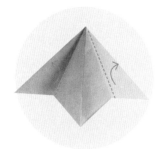

4. 沿虚线向箭头方向折。

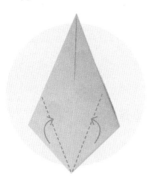

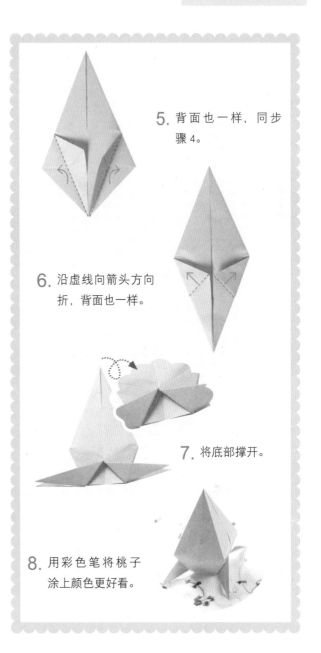

5. 背面也一样，同步骤 4。

6. 沿虚线向箭头方向折，背面也一样。

7. 将底部撑开。

8. 用彩色笔将桃子涂上颜色更好看。

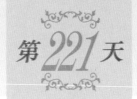

第221天 什么是前置胎盘

第31周+4天 离宝宝出生还有59天

前置胎盘是孕晚期出血的主要原因之一，主要症状是无痛性、反复阴道出血。如果处理不当，将会危及母子生命安全，须格外警惕。如果孕妇有人工流产、刮宫术等引起的子宫内膜损伤的病史一定要注意了。

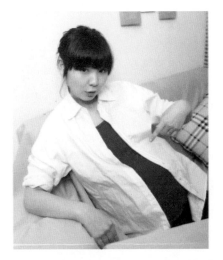

前置胎盘

在正常情况下，胎盘附着处在子宫体部的后壁、前壁或侧壁，如果它在孕28周后附着在子宫下段，或者覆盖在子宫颈内口处，比胎宝宝的先露还要低，就是"前置胎盘"。前置胎盘是孕晚期出血的主要原因之一，是妊娠期的严重并发症，最主要的发病时间在孕晚期或临产时，主要症状是无痛性、反复阴道出血。

前置胎盘的危害

对前置胎盘如果处理不当能危及母儿生命安全。

●对母亲的危害

由于反复多次出血，产妇可有贫血，出血量多时甚至能引起产妇休克。分娩后由于子宫收缩力差，常发生产后出血。前置胎盘患者常并发胎盘粘连、植入性胎盘，使胎盘剥离不全面发生大出血。

此外，前置胎盘的胎盘剥离面接近宫颈外口，细菌易从阴道侵入胎盘剥离面引起感染。

●对胎宝宝的危害

由于前置胎盘出血大多发生于孕晚期，容易引起早产，亦可因产妇休克发生胎宝宝窘迫，胎宝宝严重缺氧以致胎死宫内，也可因早产儿生活力差而死亡。所以，前置胎盘的早产儿死亡率较高。

引起前置胎盘的原因

●子宫内膜不健全

产褥感染、上环、多次行刮宫、剖宫产等手术，引起子宫内膜炎，子宫内膜缺损，血液供应不足，为了摄取足够营养，胎盘代偿性扩大面积，伸展到子宫下段。

●孕卵发育迟缓

在到达宫腔时滋养层尚未发育到能着床阶段，继续下移植入子宫下段。

●胎盘面积过大

如多数妊娠胎盘常伸展到子宫下段。

前置胎盘的预防

为了预防胎盘早剥的发生，孕妇应注意充分休息，并保证充足的营养，同时还应坚持产前检查。如果是高危妊娠更应重视定期复查，积极防治各种并发症。尽量少去拥挤的场所，避免猛起猛蹲、长时间仰卧等。

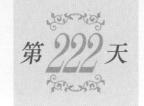
进入到了孕后期，准妈妈的身体内部结构和生理特点发生了非常大的变化，也因为这些变化给准妈妈带来很多生理变化，准妈妈不要过于担心，要正确地认识和采取正确方式，这些症状自然会治愈的。

⚙ 怀孕后期不需要担心的症状有哪些

● 出现静脉曲张

怀孕中，孕妇膝盖后侧、大腿内侧、脚踝、外阴部、阴道壁、肛门等地方容易出现静脉曲张。随着子宫的进一步增大，它会压迫大静脉导致血液循环不畅，而停滞的血液会扩大静脉并形成静脉曲张。分娩后，静脉曲张会消失，所以不用担心。

● 手指、手腕发麻酸痛

进入孕中期，手指或手腕会肿胀并且伴随发麻酸痛。尤其是早晨起床后到整个上午这段时间症状更为严重。有时手会突然抽筋，连手指都伸不直。为了纾解疼痛，尽量减少盐分和水分的摄入量，经常活动手腕、手指或按摩这些部位。

● 严重的便秘

怀孕期间，容易导致便秘。便秘主要是由于孕激素使肠胃活动变得缓慢，或者是由于增大的子宫压迫肠胃导致大肠蠕动困难所引起。另外，无规律的生活或运动不足、偏食也会导致便秘。

为了预防便秘，最有效的办法是摄取丰富的纤维素。每天都要按时吃早餐，而且早晨起床后，做一些运动量较小的体操。另外，早晨空腹喝一杯牛奶或凉开水也有助于消除便秘。

● 腹部发痒

进入孕中期后，胸部或腹部常会出现严重的发痒症状，而且会长出一些粗糙、凹凸不平的小疙瘩。虽然还没有找到导致这些皮肤发痒症状的确切原因，但是通常认为这是由于受到胎盘中分泌的激素影响所造成的。准妈妈平时要经常淋浴，保持皮肤的清洁，还要穿令皮肤感觉舒适的棉质内衣或衣服。

● 感到眩晕

孕早期，由于血液量的增加，孕妇很容易出现晕眩症状。随着子宫的增大，阻碍大静脉内的血液流动，可能降低心脏的活动。怀孕后期，孕妇会经常出现晕眩症状。另外，孕妇缺铁时还会导致贫血，这也会导致眩晕。

暂时性出现晕眩症状时，可以打开室内门窗让自己呼吸新鲜空气，然后躺在床上安静休息。当因为缺铁出现贫血时，则应根据医生的处方服用补铁口服液，同时多食用富含铁质的食品。

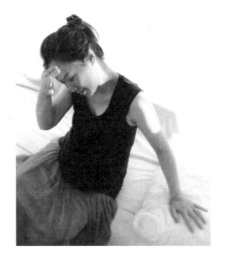

进入孕后期，由于内分泌变化和膨大子宫的压迫，会出现一些不舒服的症状。如果不太严重的话，是属于孕后期反应，可以采取一些措施予以缓解，不必为此烦恼。在分娩后，这些不舒服都会自然消退。

❁ 乳房

怀孕期间胎盘分泌大量雌激素和孕激素，促进乳腺腺管和乳腺腺泡的发育，乳房增大。孕晚期乳晕色素沉着更明显，乳晕外围的皮脂腺肥大形成散在的结节状小隆起，称蒙氏结节。

❁ 胎动

从孕18～20周出现胎动后，到孕晚期，胎动随怀孕进展逐渐加强，28～38周最活跃。胎动是胎宝宝生命最客观的征象之一，也是孕妇自我监测胎宝宝状况的最简单实用的方法。每个胎宝宝的胎动均有一定的规律。孕后期测胎动应尽可能每天选择相同时间，数早、中、晚3次胎动，每次1小时，一般3次胎动的平均值应大于3次／小时。

❁ 色素沉着和妊娠纹

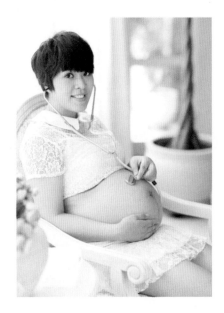

怀孕后由于垂体分泌促黑素细胞激素增加，使黑色素增加，面部、乳头等处色素沉着。

孕中期以后，腹中线、会阴部等处可有明显的色素沉着，下腹部一直到大腿上1／3外侧可出现紫红色或粉红色的斑纹，称"妊娠纹"。这是由于随着子宫的逐渐增大，使皮下弹力纤维断裂，其下的毛细血管显露所致。

❁ 不规律宫缩

孕中、后期由于子宫敏感性增加，可以出现不规律的子宫收缩，这种宫缩是一种生理现象。但子宫收缩时如伴发疼痛，常常是早产先兆，应及时诊治。

❁ 其他

妊娠期血容量增加可致稀释性贫血，应定期检查血常规，了解贫血情况，及时纠正贫血；凝血因子增加，血液处于高凝状态；膈肌升高，心脏解剖位置改变，可以出现功能性杂音及心率加快；膀胱三角区受压，导致尿潴留和尿频，容易引起泌尿系感染；膈肌升高，以胸式呼吸为主；孕激素使胃肠蠕动变慢，容易引起便秘，腹压增加使胃肠道压力增加，容易引起痔疮发生或加重，均可影响消化功能。

孕 *9* 月

进入分娩准备期

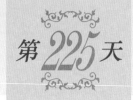

　　本周胎宝宝的皮下脂肪已较前大为增加，皱纹减少了，身体圆润，现在的样子已经和出生时很接近了。

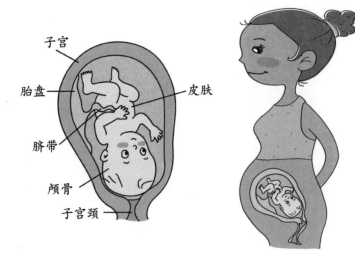

子宫
胎盘
脐带
颅骨
子宫颈
皮肤

胎宝宝的发育

　　33 周的胎宝宝身长约 48 厘米，体重约 2200 克。胎宝宝的呼吸系统和消化系统发育已经接近成熟。33 周的胎宝宝应当注意头的位置，胎位正常与否直接关系到准妈妈是否能够正常分娩。胎宝宝现在头骨很软，每块头骨之间有空隙，这是为在分娩时候头部能够顺利通过阴道做准备。但是胎宝宝身体其他部位的骨骼已经变得很结实，皮肤也不再又红又皱了。

准妈妈的变化

　　33 周的时候，如果是初产妇，此时胎宝宝的头部已经降入骨盆，紧紧地压在子宫颈上。而对于经产妇，胎宝宝入盆的时间会较晚些。准妈妈此时手、脚、腿等都会出现水肿，因此要注意水的摄入量。对于水肿情况严重的准妈妈，要及时到医院就医。

小贴士

　　1. 孕 9 月开始是胎宝宝骨骼发育的重要时期，因此准妈妈要加强营养，多吃动物性蛋白，补充充足的钙、铁、磷。

　　2. 为了减轻对分娩的紧张情绪，准妈妈可以从现在开始学习一些分娩技巧，这对顺利分娩很有帮助。

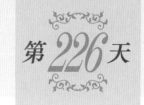
胎位不正指孕 8 个月后，在检查中确定胎头并不在下腹部，常见有臀位、横位、足位等。其原因可能是子宫发育不良、骨盆狭小、胎宝宝发育失常等。若发现怀孕 8 个月前胎位不正，不必紧张，因这时胎宝宝小，羊水相对较多，胎宝宝在宫内移动度大，还在变化之中。如孕 8 个月后胎头仍然未向下，也就是说臀位、横位、足位时，应予以矫正。

胎位不正的情况

● 臀位

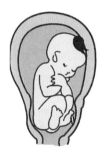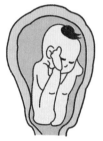

1. 混合臀先露　　2. 单臀先露

● 足位

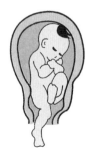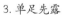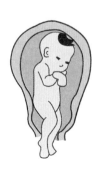

3. 单足先露　　4. 双足先露

● 横位

当胎宝宝之长轴和母亲之长轴互相垂直，且胎宝宝之肩膀或手为先露部位，称为横位。当胎宝宝小于 1500 克或是多胎时，特别容易发生。

胎位不正的危险

横位如未及时处理，会导致脐带脱垂，胎死宫内，甚至有子宫破裂危险。

臀位有破水后脐带脱垂可能，分娩过程中有后出头危险，会造成胎宝宝宫内窒息，甚至死亡。

胎位不正的预防

1. 横位应做选择性剖宫产。臀位分娩，初产妇多行剖宫产；经产妇、胎宝宝较小、骨盆够大者，可考虑阴道分娩。

2. 做好产前检查，预先诊断出胎位不正，及时治疗，如未转为头位，则先做好分娩方式选择，提前住院待产。可以预防分娩时胎位不正及避免因胎位不正造成的严重后果。

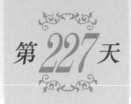
分娩时，头先娩出，由于有充足时间使胎头塑形，以适应骨盆的内腔而便于娩出。如果臀先娩出时，胎宝宝的肩部和头部必须按一定的分娩机转来转动，以适应产道的各种不同条件方能娩出，容易发生难产。

❋ 什么是臀位

正常情况下，胎宝宝在准妈妈腹中是头朝下，屁股朝上的头位方式，这是最利于分娩的正常胎位。但约有3%～4%的胎宝宝是倒过来的，头朝上，屁股朝下，坐在妈妈子宫里，这就是臀位。在孕中期，臀位较为多见，但如果到了怀孕后期还没有转为头位，一般就很难自然回转了。臀位是最常见的胎位异常，可分为以下几种：复合臀先露、单臀先露、单足先露和双足先露。如果确定为臀位，需要考虑择进行剖宫产术分娩，如果B超显示是混合臀位，就更需要比预产期提早2周左右住院，以剖宫产结束怀孕。

❋ 脐带脱垂

臀位早破水或胎足向宫口向外脱出时，可将脐带冲带至宫口外，医学上称之为"脐带脱垂"。突然脱出在阴道里的脐带，被胎足、胎臀挤压，脐带中血液中断后，使胎宝宝在宫内突然断了氧气与营养的供应，只需6～7分钟，胎宝宝即可死于宫内。

❋ 臀位的分类

● 单臀先露

单臀先露或腿直先露最为常见，胎宝宝双腿关节屈曲，双膝关节伸直，以臀部为先露部。

● 混合臀先露

完全臀先露较为常见，胎宝宝双腿关节及膝关节屈曲，犹如盘膝而坐，以臀部和双足为先露部。

● 不完全臀先露

不完全臀先露较为少见，胎宝宝以一足或双足、一膝或双膝，或一足一膝为先露部位。

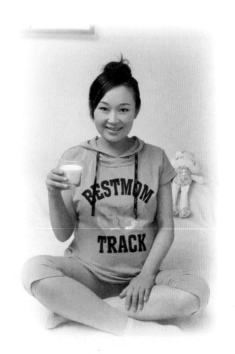

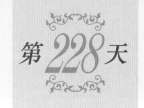

胎位不正的纠正

● 艾灸法

艾灸时放松裤带，腹部宜放松。点燃艾条后，将火端靠近准妈妈的足小趾处，趾甲外侧角处（至阴穴），保持不被烫伤的温热感，或用手指甲掐压至阴穴。

● 胸膝卧位

在床上进行，做时解开腹带，使腹部不受束缚并排空小便。胸部贴在床上，双膝及小腿也贴在床上，两腿分开，小腿与大腿成 90° 直角。从 5 分钟开始，逐步加长至 10 ～ 15 分钟，每天早晚各做 1 次，做完后静静地侧着身子躺在床上休息一会儿。

胸膝卧位纠正胎位的方法不适宜患有高血压、心脏病的准妈妈。胸膝卧位持续 2 周左右，如果胎宝宝仍未转成头位时，可采用针刺至阴穴转位。

● 针刺至阴穴

适用于腹壁紧张度适中者效果理想，多是由于腹壁过度紧张或松弛，羊水量过少，胎臀已固定于盆腔者。

注意事项

1. 艾灸至阴穴矫正胎位成功率较高，一般超过自然恢复率。艾灸矫正胎位简便、安全，对孕妇、胎宝宝均无不良影响。

2. 灸法应注意治疗时机，妊娠 7 ～ 8 个月（30 ～ 32 妊娠周）是转胎最佳时机。

3. 因子宫畸形、骨盆狭窄、肿瘤，或胎宝宝本身因素引起的胎位不正，或习惯性早产、妊高征，不宜采用艾灸治疗。

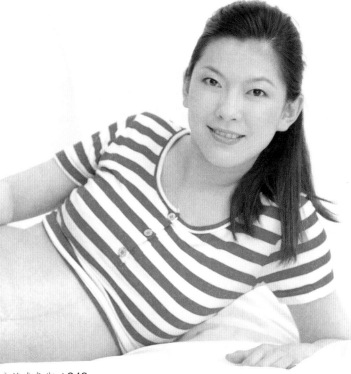

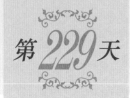
在折叠气球的时候最重要的一步就是将气球吹起来，所以在之前的每一个细节也都要精细。

工具小提示

正方形彩色纸，裁刀

1. 准备一张正方形彩色纸，沿虚线向箭头方向对折。

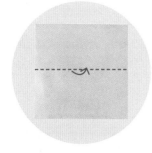

2. 折成双三角形，再沿虚线向上折。

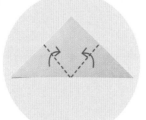

3. 沿虚线由内向外翻折，同步骤2。

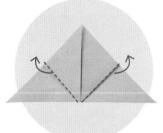

4. 沿虚线向中心折，背面也一样。

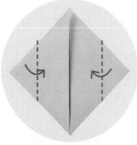

5. 沿虚线将两角向下折，背面也一样。

6. 把两个三角塞进缝中，后面也塞进去。

7. 向中心位置吹气，完成。

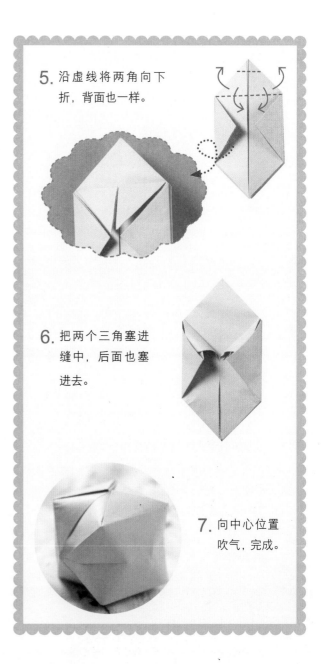

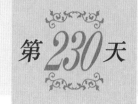

应对孕晚期疼痛

第 32 周 +6 天　离宝宝出生还有 50 天

第230天

孕晚期不时受到各种疼痛的困扰，准妈妈可真烦恼！让我们对这些疼痛做一个大概的了解，并找出最恰当的应对方法吧！

❀ 头痛

孕晚期出现头痛，如果没有明显的诱发因素，首先要测量血压，如果血压升高并伴有水肿，或者水肿不明显但体重增加明显，警惕发生先兆子痫的可能性。

❀ 腹痛

● 生理性腹痛

增大的子宫不断刺激肋骨下缘，可引起准妈妈肋骨钝痛。一般来讲这属于生理性的，不需要特殊治疗。自 32 周之后，胎宝宝逐渐占据子宫的空间，他的活动空间也越来越小，他偶尔还是会很用力地踢准妈妈。

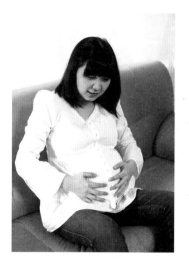

● 病理性腹痛

病理性腹痛即由许多疾病引起的腹部疼痛，如胃炎、肠炎、急性阑尾炎、胎盘早剥、子宫先兆破裂及各种炎症等。

❀ 胸痛

发生于孕晚期的胸痛，可能是增大的子宫抬高膈肌所引起的，也可能由于钙缺乏引起。后者可适当补充一些含钙丰富的食物，或在医生的指导下服用少量钙剂；前者要适当注意休息，饮食采用少食多餐法，避免动气大怒。

❀ 骨盆区疼痛

孕晚期，随着子宫的增大，准妈妈骨盆关节韧带会受到压迫牵拉而引起疼痛，这种情况往往在稍用力或行走时加重，一般不需要特殊处理。

❀ 腰背痛

一般是由于子宫增大引起，准妈妈身体重心的改变，形成过分的挺胸凸肚姿势，致使脊柱受力过大而引起脊柱和腰背部疼痛。一般适度的散步可以预防腰背痛。

❀ 腿痛

常见的原因是腿部肌肉痉挛造成的，往往是孕妇缺钙或缺 B 族维生素所致。多吃富含上述营养素的食物可有助于改善症状。

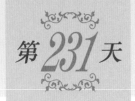

第231天 宝宝的物品准备好了吗

第32周 +7 天　离宝宝出生还有 49 天

　　宝宝马上就要出生了，宝宝的衣服准备得差不多了吧？为即将出生的宝宝用心挑选婴儿用品是一件幸福的事情。也许，从孕中期开始，准妈妈就可以有目的地准备一些了，这时候趁你行动还方便，把一些该买的东西先提前准备齐了吧。不要想在怀孕前把宝宝出生以后很长时间的东西都预备齐了，月子以内需要的物品备齐了就行，最多备到宝宝 3 个月用的就足够了。

物　品	要　求	数　量
喂养用品	奶嘴、奶瓶	各 2 个
	奶瓶刷	1 个
	奶粉	1 罐
衣着用品	纯棉衬衣	3 件
	纯棉连袜裤	2 件
	棉衣	2 件
	纯棉袜子	2 双
尿布	传统尿布（可用浅色旧棉布做）	15 块
	纸尿裤	共 15 块
床及床上用品	可移动，栅栏较高的小床	1 张
	被子、褥子（不要太厚）	各 2 床
	毛巾被、小棉垫	各 1 条
洗浴用品	澡盆、脸盆	各 1 个
	大浴巾	1 条
	小方毛巾	3 条
	胎宝宝香皂	3 块
	痱子粉	1 盒
药品和医疗器械	75% 酒精、2% 碘酒（处理脐部及一般伤口）	各 1 小瓶
	消毒纱布	1 盒
	绷带	5～10 块
	消毒棉签	1 卷
	体温表	1 支
	镊子（用以钳棉球和奶瓶）	2 把

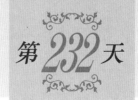
进入孕 34 周，准妈妈可以长舒一口气了，因为不用再为胎宝宝早产而担心了。

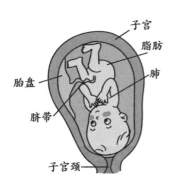

子宫
脂肪
胎盘
肺
脐带
子宫颈

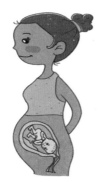

胎宝宝的发育

34 周的胎宝宝坐高约 30 厘米，体重 2300 克左右。胎宝宝现在圆圆的，开始变胖。胎宝宝的皮下脂肪形成后，将会在出生后调节体温。同时胎宝宝也在为分娩做准备了，他的头转向下方，头部进入骨盆。如果胎宝宝是臀位或其他姿势的胎位不正，医生都会采取措施进行纠正。胎宝宝的头骨现在还很柔软，而且每块头骨之间还留有空间，这是为了在分娩时使胎宝宝的头部能够顺利通过狭窄的产道。

准妈妈的变化

胎宝宝头部下降并入盆，宫高约 34 厘米，子宫底在脐上约 14 厘米处。由于胎宝宝下降，准妈妈会觉得呼吸顺畅了很多，食欲也增加了不少；有些准妈妈会觉得腹部、膀胱有明显的压迫感，这也是正常的。

孕 34 周的时候，即将做妈妈的你要经常和胎宝宝讲话了，在和胎宝宝谈话的时候尽量用小孩子的声音和他交流，这样你的声音会更加能够引起胎宝宝的注意和兴趣。孕 34 周的时候医生会对胎位特别关注，因为胎位正确与否关系到准妈妈能否正常分娩。胎位如果是臀位，即胎宝宝的臀部朝下，或其他胎位不正，要在医生的帮助下进行纠正，以便顺利分娩。

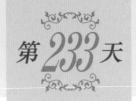
为了给分娩做准备，准妈妈需要对一些特殊部位和肌肉群进行锻炼和调整。瑜伽所崇尚的适度、温和的修炼方式和针对人由内及外的整体关注能带给准妈妈全面的帮助。

促使产程顺利的运动操

产妇一般都会忽略产前运动，她们可能以为产后运动才是最重要的，好使身体能够早日恢复苗条，帮助恢复美好的身段！其实，适量的产前运动可帮助产妇松弛肌肉和关节，而呼吸控制的练习，可减少分娩时的痛楚及促使产程顺利。下面介绍几种产前运动方法：

● 腿部运动

动作　以手扶椅背，右腿固定，左腿做 360° 转动（划圈），做毕还原，换腿继续做，早晚各做 5 ~ 6 次。

目的　加强骨盆附近肌肉及会阴部弹性。

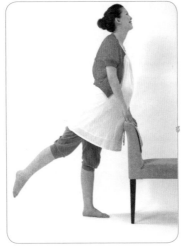

● 腰部运动

动作　手扶椅背慢吸气，同时手臂用力，脚尖立起，使身体同上，腰部挺直，使下腹部紧靠椅背，然后慢慢呼气，手臂放松脚还原，早晚各做 5 ~ 6 次。

目的　分娩时加强腹压及会阴部之弹性，使胎宝宝顺利娩出。

—— 小贴士 ——

如果感觉踮脚吃力，可采用不踮脚的方式来做。有眩晕、严重关节炎的孕妇忌做。

● 闭气运动

动作　平躺深吸两大口气，立即闭口，努力把横膈膜向下压如解大便状（平时在家练习时勿过分用力）。每日早晚各做 5 ~ 6 次。

目的　在分娩时子宫口开全后做，此运动有加强腹压、助胎宝宝较快娩出的功效。

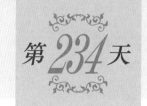

　　羊水池深度大于3厘米，小于8厘米或羊水指数在8～18厘米之间都是正常的，偶尔一次羊水检查异常并不能说明什么问题，准妈妈不用过于担心，多做几次复查再确诊。

❖ 羊水的作用

1	能缓和腹部外来压力或冲击，使胎宝宝不直接受到损伤
2	稳定子宫内温度和压力，使胎宝宝的生长发育过程中能有一个活动的空间
3	减少准妈妈对胎宝宝在子宫内活动时引起的感觉或不适
4	在子宫收缩时，羊水可以缓冲子宫对胎宝宝的压迫，尤其是对胎头的压迫
5	破水后，羊水对产道有一定的润滑作用，使胎宝宝更易娩出

❖ 羊水过多

　　正常怀孕时的羊水量随孕周增加而增多，怀孕最后2～4周开始逐渐减少，怀孕足月时羊水量约为1000毫升，凡在怀孕任何时期内羊水量超过2000毫升，称为羊水过多。多胎妊娠、胎宝宝畸形、胎盘或脐带病变都会出现羊水过多的情况。羊水过多有一定的危害，如并发妊娠高血压综合征、早产、胎位异常、胎膜早破等。

如何预防

　　多休息，日常饮食做到低盐，在医生的指导下进行药物治疗。

❖ 羊水过少

　　孕晚期羊水总量小于300毫升，则属于羊水过少。胎宝宝畸形、宫内发育受限、过期妊娠或羊膜发生病变都容易出现羊水过少现象。羊水过少会导致胎位不正、胎宝宝发育畸形、肺部发育不全，甚至导致胎宝宝肢体短缺，宫内窘迫和新生儿窒息的发生概率也较高。

如何预防

　　定期做好产前检查，如果检查显示羊水过少，应在孕37～40周前计划分娩，以降低分娩的危险。

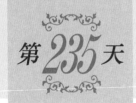
能睡个香甜、踏实的好觉对于准妈妈来说是个难题。胎宝宝动来动去地踢醒准妈妈；半夜被噩梦惊出一身冷汗；肚子大得无法翻身……有什么办法能让准妈妈睡个好觉呢？

是什么抢走了我的睡眠

● 饮食习惯的改变

尽量避免影响情绪的食物，如咖啡、茶、油炸食物等。睡前 3 小时吃些东西，睡前不要吃太冷的食物。

● 半夜抽筋

抽筋大多与睡觉姿势有关，通常脚掌向下时较容易发生抽筋。另外，也可能和局部血液循环、血液酸碱度有关。一般正常的血液是处于微碱性，如果情绪不稳定，饮食中甜食和肉食过多，都很容易使血液偏酸性，引起电解质的不平衡，造成局部肌肉抽筋。

临睡前应注意的问题

项目	注意事项
1	尿频严重时影响睡眠质量，所以临睡前不要喝过多的水或汤
2	避免进食含糖量高的食物，避免高盐食物和酒精。咖啡因和酒精都会干扰睡眠
3	牛奶营养丰富，还有利于安眠，但一定要在睡前两小时喝
4	适量的运动可以缓解失眠症状，但切记至少要在睡觉前 3 小时结束运动

拯救我的睡眠

● 采用正确的睡姿

准妈妈应采取左卧的姿势，以减少下肢静脉的压力，减轻腿的水肿现象，避免睡眠中抽筋，还利于分娩，而且有利于胎宝宝的生长发育。

● 换一张较大的床

怀孕后换一张较大的床。临睡前洗一个温水澡，使肌肉放松。用热水泡泡脚也有一定的镇静安神效果。

● 选择舒适的卧具

床铺 准妈妈适宜睡木板床，铺上较厚的棉絮，避免因床板过硬，缺乏对身体的缓冲力。

枕头 以 9 厘米（平肩）高为宜。枕头过高迫使颈部前屈而压迫颈动脉。

棉被 理想的被褥是全棉布包裹棉絮。化纤布容易刺激皮肤，引起瘙痒。

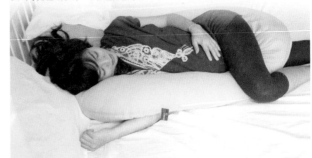

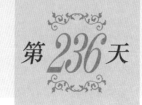

想到分娩的痛，你是不是会万分紧张。其实，这是一种幸福的疼痛。

分娩是独特的经历，享受分娩痛，准妈妈做好你应该、能够做的事，听医生的建议，只要你有信心，运用你已经学到的助产和阵痛技巧，就为分娩成功增添了一份保障。分娩是一种十分独特的、极易受情绪影响的经历。它是胎宝宝、胎盘、羊膜囊等一同排出母体外的过程。这一过程不仅涉及强有力的子宫肌肉运动，它还需要女性整个身体的全力参与，需要有良好的体力和情绪控制力。

分娩疼痛表现不一

分娩只是一个生理过程，准妈妈在临盆时，体内支配子宫的神经感觉纤维数目已很少了，一般不会产生强烈的痛觉。客观地说，分娩是有痛觉的，因为在分娩过程中，会牵扯子宫邻近的某些组织器官，产生局部痛感。体力劳动者平时活动量大，分娩时一般比较顺利，痛感也相应较轻。脑力劳动者或平时活动少的准妈妈，常常因极度紧张和恐惧而加剧疼痛感。

需要疼痛多长时间

顺利分娩的过程就是准妈妈的产力、产道与胎宝宝身体的径线相互适应的过程。既然是相互适应，就需要有一定的时间，长时间的疼痛是必需的，只有经过了长时间的疼痛，才能让产道的大门慢慢"打开"，让胎宝宝轻松地通过。一般来说，初产妇的宝宝通过妈妈的产道一般需要12 ~ 16小时，而经产妇则只需要8 ~ 12个小时。

疼痛的时间和强度过慢过弱，容易造成准妈妈产道的严重撕裂，发生大出血、新生儿颅内出血及产伤，又会造成准妈妈疲劳、乏力，使产程时间过长，器械助产率增加，新生儿窒息率，新生儿产伤率都会有所增加。因此，正常的分娩不可能在短时间内完成。

妈妈疼痛，宝宝获益

1	分娩过程中子宫的收缩，能让胎宝宝肺部得到锻炼，使表面活性剂增加，肺泡易于扩张，出生后不易患呼吸系统疾病
2	子宫的收缩及产道的挤压作用，使胎宝宝呼吸道内的羊水和黏液排挤出来，新生儿窒息及新生儿肺炎发生率大大降低
3	胎宝宝经过产道时，胎宝宝头部受到挤压，头部充血，可提高脑部呼吸中枢的兴奋性，有利于新生儿出生后迅速建立正常呼吸

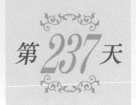

孕后期，摆脱了恼人的早孕反应，胃口好了，吃东西也香了。但是每餐吃完之后，你是否有"胃灼热"的感觉？其实这是孕后期胃灼痛的正常现象。

胃灼热发生在孕晚期

准妈妈怀孕过程中的各种肠胃症状，包括呕吐、恶心、便秘、逆流等，皆十分普遍。所以约有50%以上的准妈妈会在怀孕期间发生胃部灼热的症状。通常胃灼热发生于孕中期及末期，大部分的准妈妈在分娩后即可恢复正常。

多重因素造成准妈妈胃灼热。一般而言，下食管括约肌压力下降及子宫变大，会促成胃内的压力增大，导致酸性的胃内容物逆流，因而引起胃灼热的症状。

缓解胃灼热的方法

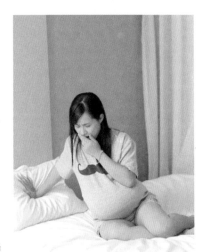

1. 少食多餐，使胃部不要过度膨胀，即可减少胃酸的逆流。

2. 睡前2小时不要进食，饭后半小时至1小时内避免卧床。

3. 睡觉时尽量以枕头垫高头部15厘米，以防止发生逆流。

4. 在医生的指导下服用药物中和胃酸。

5. 体重若过重，应减少自身体重的增加，并避免食用高糖分的食物或饮料。

6. 油腻食物会引起消化不良；酸性食物或醋会使胃灼热加剧，准妈妈皆应尽量避免食用。

7. 咖啡会使食管括约肌松弛，并加剧胃酸的回流，亦应避免。

8. 过热食物及辛辣食物，都会对胃部产生刺激，所以均宜避免。

9. 多吃含β-胡萝卜素的蔬菜，及富含维生素C的水果，如胡萝卜、甘蓝、红椒、青椒、猕猴桃。

这些食物会加重胃灼热

高浓度、高糖分的食物	刺激性食物、饮料	酸性水果
蛋糕、巧克力、冰激凌、糖果、面包等很容易产生饱足感，加重胃灼热感。	咖啡、茶、醋、辣椒等食物容易刺激胃黏膜，引起胃灼热。	橙子、橘子等水果含酸较多，很容易引起胃灼热。

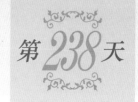

轻轻一扫
码上会说话

贝嘟嘟在后院玩，掉了几颗糖豆。

两只蚂蚁出来玩，发现一颗豆。蚂蚁很开心，它们想把豆豆搬回家，大家一起吃。

两只蚂蚁用力抬豆子，但是抬不动！

用力拉，也拉不动！

用力推，又推不动！

两只小蚂蚁颓废地坐在地上，急得直摇头。

突然，它们想到了一个好办法，一只蚂蚁看着豆子，另一只回去叫更多的蚂蚁来。

许多蚂蚁跟着那只搬救兵的蚂蚁一起来帮忙，它们一起搬糖豆。

"嗨哟，嗨哟，终于抬起来喽！"蚂蚁们大声喊着。

走着走着，遇到一条河，挡住了去路，这该怎么办呢？

聪明的蚂蚁又想到了办法，它们放下豆子四下散去，搬来了树叶当作船。

终于聪明的小蚂蚁将豆子搬回了家。

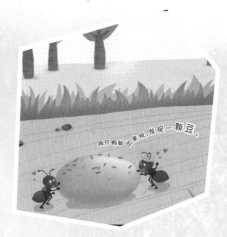

两只蚂蚁出来玩，发现一颗豆。

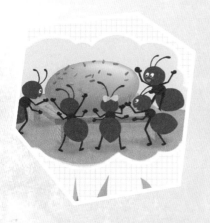

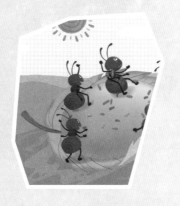

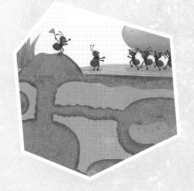

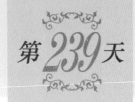
离预产期还有一个月的时间了。现在每过1小时,胎宝宝就为出生做了更充足的准备。

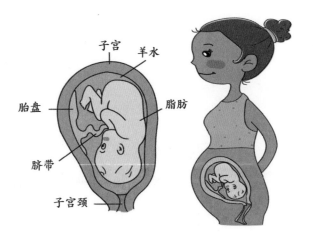

❖ 胎宝宝的发育

　　35周的胎宝宝身长约50厘米,体重约2500克。胎宝宝现在开始变胖,皮下脂肪形成后将会在宝宝出生后调节体温。同时,胎宝宝也在为分娩做准备了,他的头转向下方,头部进入骨盆。除此之外,胎宝宝的两个肾脏已经发育完全,肝脏也可以自行代谢一些东西了。35周的胎宝宝指甲长长了,有的可能会超过指尖。

❖ 准妈妈的变化

　　孕35周的时候,准妈妈可以在胎宝宝活动时看到他的手脚、肘部在腹部凸显的样子,这是因为子宫壁和腹壁已经变得很薄。由此可知,光亮照进腹部的时候,胎宝宝会开始活动,到了晚上的时候,宝宝也会休息,逐渐地建立起了每日活动周期。

　　由于胎动开始减少了,准妈妈要向医生学习如何测胎心和胎动。医生可以通过B超测量出胎宝宝的体重,不过在未来的几周内,胎宝宝的体重还会增加。同时准妈妈在这几周中会感到身体越来越沉重,因此要小心活动,避免长期站立。

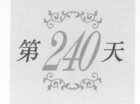
你听过羊水早破吗？对于进入孕晚期的你需要了解一下什么是羊水早破了。

羊水早破的危险

● 引发胎宝宝早产

由于羊水流出后，子宫就会变小，不断刺激子宫收缩，这时胎宝宝若不足月，就会发生早产。而早产儿的各个器官功能还没有发育完全，很容易发生夭折。

● 引发胎宝宝宫内窘迫

未临产时破水，如果胎先露未定，脐带会随着羊水流出而脱垂出来，引起胎宝宝在子宫内发生窘迫。

● 引发滞产及胎宝宝缺氧

如果羊水流出过多，子宫会紧贴着胎宝宝的身体，刺激子宫引起不协调宫缩，从而影响产程进展和胎盘的血液循环，导致滞产和胎宝宝缺氧。

● 引发母婴感染

胎膜破裂的时间越长，发生宫内感染的概率就越大。胎宝宝吸入感染的羊水，就会引起吸入性肺炎。

羊水早破的家庭鉴别方法

当准妈妈突然感到阴道内有液体流出，开始大量，继而少量或间断地流出，当打喷嚏或咳嗽时，流量加大，这很可能是羊水早破了。当准妈妈不明确自己究竟是羊水早破还是尿液流出时，可以将 pH 试纸放入阴道里。如羊水早破，流在阴道里的羊水会使橘黄色的试纸变成深绿色，此时应尽快去医院就诊。

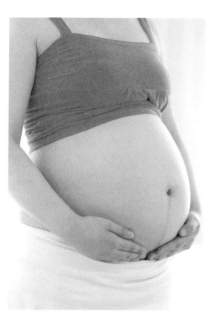

羊水早破居家紧急处理

一旦发生羊水早破，准妈妈及家人不要过于慌张，立即让准妈妈躺下，并且采取把臀位抬高的体位。在外阴垫上一片干净的卫生巾，注意保持外阴的清洁。只要发生破水，无论是否到预产期，有没有子宫收缩，都必须立即赶往医院就诊。

预防羊水早破

1. 坚持定期做产前检查，4 ~ 6 个月每个月检查 1 次；7 ~ 9 个月每半个月检查 1 次；9 个月以上每周检查 1 次。

2. 孕中晚期不要进行剧烈活动，生活和工作都不宜过于劳累，每天保持愉快的心情，适当到室外散步。

3. 不宜长时间走路或跑步，特别是上下楼梯时，切勿提重物以及长时间在路途颠簸。

4. 孕期减少性生活，特别是孕晚期以免刺激子宫造成羊水早破。

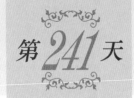

胎宝宝在母体内并不老实，他在空间并不是很大的子宫内翻滚打转，经常活动。每个胎宝宝的特点不同，有的胎宝宝动作比较轻柔，有的胎宝宝动作幅度较大，特别喜爱运动。胎宝宝在准妈妈的子宫内活动、游戏时有可能会发生脐带缠绕。

大多数的脐带绕颈往往都是由于脐带本身比较长，而恰巧胎宝宝又比较活跃，经常有大的翻身活动，这样就有可能使脐带绕上脖子。当胎宝宝向脐带绕颈的反方向转回来时，脐带缠绕就会解除。当然，如果脐带绕颈圈数较多，胎宝宝自己运动出来的概率就比较小一些。一旦脐带缠绕较紧，影响脐带血流的通过，从而影响到胎宝宝氧气和二氧化碳的代谢，使胎宝宝出现胎心率减慢，严重者可能出现胎宝宝缺氧，甚至使胎宝宝胎死腹中。

❁ 怎样才知道胎宝宝是否会脐带绕颈

直到分娩才能知道脐带是否缠绕在胎宝宝的颈部，所以许多孕妇都担心胎宝宝会遭遇不测或她们需要通过剖宫产分娩。实际上 25% 的胎宝宝在母体内都会出现脐带缠绕颈部的情况。脐带很长，而子宫空间又有限，所以随着胎宝宝不断成长出现此种情况十分正常。

这只是一个关于概率的问题。有时，通过超声波可以得知是否存在此危险，但通常情况下胎宝宝自己会改变姿势，这种情况在做 B 超检查和分娩之间也会发生，不过我们却什么也做不了。通常来讲，我们不鼓励孕妇试图了解自己的胎宝宝是否被脐带缠住了颈部。因为脐带绕颈很少会对胎宝宝产生影响，更重要的是，无论是否会对胎宝宝产生影响你都无计可施。而且因为胎宝宝处于不断运动的状态，过一段时间他们很可能就会将自己解脱出来。

给准妈妈的建议
1　学会数胎动，胎动过多或过少时，应及时去医院检查
2　羊水过多或过少、胎位不正的要做好产前检查
3　通过胎心监测和超声检查等间接方法，判断脐带的情况
4　不要因惧怕脐带意外而要求剖宫产
5　要注意减少震动，保持左侧位睡眠

❁ 如何避免脐带绕颈

方法	表现
适当饮食	多进食富含营养的食物，避免烟酒及过于辛辣刺激性强的食物，忌生食海鲜、没有熟透及易过敏的食物
适当运动	运动时要选择动作柔和的项目，如散步、游泳、准妈妈体操等，不宜选择剧烈的运动，也应避免过于喧闹的运动环境
适当休息	生活要有规律，不要熬夜，不能太贪玩，避免过于劳累
适当胎教	在进行胎教时要选择曲调优美的乐曲，节奏不宜过强，声音不要过大，时间不能过长，次数必须适当

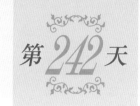

准妈妈是个特殊群体，到底该吃哪些零食既能满足口腹之欲，又有利于胎宝宝的发育呢？

葡萄干

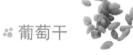

能补气血，利水消肿，其含铁量非常高，可以预防孕期贫血和水肿。

小贴士

葡萄干好吃但是也不能多吃，尤其患有妊娠糖尿病的准妈妈千万不能吃葡萄干。

大枣

大枣的营养价值很高。因为它不仅自身含有丰富的维生素 C，还能给准妈妈补充铁，是很好的孕期零食。

小贴士

大枣也不能吃得太多，否则很容易使准妈妈胀气，可以做成红枣粥。

酸奶

酸奶含益生菌，可以帮准妈妈调理肠胃，同时又富含蛋白质，是补充蛋白质很好的来源。

核桃

核桃是一种营养价值非常高的食物，它自身含有丰富的维生素 E、亚麻酸以及磷脂。

小贴士

核桃中的脂肪含量非常高，吃得过多必然会因热量摄入过多造成身体发胖，进而影响准妈妈正常的血糖、血脂和血压。

奶酪

奶酪是牛奶"浓缩"成的精华，含有丰富的蛋白质、B 族维生素、钙和多种有利于准妈妈吸收的营养成分。

苹果

苹果不但有酸甜香脆的美味，而且有构成胎宝宝骨骼及牙齿所必需的成分，能防治准妈妈骨质软化症。苹果的香气还可缓解抑郁情绪。

板栗

板栗含有丰富的蛋白质、脂肪、碳水化合物、钙、磷、铁、锌、多种维生素等营养成分，有健脾养胃、补肾强筋、活血止血的功效，还有利于骨盆的发育成熟，并消除孕期的疲劳。

全麦面包

全麦面包能够增加体内的膳食纤维，还能补充更全面的营养，有便秘问题的准妈妈可以尝试把它作为零食。

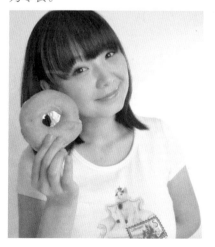

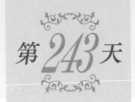
好的呼吸方法不仅能给胎宝宝提供足量的新鲜空气，更可帮助准妈妈在分娩过程中正确用力，保证分娩的顺利进行。因此准妈妈需要掌握正确的呼吸方法。

日常生活训练

● 吹气球

平时可以准备一些气球，没事的时候用力吹气球，直到感觉肺部的空气全部被呼出，然后持续几秒钟，再用鼻子做深呼吸。

● 抬起手臂，再放下

在散步的时候，将手臂平举到与肩同高，然后按照呼吸的节奏将手臂向上抬 20 厘米，再放下。

● 做饭时保持呼吸节奏

当做一些费力的家务时，采用腹式呼吸，通俗地讲就是吸气，鼓肚子；呼气，吸肚子，然后再呼气。

● 运动训练法

双脚分开站立与臀部同宽，右脚向侧面跨一大步，然后是左脚，将手放在臀部上保持平衡，在同一方向重复 15 秒，然后换方向重复。

● 散步放松

以放松短小的步伐向前迈，一定要以一个感到舒适的调子进行，手臂自然放在身体两侧，可以利用这种散步的方法训练用鼻子深吸气，然后用口呼气，如果能在海边或绿荫下进行这种散步就更好不过了。你可以尝试以下这种轻松简单的散步方法，间隔式散步法：首先进行一个 10 分钟的放松热身散步。然后以中速慢走 1 分钟，最后快速走 2 分钟。行走的过程中要保持抬头，肩膀放平，手肘弯曲放在身体两侧。两臂在行走的过程中应该摆动起来保持身体的平衡，重复这种散步方法 6 次，最后进行放松慢走 5 分钟。

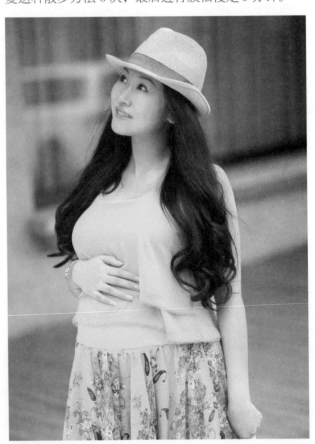

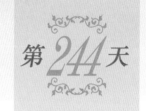
由于选择自然分娩的妈妈无法控制宝宝出生的时间，宝宝可能在夜间出生，而有的医院在夜间不提供麻醉服务，因此选择自然分娩的妈妈应该在分娩前仔细咨询清楚相关规定。

怎样选择分娩的医院

• 妇幼保健院更专业

专业妇幼保健院的产科医师每天负责的工作就是孕期→产期→出院这一系列的循环过程，技术实力相对较高，医护人员的操作也更为熟练。

并且妇幼保健院的产科病房通常比综合医院的产科病房多，由于是专业的产科医院，因此产妇所得到的饮食和护理照料往往会更适宜。

宝宝出生后，可以在妇幼保健院接受按摩抚触，有条件的妇幼保健院还为宝宝专门提供游泳服务。所以，如果孕妇愿意，可以选择此类医院。

• 综合性医院的优势

怎样选择合适的医院，要根据家庭经济实际状况和孕妇的身体状况决定。如果孕妇在怀孕时伴有异常或出现严重的并发症，可以考虑选择大型综合性医院。

这种医院会为孕妇提供合理的妊娠指导，会对其进行全面的检查，认真评估并密切注意孕妇的病情发展情况，所以这样的孕妇选择大型综合性医院就比较理想。如果孕妇一切状况良好，则可以选择妇幼保健院。总之，无论是妇幼保健院还是综合性医院，最好选择二级以上的医院。

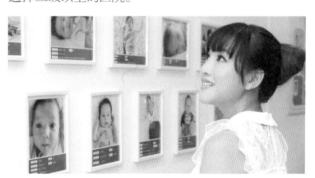

能否自主选择分娩方式

当准爸爸带妻子到产科待产时，应进行一次综合检查，然后决定分娩方式。决定后跟医生商量意外情况，比如要不要做阴道侧切手术，是不是在夜间提供麻醉服务等。

对新生儿的处理

在分娩过程中医院是否提供胎心监护，在宝宝出生后，母子是否同室，是否有新生儿游泳和按摩、抚触等服务，此外，还应注意针对新生儿的检查制度是否完善。

交通是否便利

如果太远也会带来很多不便。分娩时，是否能很方便地抵达医院也是需要考虑的因素，所以，最好能选择附近的医院。

是否提供妊娠培训班

有的医院专门开设妊娠培训班，指导孕产全程。有的医院倡导母乳喂养，并给予相关指导，如教哺乳方法和乳房按摩技巧等。

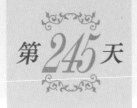

第245天 孕晚期了，坐骨神经痛

孕晚期了，有些准妈妈可能在站起来、睡觉翻身时大腿根的骨头会疼。准妈妈会有点担心，是不是最后一个月就是这样的？会不会早产啊？其实，在孕晚期的坐骨神经痛是一种很正常的现象，很多准妈妈都会有，所以不用特别担心。

❀ 坐骨神经痛是什么感觉

在怀孕的中后期，如果胎宝宝的头正好压在准妈妈的坐骨神经上，准妈妈就会有疼痛、麻木，甚至伴随着针刺样的感觉，刚开始可能是在臀部，后来会辐射到大腿。然而随着胎宝宝体位发生改变，疼痛也许会突然消失，这种现象就是坐骨神经痛。

❀ 怎样减轻准妈妈的痛楚

1. 做局部热敷，用热毛巾、纱布或热水袋都可以，热敷半小时，可减轻疼痛感觉，也可以每天在盛有温水的浴盆中浸泡，疼痛也可慢慢缓解。

2. 坐的时候可以将椅子调到舒服的高度，并在腰部、背部或颈后放置舒服的靠垫，以减轻腰酸背痛的不适。

3. 不要久坐或久站，工作约1小时就要休息10分钟，起来活动活动或轻轻伸展四肢。

4. 采用你认为舒服的姿势睡眠，可将枕头垫在两腿间或肚子下面。

5. 症状轻微者，可以在家做居家按摩操。此时，可是准爸爸大献殷勤的绝好时机，赶快学几招专业的按摩技巧吧，为妻子每天定时做甜蜜按摩。

❀ 劳逸结合防疼痛

预防坐骨神经痛的关键在于劳逸结合，就是尽量让自己舒服。避免做剧烈的体力活动，尤其在临产前的几个月，再勤快的准妈妈，这时也要学会"偷懒"。

平时最好采用侧卧位睡觉，仰卧时也要在膝关节下面垫上枕头或软垫；不要走太多的路，即使去公园，每次散步半个小时就可以了，更不能长时间逛商场，此外，千万不能穿高跟鞋。坐公车、地铁时别害羞，主动向年轻人要座位，周围人一定会支持你的。天气过热不好时最好坐出租车，办公室冷气太冷时准妈妈一定要保护好自己的双足和双腿，着凉也可能诱发坐骨神经痛。

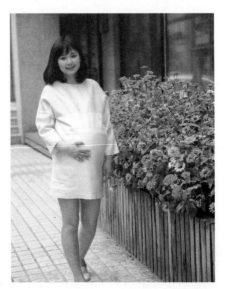

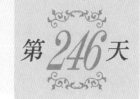

告诉你一个好消息！胎宝宝从本周末起就已经可以称作是足月儿了。送给他一个吻吧，奖励一下他的坚持吧！

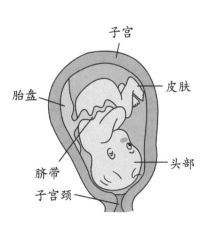

子宫

胎盘

脐带

皮肤

头部

子宫颈

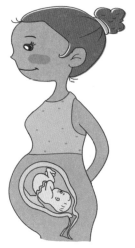

❀ 胎宝宝的发育

36周的胎宝宝仍然在生长，本周宝宝身长51厘米左右，体重约2800克。

从本周末起胎宝宝就可以称作是足月儿了。在37周前出生的宝宝被称为早产儿或不足月儿，42周以后出生的宝宝则是过期产儿或过熟儿。因此，从现在开始要注意休息和保持个人卫生，随时准备和小宝宝见面。

❀ 准妈妈的变化

怀孕36周的时候，准妈妈会感到下腹部坠胀，这主要是由于胎宝宝在准妈妈腹部的位置逐渐下降。准妈妈前一阵子的呼吸困难和胃部不适等症状在本阶段开始缓解，但是随着体重的增加，准妈妈的行动越来越不方便，有的准妈妈甚至会随时有胎宝宝要出来的感觉。另外，有的准妈妈还会经常有尿意，这些都是正常现象，不必担心。

小贴士

1. 从本周开始要每周进行一次产检。

2. 进入分娩前的关键时期，对胎宝宝的监测不能放松，每天要坚持数胎动，将得出的数据记录一下，以便在分娩时给医生作为参考。

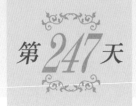

分娩时的阵痛会掩盖会阴切开时的疼痛，再加上局部麻醉的作用，准妈妈基本不会感到疼痛。在切开之前，医生会告知准妈妈。

这些准妈妈需要进行会阴侧切

有以下几种情况的准妈妈需要做会阴侧切手术：

1. 胎宝宝的头过大，无法从产道顺利产出，需要用产钳或胎头吸引器助产的准妈妈。

2. 初产妇，胎宝宝的臀位经阴道分娩的准妈妈。

3. 患有心脏病、高血压综合征等疾病，需要缩短第二产程的准妈妈。

4. 曾经做过会阴侧切缝合手术，或修补后瘢痕很大，影响会阴扩展的准妈妈。

5. 早产、胎宝宝宫内发育迟缓或胎宝宝宫内窘迫，需要减轻胎头受压并尽早娩出的准妈妈。

6. 初产头位分娩时会阴较紧、会阴体长、组织硬韧或发育不良，有炎症、水肿或遇急产时会阴未能充分扩张，估计胎头娩出时将发生Ⅱ度以上裂伤的准妈妈。

会阴侧切的术后护理

吃止痛片是最直接的止痛办法，也可以采取一些物理疗法让伤口尽快恢复：

1. 如厕后冲洗：分娩后，排便后都应用水由前向后冲洗会阴，避免细菌感染。

2. 保持伤口干燥：如厕、洗完澡后，用面纸轻拍会阴部，保持伤口的干燥与清洁。

3. 切忌用力：不要用力解便，以避免缝补的伤口再裂开。

4. 勿提重物：产后1个月内，不要提举重物，也不要做任何耗费体力的家事和运动。

5. 避免性行为：产后6周内，应该避免性生活。

6. 肿痛可用优碘：裂伤较严重且伤口肿痛者，可以在水中加入优碘坐浴，或用烤灯加快复原速度。

术后生活的影响

● 如厕影响

1. 如果没有造成严重撕裂伤，可以正常如厕，只是前几天伤口会疼痛，要留意清洁问题，以避免细菌感染。

2. 如果撕裂程度已经影响到尿道，造成排尿不便，就可能需要导尿。

3. 伤口完全愈合后，对如厕没有任何影响。

● 性生活影响

会阴切开后，阴道和会阴部位都能在一周内愈合，再经过一段时间，可以完全恢复正常的解剖位置，阴道仍然保持了良好的弹性，对日后性生活毫无影响。

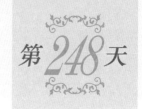
　　新生命的降临会给父母带来无限的渴盼和喜悦，然而，有一些宝宝总是迫不及待地提前来到这个世界上。这些提前出生的宝宝，在医学上被称为"早产儿"，早产会给准妈妈及宝宝带来一定生命危险，因此大家对早产的征兆要有所了解。

❀ 子宫收缩

　　怀孕中晚期，准妈妈在体位变化或行路走急的时候，会出现子宫收缩，但没什么规律，而且收缩的频率也不是很高，这种情况医学上称为假宫缩，准妈妈不必太过于担心。

❀ 持续阵痛

　　在怀孕 29 ～ 36 周时，子宫收缩频率为每 10 分钟两次以上，准妈妈会开始感觉到酸痛。有点类似月经来临般的腹痛，不止下腹部不舒服，还会痛到腹股沟，甚至有持续性下背酸痛，严重时还会伴随阴道分泌物增加及阴道出血。如果子宫颈的扩张比初次检查时超过 1 厘米，应该就是早产的阵痛，这时应立即去医院就诊。

❀ 羊水流出

　　孕晚期，如果阴道中有一股温水样的液体，无法控制地慢慢流出，就是早期破水，是早产的征兆。一般情况下是破水后阵痛马上开始，此时需要把准妈妈的臀部垫高，最好让她平卧，垫上干净护垫，马上送往医院。

❀ 下腹变硬

　　孕晚期，随着子宫的胀大，可能会出现不规则的子宫收缩，这时一般不会伴随有阵痛，经常在夜间出现得比较频繁，在白天很少出现，这种现象在医学上被称作生理性宫缩，不会发生早产的情况。如果准妈妈的下腹部反复变软、变硬，且肌肉也有变硬、发胀的感觉，至少每 10 分钟有 1 ～ 2 次宫缩，每次持续 30 秒以上，而且伴随着持续阵痛，这种现象就是先兆早产，这时准妈妈应尽早到医院检查。

❀ 阴道流血

　　孕期阴道出血的原因很多，少量出血可能是流产的先兆，准妈妈在孕早期和中期要特别注意，有时宫颈炎症、前置胎盘及胎盘早剥也会出现阴道出血的现象。如果在孕晚期，准妈妈出现子宫有规律收缩，并伴随阴道流血，这时出血量较多，很可能是早产的征兆，应立即去医院检查。

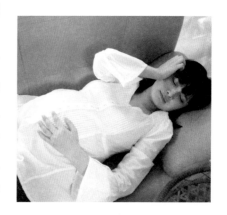

第249天 这些事情提前安排

第 35 周 +4 天　离宝宝出生还有 31 天

临近入院待产了，还有什么事没有安排？一定要考虑得越详细周全越好，下面为准妈妈列出一些待产前的注意事项作为参考。

临产前的安排事项				
1. 是否将医院和医生的联系方式记录下来			是☐	否☐
2. 是否熟记丈夫和亲人的联系方式			是☐	否☐
3. 是否做好分娩的心理准备，如果焦虑，要向亲友倾诉或咨询医生			是☐	否☐
4. 什么情况下要马上联系医生	（1）在没有发生宫缩的情况下，羊膜破裂，羊水流出		是☐	否☐
	（2）阴道流出的是血，而非血样黏液		是☐	否☐
	（3）宫缩稳定而持续地加剧		是☐	否☐
	（4）感觉胎宝宝活动减少		是☐	否☐
5. 是否熟悉从家到医院的路程			是☐	否☐
6. 如果在去医院的路上堵车，应选择另外哪条路线			是☐	否☐
7. 选择什么交通工具去医院，到达医院需要多长时间	步行		是☐	否☐
	私家车		是☐	否☐
	出租车		是☐	否☐
	公交车		是☐	否☐
8. 是否已经选好产后护理人员	娘家人		是☐	否☐
	婆家人		是☐	否☐
	月子中心		是☐	否☐
9. 家里的琐事是否已经安排好			是☐	否☐
10. 工作事宜是否已经交接完成			是☐	否☐

除了以上内容，还有很多情况需要考虑，也许准妈妈一个人并不能考虑周全，难免会漏掉一些重要事项和特别情况，这时就需要和丈夫、亲人、朋友沟通，从其他人那里得到更全面的信息。准妈妈还可以咨询有过分娩经验的人，从她们那里得到的信息对准妈妈来说具有很重要的价值。

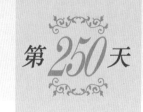
准妈妈可以利用产前的这段时间充分了解喂养的姿势。母乳喂养专家推荐使用两种喂养姿势：橄榄球式（握头腋下挽抱式）和握头交叉环抱式。一旦感觉哺乳很舒适了，还可以采用扶腰臀抱篮式或者扶腰臀侧卧式的哺乳姿势。要正确选择合适的母乳喂养姿势，需要靠反复的尝试和练习。

❖ 握头腋下挽抱式

妈妈就像在腋下夹持一个橄榄球那样用上肢夹持婴儿双腿位于身侧腋下（若用右侧乳房哺乳则用右臂），婴儿上身呈半坐卧位姿势正对妈妈胸前。

❖ 握头交叉环抱式

用手掌握住婴儿的头枕部、婴儿面朝哺乳侧乳房，小嘴正对乳头。手腕放在宝宝两肩胛之间，大拇指和其余四指张开分别贴放在头部两侧的耳后。同时将右手拇指和其余四指分别张开呈"八字形"贴于右乳房外侧使其呈圆锥样向前挺，大拇指放在乳头、乳晕外上方婴儿鼻尖接近乳房皮肤的部位。

❖ 扶腰臀侧卧式

这种姿势是午夜需要休息时哺乳的最佳选择。身体侧卧，用枕头垫在头下。

❖ 扶腰臀抱篮式

让婴儿的头部依靠在妈妈搂抱侧上肢屈曲的肘窝内，同侧手指搂住婴儿的腰臀或大腿上部。

❖ 喂奶的姿势

1. 宝宝含在嘴里的乳晕，应该是下嘴唇包得多，上嘴唇包得少，乳头指向宝宝的上腭。

2. 哺乳时将宝宝的胸腹部紧贴自己的胸腹部，头与双肩朝向乳房，让宝宝的小嘴处于乳头相同水平方向。

3. 将拇指和四指分别放于乳房的上、下方，托起整个乳房呈锥形，先用乳头试探宝宝的口唇，当他张大嘴、舌头向外伸展的一瞬间，将乳房进一步贴近。

4. 在哺乳时必须保持宝宝头和颈略微伸展，以免鼻部压入弹性乳房而影响呼吸，但也要防止头部与颈部过度伸展造成吞咽困难。

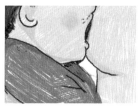
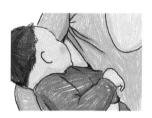
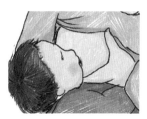
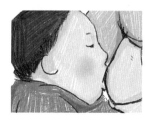

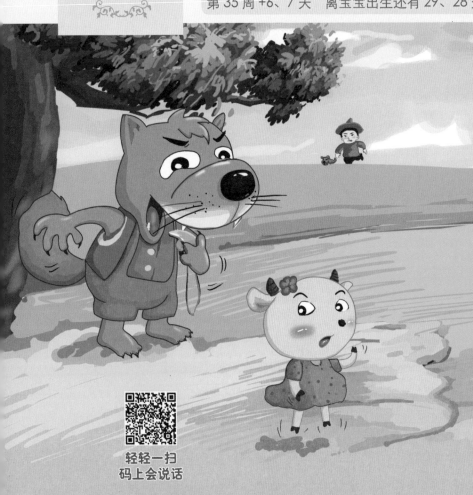

轻轻一扫
码上会说话

从前，有个放羊娃，每天都去山上放羊。

有一天，他觉得十分无聊，就想了个捉弄大家的方法。他冲着山下正在种田的农夫们大声喊："狼来了！狼来了！救命啊！"农夫们听到喊声急忙拿着锄头和镰刀往山上跑，他们边跑边喊："不要怕，孩子，我们来帮你打恶狼！"

农夫们气喘吁吁地赶到山上一看，连狼的影子也没有！放羊娃哈哈大笑道："真有意思，你们上当了！"农夫们生气地走了。

第二天，放羊娃故伎重演，善良的农夫们又冲上来帮他打狼，可还是没有见到狼的影子。放羊娃笑得直不起腰："哈哈！你们又上当了！哈哈！"大伙儿对放羊娃一而再、再而三的说谎感到十分生气，从此再也不相信他的话了。

过了几天，狼真的来了，一下子闯进了羊群。放羊娃害怕极了，拼命地向农夫们喊："狼来了！狼来了！快救命呀！狼真的来了！"

农夫们听到他的喊声，以为他又在说谎，大家都不理睬他，没有人去帮他，结果放羊娃的许多羊都被狼咬死了。

孕 *10* 月

分娩来临的信号

进入孕37周，意味准妈妈已进入了怀孕的最后阶段，胎宝宝还在继续生长。

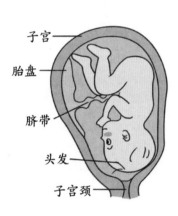

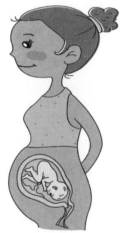

子宫
胎盘
脐带
头发
子宫颈

🌸 胎宝宝的发育

37周的胎宝宝仍然在生长，本周胎宝宝身长51厘米左右，体重约3000克。胎宝宝的头现在已经完全入盆，如果此时胎位不正常，胎宝宝自行转动胎位的机会就已经很小了。如果医生发现这样的情况，通常会建议采取剖宫产。胎宝宝这时候的头发已经长得又长又密了，但是不必对头发的颜色或疏密过多担心，宝宝出生后随着营养的补充，头发会自然变得浓密光亮。

🌸 准妈妈的变化

准妈妈的体重增加了11.5～15千克，在此阶段可能多数准妈妈已经不注意体重的增加了。本周过后，准妈妈可能会有"现血"的现象，即子宫颈变软及变薄后，黏液栓塞会和血液混合流出阴道，此种出血是一种正常的现象，是子宫颈为分娩做准备而扩大，表示接近分娩的开始，不需要太过担心。羊水体积有所减少，宫缩频率继续增加。

小贴士

1. 按摩乳房进行护理，以软化乳房，使乳头和乳晕的皮肤强韧，保持乳腺畅通，为产后顺利哺乳做准备。

2. 高龄初产妇应根据产妇自身情况来确定分娩方式，如果产妇处于无妊高征等并发症，分娩发生后宫缩良好，胎位正常时，最好是以阴道助产分娩为主。

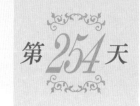
　　这个时期，保证足够的营养，不仅可以供给宝宝生长发育的需要，还可以满足自身子宫和乳房的增大、血容量增多以及其他内脏器官变化所需求的"额外"负担。

碧玉爆虾球

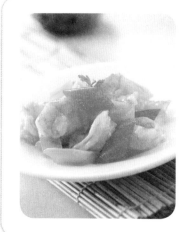

烹饪方法
▼
炒

烹饪时间
▼
15分钟

● 材料准备：虾仁 400 克，西芹 150 克，红椒片少许。

● 调料：精盐、鸡精、料酒各 1/2 小匙，鲜汤 1 大匙，鸡蛋清 1 个，水淀粉适量，香油 1 小匙，植物油 700 克（实耗 30 克）。

1. 虾仁背部划一刀，去除沙线。

2. 西芹去皮洗净，切成菱形片，放入沸水中焯透，捞出沥水。

3. 虾仁加入蛋清抓匀，再用淀粉上浆。

4. 油烧至三成热，下入虾仁滑熟，捞出沥干油分。

5. 锅中留底油，下入虾仁、西芹、红椒片，加入精盐、鲜汤、料酒、鸡精翻炒均匀。

6. 用水淀粉勾芡，淋入香油，即可食用。

羊肉土豆

烹饪方法
▼
焖

烹饪时间
▼
10分钟

● 材料准备：羊肉（后腿肥瘦）500 克，土豆 500 克，青椒、胡萝卜、番茄各 1 个，洋葱 100 克。

● 调料：葱花 15 克，精盐 2 小匙，黑胡椒粉少许，番茄沙司 50 克，清汤、羊尾巴油各 250 克。

1. 羊肉，切成片；土豆、胡萝卜，去皮，切厚片。

2. 番茄，切成丁；青椒去蒂及籽，切成块；洋葱切成丝。

3. 锅中加入羊尾巴油烧热，下入羊肉片滑散，加入葱花、精盐

煸炒出香味，再放入胡萝卜片、番茄沙司，煸炒均匀。

4. 放入青椒块和番茄丁，放入少许胡椒粉和清汤烧开。

5. 入土豆，盖严盖，小火焖约 15 分钟至熟即成。

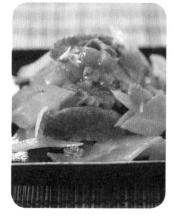

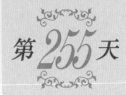

小鸡炖蘑菇

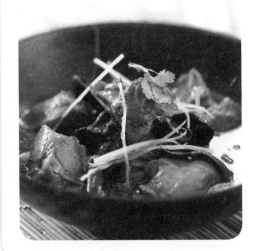

● **材料准备**：净仔鸡1只，干红松蘑200克。

● **调料**：精盐、味精、鸡精各1小匙，八角2粒，花椒5克，葱段、姜片各20克。

1. 将仔鸡剁成大块，焯去血水，冲净备用。

2. 将干红松蘑除去根部，放入清水中浸泡3小时，涨发。

3. 锅中加少许底油，下入葱段、姜片炒香，再放入鸡块翻炒几下，然后加入清水、八角、花椒，用大火烧开，转小火焖煮1小时，关火后捞出葱、姜、花椒、八角。

4. 将炖鸡的锅再次上火，放入红松蘑、精盐、味精、鸡精，炖制5分钟，盛入碗中即可。

烹饪方法
▼
煮

烹饪时间
▼
70分钟

清炒鱼丁

● **材料准备**：鲤鱼1条，黄瓜、胡萝卜各50克。

● **调料**：葱末、姜末、蒜片各5克，精盐1小匙，味精、鸡精、料酒、香油各1/2小匙，淀粉适量，植物油750克（约耗30克）。

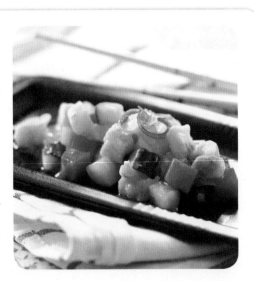

1. 将鲤鱼取净肉两大片，除去鱼皮，切成1厘米见方的丁，先用少许精盐和料酒腌渍2分钟，淀粉上浆。

2. 将黄瓜和胡萝卜去皮，切丁，焯烫，沥干。

3. 锅中加油烧至四成热，放入鱼丁滑熟，捞出沥净油。

4. 底油爆香葱末、姜末、蒜片，放入鱼丁、黄瓜丁、胡萝卜丁，再加入精盐、味精、鸡精翻炒均匀，淋入香油即成。

烹饪方法
▼
炒

烹饪时间
▼
15分钟

第36周+4天　离宝宝出生还有24天

随着分娩日子的临近，准妈妈们要开始整理待产包啦！相信分娩住院要带什么这个问题你一定头疼过，毕竟分娩住院对大多数准妈妈来说都是头一遭，不妨看看过来人是怎么准备的。

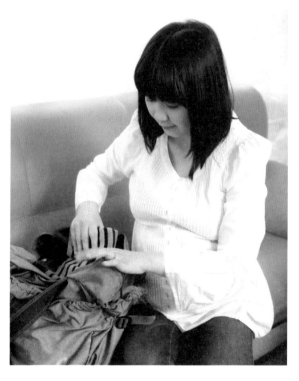

物　品	要　求	数　量
妈妈用品	哺乳式文胸	2～3件
	开襟睡衣、外衣	各1套
	防溢乳垫	1盒
	束缚带	1条
	内裤	3～5条
	吸奶器	1个
	毛巾	3条
	纱布、卫生纸	若干
	产妇卫生巾	1包
	水盆	2个
	牙具、餐具	各1套
	护肤品	1套
宝宝用品	包被	1条
	宝宝衣服	2套
	围嘴	2个
	奶粉	1袋
	奶瓶	1个
	奶瓶消毒器	1套
	纸尿裤、宝宝专用湿巾	各1包
	护臀霜	1支

物　品	要　求	备　注
营养食物	巧克力	增加产力
	水	以免发生脱水现象
其他物品	证件	医保卡、病历卡、母子健康手册 现金、银行卡：两者都需要准备，提前了解医院的付款方式
	笔、本	记录胎动、阵痛等情况，也可以写下自己的心情
	照相机或摄像机	记录妈妈和宝宝的美好瞬间

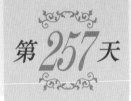

第257天 准妈妈临产前的锻炼

第 36 周 +5 天　离宝宝出生还有 23 天

　　临产前的锻炼都是为了帮助孕妇顺利分娩，减轻分娩时的阵痛所做的准备工作，同时各位准妈妈们千万不能忘了心理素质的锻炼，用一个轻松、愉悦的心情来迎接宝宝的降生。

✿ 注意内转肌的锻炼

　　和骨盆底肌一样，内转肌的柔韧性对顺利分娩也有很大作用。用坐姿就可以很好地锻炼内转肌的柔韧性，建议使用双腿打开的坐姿。

　　尽量将双腿分开。

　　注意不要让膝盖往里面倾斜。

　　注意保持背部、颈部和头部呈直线的状态。

　　注意伸展内转肌。

　　要尽量将脚后跟向外伸，这样对内转肌的锻炼更加有效。

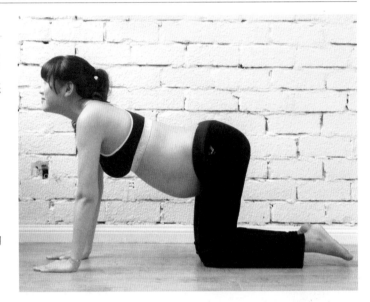

✿ 提高调整力的锻炼

骨盆运动	双手双膝着地，边吸气边缩紧肛门。低头，后背上拱成圆形。呼气时舒缓肛门，仰头，将面部朝前，保持重心前移的姿势，每呼吸 1 次做 1 次运动
肩部运动	两臂平举至肩部，肘部内屈并轻触肩头。继续上抬肘部，使其与耳朵相接，将整个肘部由后向前旋转。每日 10 次，每次 10 遍
横屈运动	双手在头后交叉，放松呼吸，将上身向一侧弯曲，至肋下肌肉不能伸长时，再回到原来的姿势。左右交替 5 ~ 6 次
盘腿运动	笔直坐好，双脚合十，双膝上下活动。做 10 次。同一姿势，吸气伸直脊背，呼气身体向前倾。做 10 次

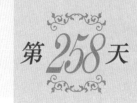
你现在是不是提到分娩还是很害怕呢？这是准妈妈必须过的一关，想到即将要见面的宝宝，相信你会勇气倍增的。分娩的疼痛是准妈妈必然要经历的，不过这种疼痛是有办法缓解的，并不像人们说的那样不可忍受。准妈妈首先要学会放松，解除心里对疼痛的恐惧。

❀ 不怕难产

大多数准妈妈对分娩无经验、无知识，对宫缩、见红、破膜害怕、紧张，不知所措，厌食失眠。怕痛、怕出血、怕胎宝宝意外。是顺产还是难产，一般取决于产力、产道和胎宝宝自身3个因素。对后两个因素，一般产前都能做出判断，如果有异常发生，肯定会在产前决定是否进行剖宫产。所以，只要产力正常，自然分娩的希望很大。如果每天担心自己会难产，势必会造成很大的心理负担，正确的态度是调动自身的有利因素，积极参与分娩。即使因为特殊的原因不能自然分娩，也不要情绪沮丧，还可以采取其他分娩方式。

❀ 不怕疼痛

面对即将降临的产痛，准妈妈精神上可能会有一定压力，这主要受亲属、妈妈和姐妹的影响，周围环境发生的事情，病房内其他准妈妈的分娩经过，待产室内其他准妈妈的号叫或呻吟等刺激造成。子宫收缩可能会让准妈妈感到有些疼，但这并非不能忍受。如果出现疼痛，医生会让你深呼吸或对你进行按摩，减少疼痛，如果实在不行，还可以用安定等药物来镇痛。

❀ 远离产前焦虑

临产前焦急与等待、期盼与担心矛盾交织，很多准妈妈既渴望早一天见到宝宝，又会为分娩时宝宝或自己是否受到伤害而担心，过度的焦虑与担心会影响准妈妈的睡眠与休息，引发妊娠高血压综合征，会增加分娩的困难，甚至导致难产。这些不良的心理状况需要与产科医生、心理医生及时沟通，得到丈夫及家人的关爱也是保持准妈妈良好精神状态的重要支柱。

其实，宝宝的出生不仅是对宝宝的一次历险，更是对将为人母的你的巨大考验。毕竟对于第一次将做母亲的你来说，分娩是一件令人感到恐惧紧张的事。但妈妈对宝宝爱的天性会让你承受住一切痛苦。

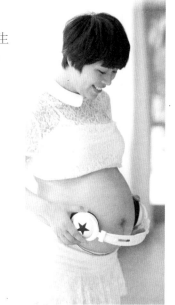

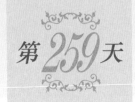
以前不常听说的分娩用语，如果在分娩的过程中突然听到医生说会不明白，所以在这里事先讲解一下，让准妈妈有心理准备。

分娩用语集锦

• 会阴侧切

会阴的延伸要裂伤或者胎宝宝的情况变坏的时候，应尽早产出胎宝宝，这时用剪刀将会阴部切开，进行局部麻醉，产后缝合。

• 恶露

产后包裹胎宝宝的羊膜和子宫内膜在分娩的时候出的血和残留物一起流出来。产后当天还会有大量的血流出，之后减少，颜色由茶褐色变为黄色，最后变为白色，一个月后复诊就会没有了。

• 人工破膜

临近分娩，子宫口将要打开的时候，包裹胎宝宝的羊膜破裂，羊水流出。这时如不能自然破水，医生会用小镊子弄破羊膜，这叫人工破水。

• 过度换气综合征

过度换气症候群，引起身体内的氧气量增加，会导致头脑发木、手脚发麻，容易引起急促呼吸。

• 脐带脱垂

逆位儿破水的时候，脐带比胎宝宝先出来。胎宝宝的身体压迫着脐带，为了给胎宝宝输送氧气，让胎宝宝早出生，医生可能会决定采用剖宫产手术。

• 胎宝宝头盆不称

通过 X 射线检查发现，与妈妈骨盆内侧（骨产道）的直径相比，胎宝宝的头偏大，不能通过产道。这种情况需要进行剖宫产。

• 骨产道

软产道（子宫颈管，阴道部分）和骨产道一起被称为产道。骨产道因为有骨头，不像软产道在分娩的时候易扩张。根据骨盆的形状，内径的宽度，胎宝宝头的大小，来判断是否需要剖宫产。

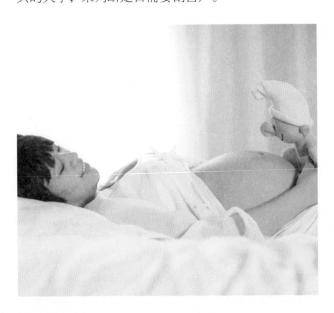

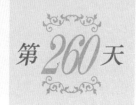
到本周，胎宝宝已经完全发育好了，具备了在母体外独立生存的能力，胎宝宝随时都会健康出生。

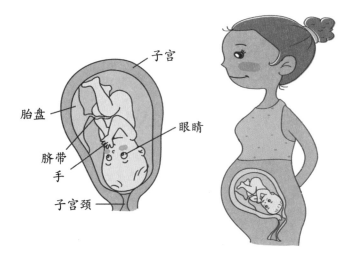

子宫

胎盘

脐带

手

子宫颈

眼睛

小贴士

1. 停止一切工作，精心在家休息，做好随时分娩的准备。

2. 放松心情，时刻注意分娩的征兆，因为胎宝宝随时可能会出生。

3. 如果需要一位导乐助产士进行无痛分娩，要提前和医院取得联系。

胎宝宝的发育

38 周的胎宝宝身长约 52 厘米，体重约 3200 克。胎宝宝的头现在已经完全入盆，头部在盆内摇摆，周围有骨盆的骨架在保护，这样会很安全。这样的位置也有利于胎宝宝有更多的空间放自己的胳膊和腿。现在胎宝宝身上覆盖的一层细细的绒毛和大部分白色的胎脂逐渐脱落，胎宝宝的皮肤开始变得光滑。脱落的物质和分泌物会随着羊水吞入胎宝宝的肚子里，储存在肠道中，在宝宝出生后形成黑便而排出体外。

准妈妈的变化

准妈妈可能又开始经历腿部水肿，这是怀孕必经之路，尤其是在孕晚期。尽管如此，如果是手、脸水肿或是突发的严重脚部、脚踝水肿，准妈妈还是要尽快咨询健康管理师。这很可能是患上妊娠高血压综合征的表现。由于宝宝进入骨盆，膀胱受到挤压，准妈妈不得不增加去卫生间的次数。在表示分娩的真正的子宫收缩之前，准妈妈会经历假阵痛收缩。

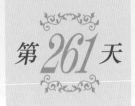

怀胎十月，准妈妈们都在期盼着自己宝宝的到来，究竟哪一种分娩方式对母亲及胎宝宝是最佳的呢？如果你是一位健康的母亲，你的年龄合适，骨盆正常，无内、外科并发症，准妈妈的胎宝宝胎位正常，大小合适，就可以选择自然分娩。自然分娩是指胎宝宝通过阴道娩出的过程。子宫颈口开全以后，胎膜破裂，胎头下降到阴道口，随着产妇用力向下屏气，腹部压力增高，胎头会全部露出，接着胎体随之而下，婴儿出世离开母体。

自然分娩对妈妈的好处

1. 胎宝宝经过阴道娩出时，准妈妈腹部阵痛会刺激脑垂体分泌一种叫作催产素的激素。这种激素不但能促进产程的进展，还能促进产后乳汁的分泌，同时促进母子感情。

2. 自然分娩虽经过10余小时的产痛，但宝宝一生出，立刻觉得十分轻松，很快能下地活动，大小便自如，饮食、生活也很快恢复正常，可以有充沛的精力照顾宝宝。由于恢复很快，也容易早下奶，能很好地进行母乳喂养。

3. 自然分娩住院时间短，母婴产后最多3日就可出院，受到家人的照顾，更有利于产后的恢复。产后还可以及早进行锻炼，也有利于体型的恢复。

自然分娩对胎宝宝的好处

1. 自然分娩时子宫收缩，会促使胎宝宝肺部迅速产生一种叫作肺泡表面活性物质的磷脂，使宝宝出生后肺泡弹力容易扩张，能很快建立自主呼吸。同时，胎宝宝经过产道，受到挤压，呼吸道里的黏液和水分都被挤压出来，可以有效预防新生儿吸入性肺炎和新生儿湿疹。

2. 自然分娩时母体会把免疫球蛋白G传给胎宝宝，因此，顺产的新生儿往往比剖宫产的新生儿具有更好的免疫力。

3. 胎宝宝在产道内受到痛觉、味觉和触觉的锻炼，可有效促进胎宝宝前庭功能和大脑的发育，对将来的性格形成和运动智能的发育都有好处。

顺产的缺点

1	顺产会有产前的阵痛，但是可以无痛分娩避免产痛造成的困扰	6	胎宝宝难产或母体精力耗尽，需要以产钳或真空吸引，协助分娩时，会引起胎宝宝头部肿大
2	阴道会在分娩的过程中突发状况。阴道松弛，但可以通过产后运动进行恢复	7	胎宝宝过重，易造成难产，会导致宝宝锁骨骨折或臂神经丛损伤
3	骨盆腔子宫膀胱脱垂的后遗症	8	羊水中产生胎便，导致宝宝患胎便吸入症候群
4	产后会伤害会阴组织，甚至会造成感染，或外阴部血肿等情形	9	胎宝宝在子宫内发生意外；如脐带绕颈、打结或脱垂等现象，自然分娩中出现胎宝宝窒迫，严重时死产
5	产后感染或产褥热发生；尤其是早期破水，产程延长者		

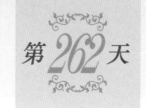

在中国，爸爸进产房也开始提倡起来，让丈夫能够一起分担分娩过程的辛苦，一起聆听宝宝的第一声啼哭，一起共享宝宝降临人世时的无尽喜悦。丈夫可以学习听胎宝宝的胎心，正常为120～160次/分钟，同时让妻子数数孩子的胎动。胎心和胎动突然变得太快或太慢时要警惕，可能是胎宝宝缺氧了，要赶快上医院。

⛭ 丈夫需要做的事

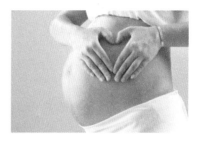

因为接近预产期，所以丈夫的照料格外重要。妻子怀孕不仅仅是妻子一个人的事，在整个过程中，丈夫应该扮演一个积极的角色，丈夫的参与和精神上的支持，对怀孕的妻子来说是非常重要的。如果夫妇双方都有充分的知识准备和心理准备，那么就会更有信心，更能有效地互相支持。丈夫要为妻子分娩做好充分的准备。为妻子分娩做好经济上、物质上、环境上、知识上的准备，要和妻子一起学习哺育、抚养婴儿的知识，检查孩子出生后用具是否准备齐全，不够的要主动补充准备。为妻子创造良好的条件，在心理上开导妻子，尤其要用知识和行动帮助妻子消除对分娩的恐惧心理，使妻子以良好的心态度过这一时期。总之，丈夫只有真正地了解怀孕带给妻子生理与心理上的变化，才能更有效地帮助妻子。此外还要为分娩做好充分的准备，再次检查住院需要准备的东西，去医院需要的时间及交通方式，医院费用及应付危急情况发生应准备的应急措施，都要提前准备好。

今天，我们要给准爸爸上一课，让准爸爸了解准妈妈在分娩时怎样才能在产房里发挥最大的作用。

减压脖子	减压肩部	减压背部	减压腹部	减压大腿	减压脚踝
准妈妈仰卧在床上，丈夫双手轻柔地托起准妈妈的脖子，然后慢慢放下，反复进行数次。	准妈妈挺直腰背站立，双脚与肩同宽，肩部尽量向上耸起，然后缓慢放松落下，反复进行数次。	准妈妈侧卧在床上，丈夫用双手在准妈妈背部沿着脊柱由上而下地滑动。注意力道应适中，太强的力道会使准妈妈肌肉紧张，太弱又会使准妈妈感到酥痒。	让准妈妈盘腿坐在地上或垫子上，丈夫坐在她身后，将手放在准妈妈的腹部，轻轻地绕着腹部画圆，用手指做腹部按摩。	准妈妈仰卧在床上，丈夫用手指在准妈妈的大腿内侧画圆，反复进行数次。一只手握住准妈妈的一条腿膝盖，另一只手握住脚踝，按照膝盖关节运动的方向将准妈妈的腿反复屈曲、伸直，另一条腿做重复的动作。	准妈妈舒适地坐在床上，右腿向前伸直，丈夫在一旁用右手轻轻握住准妈妈的脚踝，左手轻轻握住脚趾并前后运动，动作重复数次，另一只脚踝做同样的动作。

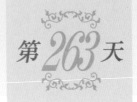
多数准妈妈能预测预产期是哪一天，但无法预测是什么时刻。一般说，即将分娩时子宫会以固定的时间周期收缩。收缩时腹部变硬，停止收缩时子宫放松，腹部转软。另外还有一些变化也许不为人们所重视。

临产信号有哪些

十月怀胎，胎宝宝在子宫里发育成熟，就要离开母体出世了。胎宝宝要出世，有什么信号呢？如果你有以下感觉产生，这就说明宝宝离出生的日子不远啦，你需要随时做好准备。准妈妈在临产时主要有以下几大信号。

● 下腹坠胀

在产期来临时，准妈妈由于胎宝宝先露部下降压迫盆腔膀胱、直肠等组织，常常感到下腹坠胀，小便频、腰酸等。

● 羊水流出

在分娩前几个小时会有羊水从体内流出，这是临产的一个征兆，这时应立即去医院。

● 见红

在分娩前24～48小时，阴道会流出一些混有血的黏液，即见红。是由于子宫下段与子宫颈发生扩张，附近的胎膜与子宫壁发生分离，毛细血管破裂出血，与子宫颈里的黏液混合而形成带血的黏液性分泌物，为临产前的一个比较可靠的征象。若阴道出血量较多，超过月经量，不应认为是分娩先兆，而要想到有无妊娠晚期出血性疾病。

● 准妈妈腹部轻松感

准妈妈在临产前1～2周，由于胎宝宝先露部下降进入骨盆，子宫底部降低，常感到上腹部较前舒适，呼吸较轻快，食量增多。

● 假阵缩

与临产后的宫缩相比：持续时间短、间歇长，不规律，宫缩强度不增加，宫缩只引起轻微胀痛且局限于下腹部，宫颈口不随其扩张。

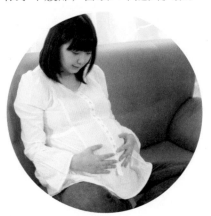

小贴士

如有剧烈腹痛或月经样出血时，要想到前置胎盘或胎盘早剥，应赶快去医院接受检查。

请准确记录以下几点并告诉医生：

1.子宫收缩开始时间__月__日__时__分，宫缩间隔时间__分__秒，宫缩持续时间__分__秒

2.见红时间__时__分，量____

3.有无破水，时间__时__分，羊水量____

以上所述只是分娩的先兆征象，只能说明不久就要分娩，不能作为诊断临产的依据。

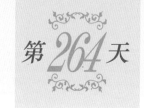
有些准妈妈选择剖宫产仅仅是因为害怕疼痛，完全不考虑可能带来的后果。剖宫产毕竟是一种手术，对身体的伤害很大，所以能避免要尽量避免。

❀ 剖宫产对准妈妈的影响

1. 剖宫产比自然分娩失血量大。

2. 手术过程中可能会损伤子宫或其他脏器器官，手术后容易引起伤口感染。

3. 术后恢复较慢，容易出现盆腔内组织粘连、腹腔感染等情况，而且宫外孕和泌尿生殖系统疾病的发病率也较高。

4. 手术后子宫会留下瘢痕，如果再次怀孕，很容易发生子宫破裂。

❀ 剖宫产并非一无是处

1. 由于某种原因，自然分娩无法达成，或自然分娩可能对产妇或新生儿有危险时，就需要剖宫产。

2. 剖宫产的手术指征明确，麻醉和手术一般都很顺利。

3. 如果施行选择性剖宫产，于宫缩尚未开始前就已施行手术，可以免去产妇遭受阵痛之苦。

4. 腹腔内如有其他疾病时，也可一并处理，如合并卵巢肿瘤或浆膜下子宫肌瘤，均可同时切除。

5. 对已有不宜保留子宫的情况，如严重感染、不全子宫破裂、多发性子宫肌瘤等，亦可同时切除子宫。

6. 由于近年剖宫产术安全性的提高，许多妊娠并发症和妊娠并发症的中止妊娠，临床医生选择了剖宫产术，减少了并发症和并发症对母婴的影响。

❀ 这些情况需要进行剖宫产

1	35 岁以上的初产妇
2	产道异常，如骨盆畸形、骨盆狭窄、骨盆与胎头不相称等
3	重度妊娠并发症，如妊娠高血压综合征、妊娠糖尿病、心脏病、慢性肾炎等
4	临产前宫缩无力，使用催产素无效，或产前发生严重出血
5	产程迟滞（超过 20 小时）或停止，胎宝宝从阴道娩出困难
6	胎宝宝过大、胎位不正或宫内窘迫、缺氧，经治疗无效。

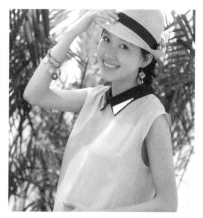

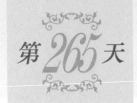
我们通常所说的"无痛分娩"，在医学上其实叫作"分娩镇痛"，是用各种方法使分娩时的疼痛减轻甚至使之消失。目前通常使用的分娩镇痛方法有两种：一种方法是药物性的，另一种方法是非药物性的。

❀ 无痛分娩

无痛分娩在医学上被称为分娩镇痛，虽然在我国还是一项新鲜事物，在国外应用已经相当普遍了。它是利用药物麻醉及其他的方法来减少或解除孕产妇的痛苦，是既止痛又不影响产程进展的一种分娩方式。

● 无痛分娩的种类

电击镇痛

通过皮肤上的电极向表皮神经发出间歇性刺激，从而阻断疼痛信号向大脑的传递，达到镇痛效果。这种方法很方便，从分娩一开始就可以使用，对孕产妇和宝宝都无不良反应，但镇痛效果相对较差。

硬膜外麻醉

硬膜外麻醉是医生在产妇的腰部硬膜外腔放置药管，药管中麻醉药的浓度大约只有剖宫产的1/5，所以安全性很高。一般麻醉 10 分钟左右，疼痛就开始降低，是目前大多数医院普遍采用的镇痛方法。

● 无痛分娩的优点

1	镇痛效果好，缩短产程
2	见效快，作用消失也快，没有蓄积作用
3	对产妇和宝宝都没有不良反应
4	使用方便，易于学习

● 适合无痛分娩的准妈妈

1	宫缩强烈，有严重产痛的产妇
2	有妊高征疾病，已用安定和镇痛药而仍然产痛明显的产妇
3	早产的产妇
4	有心脏病或呼吸道疾病的产妇

● 不适合无痛分娩的准妈妈

1	产前出血
2	低血压
3	患有败血症、凝血功能障碍
4	背部皮肤感染，腰部感染，让麻醉无法实施
5	有心脏病且心功能不全的产妇
6	有胎位不正、前置胎盘、胎心不好、羊水异样、产道异常、胎宝宝发生宫内缺氧等情况

● 无痛分娩的缺点

镇痛效果没有硬膜外麻醉效果好，还需要忍受一些产痛，更适合有生育经验的产妇。

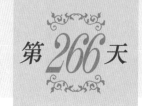

一旦受精卵在子宫里"落户"之后，妈妈身体里就充满了激素，使胎宝宝能够安心成长。子宫的肌肉放松下来，变得柔软，为孩子创造了一个能伸展的"摇篮"。

◦ 阵痛

● 阵痛的原因

1. 子宫的收缩。

2. 胎宝宝伸长压迫产道。

3. 骨盆神经、骨头被胎宝宝压迫。

● 阵痛的三种表现

1. 全身疼痛：由于胎宝宝挤压使子宫收缩，让全身都感觉疼痛。

2. 拉伸的疼痛：胎宝宝要出生的时候肌肉、阴道和会阴处等软产道被拉伸，能够感觉组织和皮肤被拉伸的疼痛。

3. 压迫的疼痛：骨盆的神经被胎宝宝的头压迫着，腰、臀部、脚后跟都非常疼。

● 子宫张开与阵痛的关系

最主要的是产妇要明白，强烈的阵痛和子宫口的开合是有着相辅相成关系的。子宫口打开但是阵痛很弱，胎宝宝不会降生。阵痛变强但是子宫口没有打开，胎宝宝更不会降生。只有两个方面同时进行才会促进胎宝宝出生。

● 如何对付阵痛

面对节奏越来越快的阵痛，不能恐慌，在这里为您介绍一些对付阵痛的方法：

盘腿坐打开骨关节

两脚相对，双手放在膝盖上，这样不光可以缓解阵痛，还可以打开骨关节，使胎宝宝顺利产下。

抱住亲人

坐在自己的脚上，双手抱住亲人的头。或是对你很重要的人，这样可以放松心情。

抱住椅子靠背坐着

像骑马一样坐在椅子上，两腿分开，双手抱住靠背，低头。如果医院有能摇晃的椅子，前后摇动，可以缓解疼痛。

扭腰

慢慢地扭腰可以促进分娩、缓解阵痛。让两脚分开与肩宽，一边深呼吸、闭上眼睛，一边唱歌，左右大幅度地慢慢扭腰。

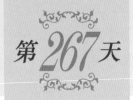

因为子宫收缩，胎宝宝的头开始下坠入盆，胎膜和子宫壁逐渐分离摩擦就会引起血管破裂而出血，这就是俗称的见红。通常是粉红色或是褐色的黏稠液体，或是分泌物中的血丝。

❀ 见红

胎宝宝在腹部有了动静，想要挣扎着脱离母体，包裹着胎宝宝的羊膜摩擦着子宫的内壁（特别是胎宝宝头部的位置是很容易出血的区域），摩擦会导致子宫内壁破裂出血。这个时候出的血是有黏性的，很容易和非正常出血区分出来。一般颜色是红色或者是桃红色，流出后一小段时间会呈现出茶褐色和黑红色。

● **见红不是要分娩了**

每个人的生理情况不同，见红只是阵痛将要开始的征兆，在 4 ~ 5 天内才会分娩。尚未产前见红的人，外出的时候一定要准备好尿不湿。特别是第一次分娩的产妇，见红后不会马上就分娩的，要保持好的心情，积极地、耐心地等待，正常进食，保证睡眠，保持体力。

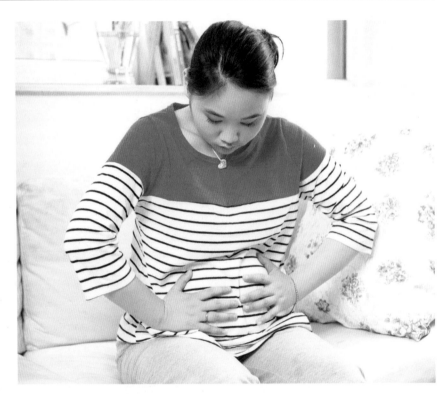

● **出血和见红的区别方法**

是否是黏糊糊的状态	见红时流出的血混合着黏液，而出血不混合黏液
是否疼痛	若疼痛十分强烈，可能有特殊情况，马上去医院检查，如果不能动的时候要叫救护车
是否能马上止住	出血后 1 ~ 2 天内还没有停止，就要尽早去医院检查是否由于其他的原因引起
出血量是否很多	如果比月经出血量多，并且用卫生巾的量比平时多的话，就要马上和医院联系

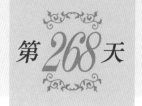
　　破水是指羊膜破裂羊水流出的现象。正常的分娩是在子宫口开大的过程中或子宫口开全、胎宝宝进入产道时才会开始破水。

❖ 破水

● 破水才是要分娩了

　　破水就是包裹胎宝宝的子宫内羊膜破裂后，羊水从阴道流出。破水是分娩的必要条件。

前期破水

　　是指没有任何预兆，羊水就像尿液一样流出来。前期破水的时候应预防发生下列并发症：脐带脱出、感染发炎、胎盘剥离、早产。其中脐带脱出最危险，但发生的几率只有 0.3% ~ 0.6%。

高位破水

　　因为接近子宫底部的地方破了，只有少量的羊水流出，流出的一瞬间和尿液是很难区分的。和尿液不同的是产妇无法自己控制羊水排出，如果感到"有什么东西"排出来了，就要尽早地诊察。

● 区分羊水和尿液

身体动静

　　身体静止，羊水会停止流出；身体动起来，羊水也会流出。因此可以收缩阴道，收缩后停止的就是尿液。

颜色

　　羊水的颜色是透明的，混合着见红，呈现出淡粉色。羊水有时混合着绿色，产生绿色的原因是胎便，胎便随着羊水一起流出，这说明胎宝宝很可能窒息，非常危险，必须马上与医院联系。

pH 值

　　如果无法确定流出的是羊水还是尿液，为了保险起见，可以购买 pH 试纸，将它贴在内裤上，从颜色的变化可以分辨究竟是羊水还是尿液，羊水 pH 值为 7.0 ~ 7.5，尿液为 5.5 ~ 6.5。

● 破水后不能做的事

　　破水之后的子宫位置非常低，容易受到细菌感染，从而影响胎宝宝。如果羊水很少，胎宝宝还很容易压迫到子宫，会非常疼。因此，破水之后准妈妈最好不要做的事情有：

不许洗澡

　　为防止细菌感染胎宝宝，不要入浴，直接去医院。

保持清洁

　　用纸巾、干毛巾来清洁流出来的羊水，量多的时候用浴巾缠住腰部，以免弄脏别的衣物。

不要慌乱

　　乱中容易出错，一定要告诉自己，"破水是分娩必须经过的过程之一，我一定能行"，每个人的情况是不一样的，在什么时间段破水，因人而异，因此用不着慌张。

孕 39 周的胎宝宝已经准备好与爸爸妈妈见面了！他的所有器官已发育成熟。

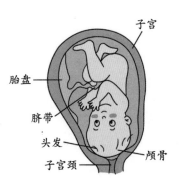
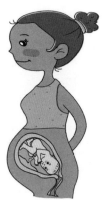

子宫

胎盘

脐带

头发

子宫颈

颅骨

小贴士

1. 预产期并不是宝宝出生的准确时间，只有1/4的宝宝会遵守这个约定，如期地来到家人的怀抱，但是还有1/4以上的宝宝会比预产期出生得晚，准妈妈不必紧张。

2. 合理补充营养，进行适度的运动，为即将到来的分娩做最后的准备。

❁ 胎宝宝的发育

39 周的胎宝宝身长约53厘米，体重3200 ~ 3400克，现在出生的宝宝是足月儿。随着现在营养给予的提高，宝宝出生时体重越来越重，有的宝宝出生时体重可达 4000 克以上。通常情况下，男孩出生时的体重会比女孩重一些。胎宝宝在本周的活动越来越少了，似乎安静了很多，这难免加重你的担忧，这都是正常现象，不必担心。胎宝宝活动减少的原因主要是因为他的头部已经固定在骨盆中，随着头部的下降，胎宝宝便会来到这个世界上。

胎宝宝的体重在本周会继续增加，脂肪的储备会让他在出生后进行体温调节。此时胎宝宝身体各器官都发育完成，肺是最后一个发育成熟的器官，通常是在宝宝出生后几个小时内肺才建立起正常的呼吸方式。

❁ 准妈妈的变化

准妈妈在这几周中会感觉很紧张，心情烦躁焦急，这都是正常现象。同时准妈妈会感觉身体越来越沉重，因此要小心活动，避免长期站立，洗澡的时候避免滑倒。好好休息，密切注意自己身体的变化，随时做好临产的准备。

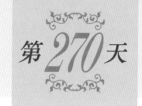
虽然高龄产妇先天愚型和畸形等先天异常的发病率要相对高一些，但80%～90%的高龄初产妇，还是会生出健康的新生儿，所以做好孕期检查对于高龄产妇来说非常重要。

❖ 如何界定高龄产妇

现在医学上把年龄超过35岁才第一次分娩的产妇叫作高龄初产妇。

❖ 高龄产妇易发病症

● 容易发生难产

随着年龄的增大，柔软的阴道弹性会减低，特别是子宫颈管会逐渐变得较难张开；同时，子宫肌肉的收缩力也会减弱。另外，年纪越大，阵痛也较弱，分娩时间会较长，这些情况都容易造成难产。年龄大的不利影响，并不仅限于初产妇，经产妇也可能发生同样情况。

● 易发生妊高征

由于高龄产妇的身体调节能力减弱，应对各种变化，机体负担的能力也相应减弱，易发生妊高征及其他妊娠并发症，发生后应对能力也较弱，易使母子健康分别受到一定影响。

❖ 高龄产妇产前指导

1.因年龄关系容易疲劳，要保证充分的休息和睡眠。

2.保持心情舒畅，情绪稳定，适时做好胎教，如听优美的音乐，抚摸胎宝宝与丈夫一起和胎宝宝说话、讲故事，给予胎宝宝早期的良性刺激和训练，促进胎宝宝身心健康发育。

3.摄取均衡的营养，注意食盐的摄取量，预防妊娠中毒症。

4.定期健康检查必不可少，做到早期预防、早期诊断、早期治疗。比如在孕早期应及时做产前筛查或产前诊断，在孕晚期应遵医嘱增加产科检查的次数等。

5.参加孕期训练班的课程，通过知识的传授使准妈妈在产前就对分娩过程做好心理和生理的准备，掌握分娩技巧和减轻疼痛的技巧；另一方面，掌握有关产后护理、新生儿照顾和护理的技巧，从而充满信心地迎接小生命的到来。此外，还设有孕妇体操，可增加身体的弹性，促进产后体形的恢复。

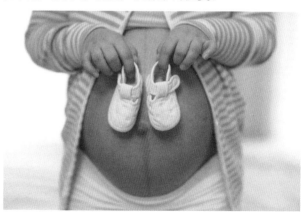

需要提醒的是，不要一下子把宝宝出生后很长时间内要用的东西都预备齐，只需要准备到月子期间就可以了。如果想从容一些，最多备到宝宝3个月用的就足矣。

❖ 宝宝物品清单

当宝宝快要来临的时候，年轻的爸爸妈妈或是充满紧张，或是沉醉于喜悦之中，殊不知此时该为即将问世的宝宝准备必需的用品啦！有的初为人父母者，甚至不知道要准备什么物品，如何选购物品，往往是该用的没准备，准备的没有用，结果就会造成很大的浪费。那么准妈妈的备物清单上应该有些什么东西呢？

● 宝宝的常用物品

纸尿裤

可以在晚上用，这样不会打扰宝宝的睡眠。冬天或开空调的夏天也可以用，喂奶前换。注意防止尿布疹，一发现宝宝屁屁发红就要及时擦些润肤露。

背带

不一定用得上，但用背带背宝宝时妈妈可以腾出双手拿其他东西。

尿布

商店有卖成包的纱布尿布。刚出生的宝宝要用最小码的、柔软的。尿布的缺点是要经常换，不利宝宝睡眠，优点是透气。有的妈妈把用过的帮宝适的芯掏掉，剩其外壳固定尿布，透气又方便，商店卖的尿布包不透气，建议别用。

抱被、抱袋

抱被可留作初生儿冬天时使用。抱袋可当作初生宝宝的睡袋，对于准妈妈和宝宝出行时用，使用非常方便。

隔尿垫

垫在宝宝身下，防止尿湿褥子。建议买2～3个，便于替换。冬天可全部用纸尿裤，所以夏天才用隔尿垫。

帽子

夏天用太阳帽，冬天用柔软棉毛的。各一顶即够。

床

木制和金属制品均可，木头的更好些。夏天买床一般要配蚊帐。摇篮式的床并不好，对宝宝的健康没好处。

被褥

买一套包括棉被褥子床围枕头，性价比很高。冬天可以穿睡袍，防止蹬被，夏天用一条浴巾盖住肚子即可。

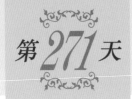

枕头

为了宝宝头形好，可用枕头，但不要太高。

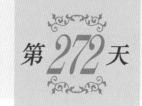
新生儿的皮肤娇嫩，角质层薄，皮下毛细血管丰富，皮肤防御能力差，任何轻微擦伤都能引起细菌感染。所以新生儿的衣料选择以柔软、透气的棉布为佳，特别是内衣、尿布等应选用纯棉、旧布料为最好。

❖ 哺乳、清洗用品

奶瓶（玻璃、塑料材质）	母乳育儿时必备1个，方便存储母乳或给婴儿喂水
奶嘴	配合发育，应首先使用S型或0～6个月适用的
奶瓶消毒锅、消毒钳	消毒奶瓶奶嘴及奶器。蒸汽消毒锅或微波消毒锅
水温计	清晰显示沐浴适宜水温度
奶瓶保温桶、温奶器	保温4小时以上，适用外出时哺乳，快速温热奶、食品等
奶瓶奶嘴清洁用品	清洗奶瓶，奶嘴专用；奶粉盒：存储奶粉，外出携带方便
初生婴儿专用沐浴露、洗发精	清除污垢，不带走过多皮脂，不伤头发，天然配方
婴儿润肤油	洗澡后按摩使用，还可清洁头垢
婴儿护臀霜	洗后必备，舒缓皮肤不适，防止尿布疹和湿疹等
婴儿爽身粉、润肤乳液	保持皮肤干爽，预防糜烂、尿布疹等，补充肌肤水分，防止干裂

❖ 哺乳、清洗用品

多功能背包	存储袋多，空间大，携带外出用品方便
背带	外出抱孩子很轻松方便，多功能型
护肤品	滋润保湿，呵护肌肤
柔湿巾	婴儿专用型（便携装）随时随地清洁手部、面部污渍

❖ 沐浴与清洁卫生用品

小毛巾、沐浴擦	给宝宝沐浴擦身，柔软舒适而且一定要保证清洁
大浴巾	纯棉，吸水力强，沐浴时必备品
婴儿浴盆、浴床或浴网	三点式、四点式或浴网、浴盆50厘米以上

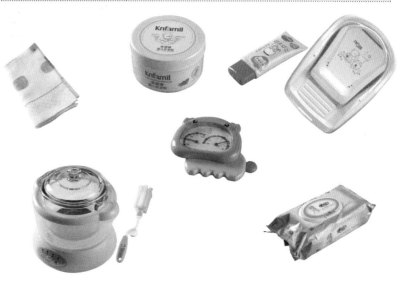

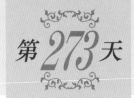

第273天 有助分娩的产前运动

第 38 周 +7 天　离宝宝出生还有 7 天

　　临产前，需要保证入院的物品齐备，又要兼顾自身的身体状况，真是忙乱一团。但是不管有多忙，也要稍微活动一下，做一些简单的小动作，这样可以帮助分娩顺利进行。

❖ 临产前的准备运动

　　适量的产前运动可帮助产妇松弛肌肉和关节，而呼吸控制的练习，可促使产程顺利进行。

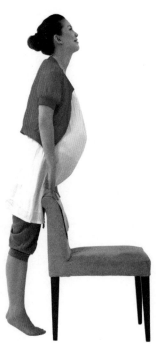

腿部运动

目的 加强骨盆附近肌肉及会阴部弹性。

动作 以手扶椅背，右腿固定，左腿做 360° 转动（划圈），做毕还原，换腿继续做，早晚各做 5 ~ 6 次。

腰部运动

目的 分娩时加强腹压及会阴部之弹性，使胎宝宝顺利娩出。

动作 手扶椅背慢吸气，同时手臂用力，脚尖立起，使身体向上，腰挺直，使下腹部紧靠椅背，然后慢慢呼气，手臂放松脚还原，早晚各做 5 ~ 6 次。

闭气运动

目的 在分娩时子宫口开全后做，此运动可加强腹压、助胎宝宝较快娩出。

动作 平躺深吸两口气，努力把横膈膜向下压如解大便状（练习时勿真的用力）。每日早晚各做 5 ~ 6 次。

❖ 临产前的运动禁忌

1	准妈妈在怀孕后期，要避免过于激烈的运动，以免身心过度兴奋、激动
2	准妈妈在身体不适或者天气过于炎热、寒冷时，最好暂停运动
3	上一胎孕期不顺利，或本身、或胎宝宝健康有问题的准妈妈，应该请医生评估是否只能从事较轻松的运动，如散步、柔软操等，或是应该卧床多休息，避免运动
4	如果运动有让准妈妈感到疼痛、不舒服、晕眩或是不能呼吸时，应立刻停止运动；要是停止后，不舒服的感觉仍持续的话，就应该马上就医诊治

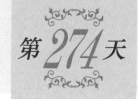
现在该向你表示祝贺，因为你已进入怀孕的最后阶段，到这周末你的胎宝宝就可以称为足月儿了（38 周到 40 周的新生儿都称为足月儿）。这意味着，你的宝宝随时可能降临人间，你们母子很快就要见面了！

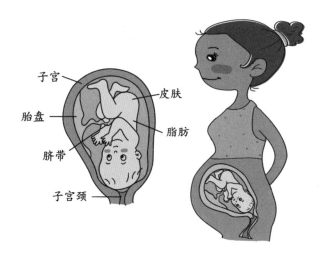

子宫
皮肤
胎盘
脂肪
脐带
子宫颈

小贴士

大多数的胎宝宝都将在这周降临，但真正能准确地在预产期出生的婴儿只有5%，提前或推迟两周都是正常的。

❀ 胎宝宝的发育

40 周出生的宝宝平均体重为 3.3 ~ 4 千克，身长大概有 51 厘米。不要认为刚生出来的宝宝像洋娃娃那么可爱，新生儿头部通常都是暂时的畸形（通过产道时挤压所致），浑身覆盖着胎脂和血液，还可能肤色不匀，有胎记或皮疹，这些异常都是正常的。

❀ 准妈妈的变化

最后一周，准妈妈宫高 36 ~ 40 厘米。此时胎宝宝所处的羊水环境也有所变化，原来的羊水是清澈透明的，现在由于胎宝宝身体表面绒毛和胎脂的脱落，及其他分泌物的产生，羊水变得有些混浊，呈乳白色。胎盘的功能也逐渐退化，直到胎宝宝娩出，胎盘即完成了它的使命。

分娩时宝宝的脑袋先出来，当准妈妈感到宝宝的头正在使劲撑开产道时，千万不要冲动，停止用力，以免增加撕开的痛苦，甚至需要做外阴切开手术。其实这种激烈的疼痛只会持续很短的时间，由于宝宝的头撑开了阴道组织，以至于神经受到"封锁"——也就是天然的麻醉。

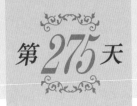

第275天 分娩产程（1）

第39周+2天　离宝宝出生还有5天

最近，国外有研究表明，产妇分娩方式与其孕后期饮食中锌的含量有关，每天摄锌越多，其自然分娩的机会越大，反之，则只能借助产钳或剖宫产了。

❖ 宫口扩张期

首先，从阵痛间隔缩短变为5～6分钟到子宫口全部打开称为宫口扩张期。出现每5～6分钟一次，持续30～60秒的规则阵痛，便意味着第一期的开始。在第一期中，子宫收缩每隔5～10分钟进行一次，每次持续30～60秒的被称作准备期，2～4分钟一次，持续45～60秒收缩，痛感变得强烈的过程被称作进行期。在进行期时，会感到痛不可耐，甚至呼吸困难，但还是尽量在呼吸法辅助下进行深呼吸，放松身心，努力保持良好状态。这时，婴儿按着阵痛的节奏，顺着骨盆往下去，这给了子宫压力，使子宫逐渐张开。阵痛变为每隔2～4分钟一次，持续45～60秒时，子宫的入口已经完全打开了。

● 阵痛缓解方法

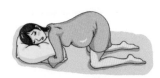

抱住枕头放松。

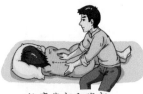

按摩背部和腹部。

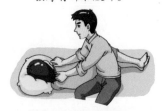

用手掌进行全身按摩。

● 分娩的进程

分娩的征兆	→	入院	→	安装分娩监视装置
1. 阵痛 2. 破水 3. 见红		入院可以轻轻沐浴，但破水情况出现后则应当禁止。		安装分娩监视装置，可以详细观察到子宫收缩和胎宝宝心脏节奏。

片刻的休息 → 子宫口全部张开（约10厘米）

子宫口张到8～10厘米之前，在阵痛室等待，随时入产房。

↓

进入分娩室

若分娩室与阵痛室不是同一房间的话，这时就要进入到分娩室了。

8cm

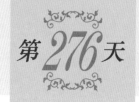
临产前焦急与等待、期盼与担心矛盾交织，很多准妈妈既渴望早一天见到孩子，又会为分娩时孩子或自己受到伤害而担心，过度的焦虑与担心会影响孕妇的睡眠与休息，会增加分娩的困难，甚至导致难产。

娩出期

子宫口张到 10 厘米或是全开，直到胎宝宝从母体中娩出叫作分娩第二期。随着阵痛的波动，弓起背来，收着上下颚，憋住气，在肛门处向外使劲。阵痛的波动缓和时，停止使劲，全身放松。胎宝宝的头出来后又缩了回去，这种状态叫作胎头拨露。再使一把力，会阴就会完全伸展，可以完全看到胎宝宝的头部，这叫作胎头着冠。在这时停止憋气使劲，换成浅浅的短短的呼吸。婴儿的头部完全露出后，两肩也会先后出来，然后就全身脱离母体了。

● **准备期的呼吸**

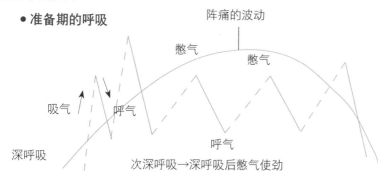

阵痛的波动

憋气　　憋气

吸气　　呼气

深呼吸

呼气

次深呼吸→深呼吸后憋气使劲

---小贴士---

需要憋气时，首先进行两次深呼吸，第三次深呼吸后憋气、使劲。

● **分娩第二期四阶段**

憋住气，使劲

1. 要顺其自然，想要使劲的时候再使劲。

2. 向分娩的部位使劲，尽量长时间地使劲。

胎头拨露，使劲

宝宝的头部出来又缩回去了。

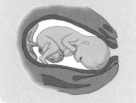

还有一点

胎头着冠后可以停止使劲了。放松吧，可以轻轻张开口呼气了。

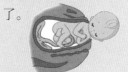

总算出生了

没有异常状况的话，要赶快把宝宝抱在妈妈怀里。

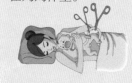

收尾的第三产程，终于轻松了。

分娩第三期

宝宝出生后，阵痛的感觉一瞬间就消失了，几分钟后又出现轻微的阵痛。这是随着子宫的收缩，完成使命的胎盘向外排出。

产后妈妈要做的事

• 导尿

在产后有尿意时，插入导尿的细管导尿。没有尿意的话，在出院前也要进行导尿处置。

• 产后检查

胎盘排出后，检查子宫中有无残留物，产道是否受损。此外，检测血压、脉搏和心跳。

• 产床专用卫生巾

将腹部用消毒棉清洁后，用产床专用卫生巾卷起腹带。

• 子宫收缩药

为使胎盘早些排出，出血尽量减少，可以使用子宫收缩药促进子宫收缩。

宝宝应做的应急处理

• 吸出嘴和鼻子里的异物

宝宝的肺部在经过产道时受到压迫，这时母体内积存的异物持续进入宝宝的口腔和鼻腔。因此，宝宝出生以后医生将细细的软管插入宝宝的口腔和鼻腔内部吸出羊水。同时，清理宝宝的喉咙和支气管内的异物。

• 剪短脐带

将出生时剪得比较长的脐带剪短为3～4厘米长，然后用塑胶夹子夹住脐带的末端。

• 洗澡

应急处理结束后，宝宝开始正常呼吸，洗净宝宝身上的胎脂和血迹。

• 对眼部进行消毒，并滴眼药水

清理眼睑之间的异物，使宝宝睁开眼睛。然后滴眼药水。

• 戴手环

给宝宝戴上记有妈妈姓名、宝宝的出生时间、身高及体重的手环。

• 盖脚印

给宝宝盖脚印。

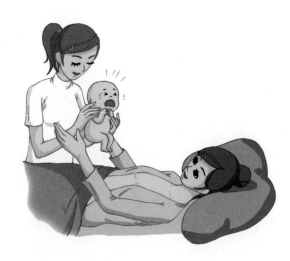

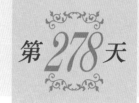

待产的过程中既要注意不能过于饥渴，也不能暴饮暴食，要少食多餐，这样才能一直保持较好的体力。

分娩当天不能敷衍了事

分娩这一天是相当忙乱的，当准妈妈的身体发出即将分娩的警报，家人都会乱成一团，大家都只关心宝宝能否顺利降生，很可能会忽略了准妈妈要吃些什么。

一般情况下，产程需要 12 小时左右，分娩前可以吃一些易消化吸收、少渣、可口味鲜的食物，如排骨面条、牛奶、酸奶、巧克力等，要吃好、吃饱，为自己积攒足够的能量。否则就可能会出现身体疲劳，引起宫缩乏力、难产、产后出血等危险的情况。

饮食要清淡、稀软

分娩后当天的饮食应稀、软、清淡，以补充水分，易消化为主。可以先喝一些热牛奶、粥等。牛奶不仅可以补充水分，还可以补充妈妈特别需要的钙。粥类甜香可口，有益于脾胃，妈妈这天不妨多喝一些。

爆鸡丁

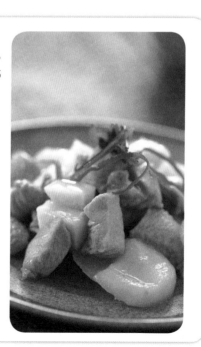

- ●材料准备：生鸡脯肉 150 克，水发玉兰片、南荠各 50 克，鸡蛋清 1 个。
- ●调料：葱花 10 克，姜末、蒜末各 5 克，精盐、味精各少许，牛奶 75 克，水淀粉适量，鸡油 15 克，植物油 500 克。

烹饪方法
▼
炒

烹饪时间
▼
15 分钟

1. 鸡脯肉洗净，剔除筋膜，切成 2 厘米见方的丁；玉兰片也切成丁；南荠切成片；碗内放入鸡丁、鸡蛋清、水淀粉，拌匀浆好。

2. 另取 1 个碗，放入葱末、姜末、蒜末、精盐、味精、牛奶、水淀粉，调成芡汁。

3. 锅置旺火上，放入植物油烧至五成热，将锅端离火口，放在锅垫上，下入浆好的鸡丁。

4. 锅复置火上，放入玉兰片丁、南荠丁，急速倒入漏勺内，滤去油分，然后把锅放回火上，倒入鸡丁等料，再加入芡汁，翻炒均匀，最后淋入鸡油即成。

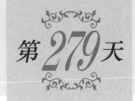
距离预产期倒计时仅剩 1 天啦！今天我们来了解一下产后前 3 天你需要注意哪些事情。自然分娩后的 3 天一般是在医院度过的，以便观察是否有异常情况。如果一切正常，3 天后就可以出院了，剖宫产则要五六天才能出院。

❖ 充分休息

分娩会给妈妈的身心造成极度伤害，妈妈的体力消耗很大，所以分娩后的第一件事就是让妈妈美美地睡一觉，能睡多久就睡多久，恢复体力，为哺乳做准备。

❖ 尽早哺乳

产后乳房充血膨胀明显，分娩半小时后就可以让宝宝吮吸乳头，尽早建立催乳和排乳反射，刺激乳汁的分泌，让宝宝喝到珍贵的初乳。产后 1 ~ 3 天，妈妈可根据宝宝需求和胀奶情况每 1 ~ 3 小时哺乳一次，哺乳姿势可采取侧卧位。

❖ 尽早排尿

产后 8 ~ 12 小时就可以自行如厕排尿。如果产后 8 小时以上仍然不能自主排尿，应及时联系医生进行导尿。

❖ 尽早下床活动

正常分娩的妈妈在产后 8 小时左右就可以下床走动，会阴撕裂严重或做会阴侧切的妈妈在产后 12 小时也可以下床活动。要注意不要受凉，避免直吹冷风。

❖ 注意个人卫生

每天用温开水清洗外阴，勤换内衣、内裤，勤换会阴垫并保持会阴清洁、干燥。每天刷牙 1 ~ 2 次，每次吃过食物后，应用温开水漱口。

❖ 保证营养

产后几天的饮食宜清淡有营养、易消化，可以吃鸡蛋、面条，喝牛奶，多吃蔬菜和水果，防止便秘。

❖ 注意卧床姿势

产后子宫内的血液、脱落的组织及黏液混在一起，经阴道流出称为恶露。产后 3 ~ 7 天恶露最多，如果总是仰卧，恶露不易排尽，而且长时间仰卧还容易出现子宫后倾，引发腰痛、白带增多。因此，产后卧床姿势应以侧卧位或俯卧位为主。

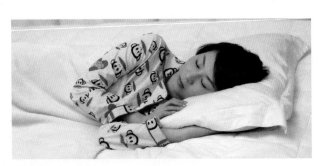

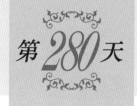
❖ 产后第一天

产后第一天，新妈妈由于刚睡过一觉，疼痛缓解了，一般在产后 8 小时左右即可在医生的指导下开始步行。这时乳房会充血肿胀，可由护士进行授乳指导和乳房按摩的指导，试着初次哺乳。从这时起，应在床上做子宫按摩。可穿腹带或紧腰衣，这对促进腹壁弛缓的恢复，促进子宫收缩等都是很有益的。

❖ 产后第二天

产后第二天，新妈妈已消除了分娩后的疲劳，这时宝宝也要吃奶了。为了使母乳能很好地分泌，新妈妈在分娩后第二天到一周内的这段时间，应该对乳房进行充分按摩，因为这个时间按摩，效果较好。

按摩的要领

1. 将毛巾在热水中浸泡后拧干，敷在乳房周围 5 分钟。

2. 在乳房周围，从内向外轻轻按摩。

3. 从乳头周围向乳头中心进行揉搓。

4. 按摩的范围要更大些。

5. 用 5 个手指压住乳晕，做给宝宝喂奶时的挤压动作，反复做几次。

❖ 产后第三天

新妈妈最迟应在产后第三天排大便，如果便秘，必须灌肠。

❖ 产后第四天

产后第四天，新妈妈应该开始自己清洗恶露了，并且尽量喂宝宝母乳。

做剖宫产手术的新妈妈现在也可以开始下床走动了，但不必勉强。

❖ 产后第五天

产后第五天，有会阴撕裂而缝合的应拆线，但拆线后 1 ~ 2 天不要用力。新妈妈还应验尿，测量血压和体重。

❖ 产后第六天至第八天

产后第六天至第八天出院。这时宝宝的脐带已自行脱落，如果没有特别异常，新妈妈就可以出院了。

对于新妈妈来说，这是产后第一次外出；对宝宝来说，是出生后第一次和外界接触。所以乘车走路都要十分小心。

孕 10 个月计划一览表

孕1月

月计划	执行方案	备 注
继续加强营养	摄入高质量的蛋白类食品、含叶酸的水果和蔬菜	正常的运动和休息也是必要的
怀孕早发现	继续观察基础体温及身体出现的异常反应	
远离对胎宝宝的危害	远离电磁污染，听音响、看电视时要保持一定的距离。尽量少用电脑、微波炉、手机等	
了解怀孕情况	阅读有关孕期保健和育儿的书籍，或与新妈妈交流以便于随时了解胎宝宝在自己体内的发育情况	
补充营养	注意均衡饮食，保证充足的蛋白质、多种维生素、钙、铁等营养素的供给	
保持好心情欢迎宝宝	受孕期间夫妻双方都要保持心情舒畅	

孕2月

月计划	执行方案	备 注
减缓妊娠反应	可以早晨醒来先吃一些含蛋白质、碳水化合物的食物，如温牛奶加苏打饼干，然后再去洗漱，就会缓解症状	谨慎使用止吐剂
小心病毒感染	尽量去人少的公共场所，注意环境卫生	
出行安全	选择合适的交通工具，小心谨慎	
申请减轻工作量	与上司和同事协商减轻工作量，远离影响胎宝宝发育的工作岗位	遇到困难时向同事求援
补充营养	注意均衡饮食，保证充足的碳水化合物、叶酸、维生素等多种营养元素，稀饭能补充因恶心、呕吐失去的水分	
调节心情	如果常常感到抑郁，你可以通过做一些自己喜欢的事情来调节心情	
第一次产前检查	全套检查，清楚地了解胎宝宝发育情况	

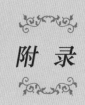

孕3月

月计划	执行方案	备 注
安胎	有见红但无腹痛或腹痛轻微，可以先卧床休息；如没有好转，应立即去医院检查，可吃一些有安胎养血作用的食疗食品	如果伴有组织物排出，应立即去医院，并把阴道排出的组织物一并带去检查
预防胸部胀痛	使用新的孕期乳罩，并不时更换	开始学习胸部按摩操
预防水肿	需要减少食盐量，控制钠的吸收	从现在开始预防可减轻中期水肿痛苦
警惕宫外孕	有感到下腹一侧有隐痛或酸坠感，而且孕早期出现不规则的阴道出血等异常现象要及时就医	妇科检查时会发现子宫增大与妊娠的月份是否符合
补充营养	注意均衡饮食，保证充足的蛋白质、多种维生素、钙、铁等营养素的供给	

孕4月

月计划	执行方案	备 注
适度运动	在孕中期你开始感到精力有所恢复，原来十分疲惫的身体开始有些活力了。你可以打乒乓球、打排球、快步走、慢跑等运动	锻炼的前提是你没有先兆流产现象，身体素质不错，否则一定要请教医生
第二次作产前检查	使用新的孕期乳罩，并不时更换	开始学习胸部按摩操
预防水肿	需要减少食盐量，控制纳的吸收	从现在开始预防可减轻中期水肿痛苦
预防阴道炎	应注意保持外阴部的清洁。内裤应选用纯棉织品，并每天用温和的皂液清洗，洗后最好在日光下晒干	
补充营养	注意均衡饮食，保证充足的蛋白质、多种维生素、钙、铁等营养素的供给	
控制体重	怀孕期在补充营养的同时也要注意避免体重增加过快或过多	便于准妈妈恢复产后的美丽容颜和健康体形
产前检查	关注胎宝宝的发育情况，把胎宝宝的第一张B超片贴在妊娠日记本上	

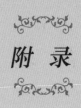

附　录

孕5月

月计划	执行方案	备　注
胎教	直接和间接的刺激都会对胎宝宝的生理、心理发育产生有利或有害的影响，准妈妈不要浪费胎教的好时机	准爸爸也能参加进来就更好了
缓解妊娠斑	外出时应戴遮阳帽，避免日光的刺激	
穿上准妈妈装	合身的孕妇装会把你的孕期装点得分外精神	
孕期检查	可以看到胎宝宝在踢腿、屈身、伸腰、滚动以及吸吮自己的大拇指	
补充营养	注意均衡饮食，保证充足的蛋白质、多种维生素、钙、铁等营养素的供给	要注意适度控制体重
参加培训班	参加医院或社区的孕产培训班，不但可以学到孕产知识，还能和跟你一样的准妈妈交流经验呢	准爸爸也应尽量陪伴准妈妈参加，在学习的同时鼓励也是同等重要的

孕6月

月计划	执行方案	备　注
预防贫血、妊娠糖尿病、便秘、腰背肌肉劳损、感冒和意外伤害	准妈妈的生活、饮食和起居要小心谨慎	准妈妈身边要有家人陪伴
预防水肿	在生活细节中远离水肿困扰	
学习正确的睡眠姿势	增大的子宫使准妈妈必须采用侧卧位睡眠，尤以左侧卧位为好	单一的左侧卧位会使心脏受压，所以适当的左右交替是必要的
补充铁元素	多吃富含铁质的食物，如：瘦肉、鸡蛋、动物肝、鱼、含铁较多的蔬菜及强化铁质的谷类食品。如果有必要，可在医生的指导下补充铁剂	
产前检查	关注胎宝宝体重发育情况，不要忘了控制自己的体重	

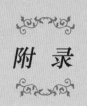

孕7月

月计划	执行方案	备 注
做好心理准备	这时你可以通过书籍、录像或参加一些指导课来了解分娩过程，在知识和精神上开始为分娩做准备，消除对分娩的恐惧。这对将来的顺利分娩是有积极作用的	预防早产
护理乳房	开始作乳房的护理，佩戴合适的乳罩，每天坚持擦洗乳头，为今后的母乳喂养做好准备	开始练习胸部按摩操
控制体重	继续关注自己的体重增加情况，如果体重增加较快，应控制高热量的饮食	预防可减轻中期水肿痛苦
注意休息	每天中午躺下休息一会儿；经常变换身体的体位和姿势，也就是不要久坐或久站，可以缓解腰腿不适	妇科检查时可能发现子宫增大与妊娠的月份是否符合

孕8月

月计划	执行方案	备 注
计划产假	了解公司产假制度，工作的交接，产后休养等要全面考虑	与准爸爸做好沟通
选择合适的分娩医院	实地考察，了解情况，选择最合适自己的	最好还是选择进行产前检查的医院，因为医生对你的情况比较了解
不规则宫缩	不规则的宫缩此时时有发生，你会觉得肚子偶尔会一阵阵地发硬发紧，这是正常的	
每两周做一次体检	医生可以根据这些检查对你的分娩情况和胎宝宝的健康情况做出正确的判断	
预防妊高征	妊高征的主要表现有：水肿、蛋白尿、高血压。控制体重，保持营养平衡和足够的睡眠是预防妊高征的有效措施	
关注胎宝宝体位	这时的胎宝宝可以自主地在妈妈的肚子里变换体位，有时头朝上，有时头朝下，还没有固定下来	如果胎宝宝是臀位或是有其他姿势的胎位不正，医生都会采取措施进行纠正。你应积极予以配合

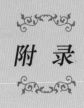

孕9月

月计划	执行方案	备 注
预防后期异常	关注胎宝宝变化，坚持计数胎动，胎动每12小时在30次左右为正常，如果胎动过少（少于20次预示可能缺氧，少于10次有生命危险），应及时上医院就诊	
了解临产征兆	了解什么是宫缩、见红、破水，该如何处理等，因为现在你随时可能临产	
预防便秘	保持良好的饮食和生活习惯	禁止用泻药
控制体重	按自身体质合理搭配营养和食物，避免胎宝宝体重过轻或过重	
了解分娩	了解分娩知识、分娩征兆，选择分娩方式，为分娩做好物质和心理准备	
产前体检	每两周体检一次，以防高危情况发生	

孕10月

月计划	执行方案	备 注
随时做好入院准备	密切关注自己身体的变化，是否有临产征兆，同时熟悉产程，了解每一个阶段的身体变化，做到心中有数	
选择分娩方式	了解分娩，结合医生意见，从而选择合适自己的分娩方式	
减轻紧张情绪	提前熟悉分娩环境，可通过各种途径，如播放录像、参观、咨询和交流，使准妈妈熟悉分娩环境和医护人员，减轻入院分娩的紧张情绪	如果可能，尽量选择有家人陪伴的分娩方式
产前检查	这一时期是关键时期，应每周检查一次，密切关注胎宝宝变化	